当代名老中医临证精华丛书

肝病临证辑要

主　编　李润东　陈　曦　费秀昆

全国百佳图书出版单位
中国中医药出版社
·北京·

图书在版编目（CIP）数据

肝病临证辑要 / 李润东，陈曦，费秀昆主编 . — 北京：
中国中医药出版社，2022.5
（当代名老中医临证精华丛书）
ISBN 978-7-5132-7522-4

Ⅰ.①肝… Ⅱ.①李… ②陈… ③费… Ⅲ.①肝病（中医）—
临床医学—经验—中国—现代 Ⅳ.① R256.4

中国版本图书馆 CIP 数据核字（2022）第 051740 号

中国中医药出版社出版

北京经济技术开发区科创十三街 31 号院二区 8 号楼
邮政编码 100176
传真 010-64405721
三河市同力彩印有限公司印刷
各地新华书店经销

开本 880×1230 1/32 印张 10.75 字数 215 千字
2022 年 5 月第 1 版 2022 年 5 月第 1 次印刷
书号 ISBN 978-7-5132-7522-4

定价 78.00 元
网址 www.cptcm.com

服 务 热 线 010-64405510
购 书 热 线 010-89535836
维 权 打 假 010-64405753

微信服务号 zgzyycbs
微商城网址 https://kdt.im/LIdUGr
官 方 微 博 http://e.weibo.com/cptcm
天猫旗舰店网址 https://zgzyycbs.tmall.com

如有印装质量问题请与本社出版部联系（010-64405510）

当代名老中医临证精华丛书

《肝病临证辑要》编委会

主　编　李润东　陈　曦　费秀昆

副主编　李明玲　李　艳　李淑霞　焦恩虎

　　　　马宏涛　李慧芳　侯成庆　龙爽爽

　　　　孟　文　李　静　李　赛

编　委　（按姓氏笔画排序）

　　　　王　丹　王　磊　王雯倩　吕霄芳

　　　　刘立夺　纪金宏　李　斌　李明刚

　　　　吴　凡　吴玉洁　张古成　张佩佩

　　　　陈庆华　郝书锋　胡书畅　侯　婷

　　　　姜　伟　徐　峰　董亚楠　程永慧

　　　　褚付英　褚雪梅　薛培培　魏　敏

>>> 自 序

《素问·阴阳类论》谓："五中所主，何脏最贵？雷公对曰：春，甲乙青，中主肝，治七十二日，是脉之主时，臣以其脏最贵。"王冰注："夫四时之气，以春为始，五脏之应，肝脏合之，公故以其脏为最贵。"一年四季春夏秋冬，以春为始，肝脏在五行相配中属木，通于春气；春为四季之首，应于生发之际，万物生长收藏，无春之生则无所谓夏长，更无秋冬之收藏。人与自然界息息相关，以天人相应的观点来看，人身五脏之气亦然，肝气通于春，主人身生升之机，能启迪诸脏之气，并司其升降出入的活动，故古人以肝冠于五脏之首。

在病理上，《知医必辨》曰："人之五脏，惟肝易动而难静，其他脏有病，不过自病……惟肝一病，则常延及他脏。"《张氏医通》指出："肝脏生发之气，生气旺则五脏环周，生气阻则五脏留著。"人体之中，唯气与血运行畅通，才能身体无病，肝主疏泄，不但表现为肝木本身的病变，且会致三焦不畅，气与水液代谢紊乱则变生诸病。故朱丹溪云："气血冲和，万病不生，一有怫郁，诸病生焉。"

在临床治疗上，王旭高对临床治肝的重要性尤为重视，谓"能治肝者，治百病"。唐容川治疗人体气血之病均以治肝尤为重要，强调"一切血症，一总不外理肝也"，又说"补血者，总以补肝为要"。《蠢子医》言:"人家治病先治脾,我家治病先治肝。"叶天士虽为清代温热学派的重要代表,但临床中受前人启迪,考临床脉法而有"肝为起病之源,胃为传病之所"之说,并首创"醒胃必先治肝"之法。

    本书总结历代先贤对肝脏的诸多论述,加之自己的临床经验和体会,对肝脏的生理功能、生理特性、病理、治法及与其他脏腑的关系等进行了广泛的探究和发挥,希望能为临床医师提供从肝论治临床诸证的理论依据。

李润东

2021 年 9 月 8 日

>>> 目 录

第一章
肝的生理功能

一、肝主疏泄

肝主疏泄，是指肝气具有疏通、畅达全身气机，进而促进精血津液的运行输布、脾胃之气的升降、胆汁的分泌排泄以及情志的舒畅等作用。元代医家朱震亨的《格致余论·阳有余阴不足论》最早明确提出肝主疏泄："主闭藏者，肾也；司疏泄者，肝也。"肝气的疏泄作用调畅全身气机，使脏腑经络之气的运行通畅无阻。气机，即气的升降出入运动。机体脏腑、经络、形体、官窍的功能活动，全赖于气的升降出入运动。由于肝气的生理特点是主升、主动，这对于全身气机的疏通、畅达是一个重要的因素。因此，肝气的疏泄功能对各脏腑经络之气升降出入运动的协调平衡起着重要的调节作用，对维持全身脏腑、经络、形体、官窍等功能活动的有序进行也起着重要作用。肝气的疏泄功能正常发挥，则气机调畅，气血和调，经络通利，脏腑、形体、官窍等功能也稳定有序。

肝气的疏泄功能失常，称为肝失疏泄。根据其所致病证的不同表现，可分为两方面。一为肝气的疏泄功能不及，常因抑郁伤肝，肝气不舒，疏泄失职，气机不得畅达，形成气机郁结的病理变化，称为"肝气郁结"，临床表现多见闷闷不乐、悲忧欲哭、胸胁或两乳或少腹等部位胀痛不舒等，二为肝气的疏泄功能太过，常因暴怒伤肝，或气郁日久化火，导致肝气亢逆，升发太过，称为"肝气上逆"，《格致余论·疝气论》中讲大怒则火起于肝，多表现为急躁易怒、失眠头痛、面红目赤、胸胁乳房常走窜胀痛，或使血随气逆而吐血、咯血，甚则猝然昏厥。如《素问·调经论》说："血之与气并走于上，则为大厥，厥则暴死，气复反则生，不反则死。"《素问·阴阳应象大论》云"怒伤肝，悲胜怒"。《素问·脉解》所谓："少气善怒者，阳气不治，阳气不治则阳气不得出，肝气当治而未得，故善怒，善怒者名曰煎厥。"

肝气的疏泄功能，反映了肝为刚脏及肝气主动、主升的生理特点，是维持肝脏本身及相关脏腑功能协调有序的重要条件。肝气疏泄调畅气机的作用，主要表现在以下几方面。

（一）促进血液与津液的运行输布

血液的运行和津液的输布代谢，有赖于气机的调畅。肝的疏泄功能可调畅气机，使全身脏腑经络之气的运行畅达有序。气能运血，气行则血行，故肝气的疏泄作用能促进血液的运行，使之畅达而无瘀滞。若气机郁结，则血行障碍，血运不畅，血液瘀滞停积而为瘀血，或为癥积，或为肿块，在女子可出现经行不畅、经迟、痛经、经闭等。若肝气上逆，迫血上涌，又可使血不循经，出现呕血、咯血等出血，或女子月经过多、崩漏不止等症。气能行津，气行则津布，故肝的疏泄作用能促进津液的输布代谢，使之无聚湿生痰化饮之患。若肝气疏泄功能失常，气机郁结，亦会导致津液的输布代谢障碍，形成水湿痰饮等病理产物，出现水肿、痰核等病证。因此，疏肝理气是治疗瘀血内阻和痰饮水湿内停的常法。

（二）促进脾胃的运化和胆汁的分泌与排泄

脾气以升为健，胃气以降为和。一方面，脾胃的运化功能体现在脾胃之气的升降相因、平衡协调，这与肝气的疏泄功能有密切的关系。《素问·宝命全形论》说"土得木而达"。由于肝气疏泄，调畅气机，有助于脾胃之气的升降，故而可促进脾胃的运化。另一方面，食物的消化吸收还要借助于胆汁的分泌和排泄，因为胆汁是参与饮食物消化和吸收的"精汁"。胆汁乃肝之余气所化，其分泌和排泄受肝气疏泄功能的影响。肝气的疏泄功能发挥正常，全身气机调畅，胆汁才能够正常地分泌与排泄。如果肝气的疏泄功能失常，出现肝气郁结或肝气上逆，胆汁不能正常地分泌与排泄，则可导致胆汁郁滞，影响饮食物的消化吸收，临床可出现食欲减退、口苦、黄疸、厌食油腻、腹胀、腹痛等症。正因为肝的疏泄作用与脾胃的运化功能和胆汁的分泌排泄有着密切的关系，所以肝病常影响脾胃及胆的正常生理功能，出现肝木乘土（脾胃）及胆汁郁滞不畅的病变。若肝病以影响脾土为主者，多称为肝脾不调或肝脾不和。导致脾失健运，谷食不化，可出现胸胁胀满、腹胀腹痛等症；若引起脾气不升，"清气在下，则生飧泄"，可出现肠鸣、腹泻等症。治宜疏肝健脾，肝脾同调之法。若肝病以影响胃土为主者，多称为肝气犯胃或肝胃不和。导致胃失受纳和降，可出现胸胁脘腹胀满或疼痛、纳呆等症；导致胃气不降，"浊气在上，则生䐜胀"，可出现嗳气、恶心、呕吐、泛酸等症。正如唐容川的《血证论·脏腑病机论》所云：木之性主于疏泄，食气入胃，全赖肝木之气以疏泄之，而水谷乃化，治宜疏肝和胃之法。若肝病影响胆腑，胆汁排泄失常而出现郁滞，则见腹痛腹胀、饮食不化等症，重者可见高热、潮热、腹部绞痛，胆汁郁滞日久则易生结石。临床常用的疏肝理气的柴胡、佛手、香橼等中药，皆能顺应肝之条达之性，畅达中焦脾胃的气机，以助肝脾生血。

（三）调畅情志

肝气的疏泄功能可调畅气机，因而能使人心情舒畅，既无亢奋，也无抑郁。情志活动，指人的情感、情绪变化，是精神活动的一部分。情志活动分属五脏，但由心所主。心之所以有主神志的功能，是与心主血脉密切相关的。而血的正常运行又要依赖于气机的调畅，因肝主疏泄，调畅气机，所以肝具有调畅情志的功能。肝气的疏泄功能正常则气机调畅，气血和调，心情舒畅，情志活动正常；若肝气的疏泄功能不及，肝气郁结，可见心情抑郁不乐、悲忧善虑；若肝气郁而化火，或大怒伤肝，肝气上逆，常见烦躁易怒、亢奋激动。反之，情志活动异常，又多导致气机失调的病变，如"怒则气上，喜则气缓，悲则气消，恐则气下……惊则气乱"（《素问·举痛论》）等。

由于情志异常与肝气的疏泄功能失常有密切关系，故治疗情志病时应着重调理肝气，如赵献可《医贯·郁病论》说："予以一方治其木郁，而诸郁皆因而愈。一方者何？逍遥散是也。"肝气的疏泄功能失常可引起情志活动的异常，而强烈或持久的情志刺激亦可影响肝的疏泄功能，导致肝气郁结或肝气上逆的病理变化。

（四）促进男子排精与女子排卵行经

女子的排卵与月经来潮、男子的排精等，与肝气的疏泄功能有密切的关系。《格致余论·阳有余阴不足论》说："主闭藏者，肾也；司疏泄者，肝也。"指出男子精液的贮藏与施泄是肝肾二脏之气的闭藏与疏泄作用相互协调的结果。肝气的疏泄功能发挥正常，则精液排泄通畅有度；肝失疏泄，则排精不畅。女子的按时排卵、行经能否通畅有度也是肝气疏泄和肾气闭藏功能相互协调的体现。肝气的疏泄功能正常发挥，则月经周期正常，经行通畅；若肝失疏泄，气机失调，则见月经周期紊乱，经行不畅，甚或痛经。治疗此类病证，常以疏肝为第一要法。由于肝气的疏泄功能对女子的生殖功能尤为重要，故有"女子以肝为先天"之说。肝为血海，任主胞胎。现代研究表明，雌激素缺乏会使绝经后妇女膝骨关节炎（KOA）患病率增加，60%～70%女性雌激素水平的下降可导致卵巢功能减退，使得膝关节软骨代谢减弱，较男性容易发生退行性改变。绝经女性膝骨关节炎的发病率要远高于非绝经女性。

二、肝主藏血

《素问·六节藏象论》指出"肝者，罢极之本……以生血气"。马莳《素问注证发微》认为"诸气皆属于肺，则吾身之血气皆由肝而生也"。张介宾在《类经》中亦说："肝属木，位居东方，为发生之始，故以生血气。"李中梓的《内经知要》云："肝为血海，自应生血；肝主春升，亦应生气。"彦纯在《玉机微义》中说血"受藏于肝"。宋代严用和在《严氏济生方》中认为"肝为血之库府"，肝在后世亦有"血库""血府""血室"等称谓。唐代王冰在注释"人卧血归于肝"时指出："肝藏血，心行之，人动则血运于诸经，人静则血归于肝脏。何也？肝主血海故也。"

肝藏血，是指肝脏具有贮藏血液、调节血量和防止出血的功能。肝藏血的生理意义有以下五方面。

（一）涵养肝气

肝贮藏充足的血液，化生和涵养肝气，使之冲和畅达，发挥其正常的疏泄功能，防止疏泄太过而亢逆。

（二）调节血量

肝贮藏充足的血液，可根据生理需要调节人体各部分血量的分配。在正常情况下，人体各部分的血量是相对恒定的。但是随着机体活动量的增减、情绪的变化、外界气候的变化等因素，人体各部分的血量也随之有所变化。这种变化是通过肝的藏血和疏泄功能实现的。当机体活动剧烈或情绪激动时，肝脏就通过肝气的疏泄作用将所贮藏的血液向外周输布，以供机体的需要。当人体处于安静或情绪稳定时，机体外周对血液的需求量相对减少，部分血液便又归藏于肝。《素问·五脏生成》说"人卧血归于肝"，王冰注解说："肝藏血，心行之，人动则血运于诸经，人静则血归于肝脏。何也？肝主血海故也。"西医学研究表明，人静卧时肝脏可增加血流25%，整个肝脏系统包括静脉系统可贮存全身血容量的55%。肝能调血，不仅是对量的调节，也是对质的化生和调节。

（三）濡养肝及筋目

肝贮藏充足的血液，可养肝脏及其形体官窍，使其发挥正常的生理功能。如《素问·五脏生成》说："肝受血而能视，足受血而能步，掌受血而能握，指受血而能摄。"如果肝脏贮藏血液减少，则出现肝血虚亏，濡养功能减退的病变。若肝血不足，不能濡养目，则两目干涩昏花，或为夜盲；若不能濡养筋，则筋脉拘急、肢体麻木、屈伸不利。

（四）为经血之源

肝贮藏充足的血液，为女子月经来潮的重要保证。肝藏血而称为血海，冲脉起于胞中而通于肝，与女子月经来潮密切相关，也称为"血海"。女子以血为本，肝藏血充足，冲脉血液充盛，是其月经按时来潮的重要保证。肝血不足时，可见月经量少，甚则闭经。

（五）防止出血

肝主凝血以防止出血。气有固摄血液之能，肝气充足则能固摄肝血而不致出血；又因阴气主凝，肝阴充足，肝阳被涵，阴阳协调，则能发挥凝血功能而防止出血。故明代章潢《图书编》说："肝者，凝血之本。"肝藏血功能失职，引起各种出血，称为肝不藏血。肝不藏血的病机大致有：①肝气虚弱，收摄无力。如元代朱震亨《丹溪心法·头眩》说："吐衄漏崩，肝家不能收摄荣气，使诸血失道妄行……"②肝阴不足，肝阳偏亢，血不得凝而出血不止。③肝火亢盛，灼伤脉络，迫血妄行。以上均可导致临床上出现吐、衄、咯血，或月经过多，或崩漏等出血征象，但从出血的多寡、血出之势及兼症上可对其病机和证候予以鉴别。其中气虚者宜补肝气，兼以健脾；阴虚者宜滋肝阴，兼以补气；火旺者宜清泻肝火，兼以降气。

三、肝藏魂

"肝藏魂"是中医藏象理论的重要内容之一。《灵枢·本神》曰："肝藏血，血舍魂……"肝具有贮藏血液和调节血量的生理功能，肝的藏血功能正常则魂有所舍。王冰注曰"人静则血归于肝脏"。在安静时，血归于肝，则魂易得血养而不妄动。魂以阴血为舍养，其性属阳。血与魂的关系，从阴阳属性来说，阴阳互根互用，相互依存，各以对方的存在为自己存在的前提。正如《素问·阴阳应象大论》所云："阴在内，阳之守也；阳在外，阴之使也。"从人体来说，阳气所代表的功能产生，必须依附于阴所代表的精血等物质为基础。所以，"肝藏魂"是以阴血作为物质中介而发生的。

（一）魂的概念

关于"魂"，《黄帝内经》（以下简称《内经》）中"魂"的概念，一说"魂"为神之别灵，一说"魂"为知觉之属。《灵枢·本神》云"随神往来者谓之魂"。《灵枢·天年》云："血气已和，营卫已通，五脏已成，神气舍心，魂魄毕具，乃成为人。"魂是人生命活动的重要组成。《内经》认为魂由肝血所藏，随神往来，与人的睡眠、梦境有关。如《素问·六节藏象论》中记载"肝者，罢极之本，魂之居也"，肝是魂的居所，即魂居肝中。《灵枢·本神》说："肝藏血，血舍魂……"魂不仅居肝中，还需要肝血的濡养，只有肝血充足才能随神往来。若魂失养则表现为思维呆滞反应迟钝，且伴有头晕目涩。《灵枢·淫邪发梦》说："与营卫俱行，而与魂魄飞扬，使人卧不得安而喜梦。"《内经》认为人的睡眠与营卫的运行有关，只有卫阳营阴协调，人方得寐。若魂魄飞扬，则人睡不安、卧不稳，且易产生梦境。由此分析可知，魂参与人的睡眠及梦境。

杨上善注："魂者，神之别灵也。"汪昂注："魂属阳，肝藏魂，人之知觉属焉。"汪昂认为《内经》所言之"魂"与离开形体而独立存在的"魂"不同，它是依附形体而存，由肝脏所藏，是属于人的知觉系统。而张景岳在《类经》中进一步发挥："精对神而言，则神为阳而精为阴；魄对魂而言，则魂为阳而魄为阴。故魂则随神而往来，魄则并精而出入。"阐释了神与精以及魂与魄相对的阴阳关系，并指出魂的安定与否和心神的是否清明有着密切的关系。南怀瑾言，"魂"字左边的"云"

字，就是象征云气的简写。一个人的精神清明，如云气蒸蒸上升，便是"魂"的象征。在白天的活动，它就是精神，在睡梦中的变相活动，它便是灵魂。

（二）魂的特性

1. 魂是阳神，主外，主动　古人想象人的精神能离开形体而存在，如《易经》认为精气为物，游魂为变中。在中医阴阳学说，魂阳而魄阴，如《说文解字》："魂，阳气也。魄，阴神也。"据魂属阳的这种特性所以将之归入肝，如《五行大义·卷三》云："肝藏魂者，魂以运动为名，肝是少阳，阳性运动……阳中魂。"魂乃阳气所化，如《礼记·郊特牲》中记载："魂气归乎天，故气之清者曰神，即阳魂也。魂者，生气之源。又云，魂者，生气之精，心之精爽是谓魂魄。"魂表现在病理上为幻觉与梦境，如《类经》说："魂之为言，如梦寐恍惚、变幻游行之境，皆是也。"《白虎通义·性情》云："魂魄者，何谓也？魂犹伍云也，行不休于外也，主于情……魂者，芸也，情以除秽。"魂主外，主运动，运行不休，白天营运周身，夜晚归藏于肝。若夜晚魂游于外，则易产生梦境。

2. 魂是精神活动的核心　魂是一切万物精神活动的代表，表现在人以外的事物如花魂、鸟魂，而在人则表现为重要的精神活动。如《韩非子·解老第二十》曰："凡所谓祟者，魂魄去而精神乱，精神乱则无德。"《国越绝书·外传枕》亦说："寡人闻人失其魂魄者，死；得其魂魄者，生。"《抱朴子》云："人无贤愚，皆知己身有魂魄，魂魄分去则人病，尽去则人死。"可谓魂是人生命活动中的核心物质。

3. 魂与五脏精血有关　魂是阳气所化，主外，主动，津能载气，津血同源，故魂依赖精血的滋养才能运行不休，精血充沛则魂强。如《左传·昭公七年》记载："阳曰魂，用物精多，则魂魄强。"

（三）魂的功能

1. 体现人的生命活动　人的生命活动既包括生理活动又包括精神活动，肝藏魂是神主宰生命活动的重要基础。神魂被认为是有关生死存亡的一种物质，若人的生命即将衰竭，意味着人的神魂亦即将离别。如《文白对照诸子文粹》云："庶人中：死，魂魄去亡。"《难经·十四难》云："再呼一至，再吸至，名曰无魂，无魂者当死也，人虽能行，名曰行尸。"魂是神的一种，神主导着人的生命活动，所以无魂脉的人就如同只有形体而无灵魂的行尸走肉一般。魂参与人的生命活动，无魂则影响人的生命活动。

2. 主宰人的睡眠梦境　《杂症会心录·魂魄论》说："梦寐变幻，魂也。"《类经》也提道："魂之为言，如梦寐恍惚、变幻游行之境，皆是也。"此外唐容川在《血证论》中亦提道："梦乃魂魄役物，恍有所见之故……梦中所见，即是魂魄。"由此可见，魂也是影响睡眠的一个因素。白天神主司，晚上魂主司，在人的寤寐交换之际，先由藏在脏腑内的阳精所化之阳气化成魂，进而转化为神。也正如《四圣心源·精神化生》中所云："神发于心，方其在肝，神未旺也，而已现其阳魂……盖阳气方升，未能化神，先化其魂，阳气全升，则魂变而为神。魂者，神之初气，故随神而往来。"由此得出，若神魂颠倒，则易引发失眠疾病。总之，人的睡眠活动与魂伴随阴阳的出入密切相关。故白天，阳气方升，推动着心血运行全身，晚上气归于静，血归于肝，则心神、肝魂、肺魄安静，人卧而寐，正如《医学启蒙汇编·阴阳》中所云："昼则属阳，阳主动，其呼吸气息皆从乎动，气从肺使血随心运；夜则属阴，阴主静，其呼吸气息皆归于静，血归于肝，气纳于肾，心神安静，魂魄肃清，人卧而寐矣。"

3. 影响人的精神情志 魂是伴随心神活动而做出较快反应的思维意识活动，情志是人的正常心理活动。情志之中，郁、怒与魂关系最为密切，而郁与怒又与肝关系密切，因肝在志为怒，而肝脏易郁结。不仅肝脏自身可导致魂失常，其他情志也会影响魂，如《灵枢·本神》云"肝悲哀动中则伤魂"。肝在志为怒，肝气易郁，而肝藏魂，怒伤魂，郁伤魂。肝藏血，血舍魂，肝血亏虚则魂失养。肝为体阴用阳之体，一方面，若肝血虚则不能制阳，肝阳上亢易化火发怒；另一方面，在中医体系中始终贯穿着阴阳的总纲，根据阴阳互根互用的理论，若肝气、肝血有一方异常，都会失去平衡：肝血虚，肝气亦行气不畅，易郁结，从而魂伤；若肝气郁滞，气机不畅则血亦不行，血不行则血不充，则血虚无以舍魂，魂亦伤。

4. 控制人的形体动作 正常人不仅具备形体，还要有灵魂，即一个完整的人既需要肢体活动又要有精神活动，而魂作为主导精神活动的物质之一，藏于肝，亦影响肝的生理功能。而肝为五脏之一，五脏作为人体重要的组织系统，根据中医的司外揣内治则思想，若肝脏受损，则会出现表现于外的症状，如离魂症：人卧则觉身外有身，即另有一个和自己一样的人，但是不说话。究其原因，是人卧则魂归于肝，此由肝虚邪袭，魂不归舍所致。再如《医学心悟·入门看证诀》记载："凡病中循衣摸床，两手撮空，此神去而魂乱也。"可见，魂伤则形体无主。

（四）与魂相关的疾病

魂是由阳气所化生，魂乃神之辅弼，肝属阳而藏血舍魂，若肝魂不能安定，那么神亦无主，因为神魂主司人的精神情志活动，所以神魂无主会导致诸如惊恐之疾的发生。恽铁樵认为寐中惊恐与肝藏魂有关，他在《恽铁樵医书合集·神经系病理治要》中说："寐中惊与咬牙，因液干血行不流利，寐中不能充分供给各组织之需要，其变化与醒时受惊，肝藏骤受刺激略同，故惊跳，古人肝藏魂之说，当即从此处悟得。"与魂相关的疾病包括痫、癫狂、虚劳、谵语、郑声、不寐、健忘等。

1. 谵语与郑声 二者属于神志异常范畴，其症状为语言的高亢和无力，无论语声高或低，均是神志不清的表现，而神魂主司人的精神活动，所以神魂与谵语、郑声的关系不言而喻，正如张景岳所说："夫谵语郑声，总由神魂昏乱，而语言不正。"

2. 不寐 不寐乃魂不归肝所致，若有因肝血虚而魂不归藏者，治以补肝血之剂，则肝血充而含魂，不寐得治。如《医学纂要·不寐》曰："但人卧则魂归于肝，有因肝经血少，魂不归肝而为不寐者，其证多烦躁忿怒，治宜滋肝养血，三阴煎之类主之。"此外，任何原因所致的魂魄不安，均可引发不寐。

3. 癫狂　其属于神志病的一种，其中癫相当于现今所指的癫病，狂即指躁狂症。狂证的病因一般认为多是因火邪，而火属于心，此外肝气易化火，因肝在志为怒，怒生火，肝气易郁，郁化火，而火扰肝与心，即神魂不守，正如《景岳全书·癫狂痴呆》中所说："凡狂病多因于火。此或以谋为失志，或以思虑郁结，屈无所伸，怒无所泄，以致肝胆气逆，木火合邪，是诚东方实证也。此其邪乘于心，则为神魂不守。"

4. 谵妄　其属于神志异常的一种表现，表现为神志不清，进而肢体的无意识运动，如眼神游离、搓手捻物等，均是神志失常的表现，即所谓的失魂。正如冯兆张在《冯氏锦囊秘录·痘疹全集·谵妄》中论谵妄所说："如目直视，手寻衣领，及乱捻物，此发于肝，是为亡魂。"

5. 健忘　《济阴纲目》在论健忘时引李氏言："阴魂不足善忘者，当大补气血及定志丸。"由此可见，健忘因气血不足所致的阴魂不足，进而精神无养，故善忘也，所以治疗应以大补气血为宜。

6. 痫　亦属于神志病之一，病因与受惊史有关，精神上表现为神志恍惚。此乃惊恐扰乱神魂，神魂无主是也，故《全幼心鉴》云："惊痫者，初惊叫、大啼、恍惚，神魂是也。"

四、肝其华在爪

（一）爪甲与肝的关系

《素问·六节藏象论》记载："肝者，罢极之本……其华在爪，其充在筋……"爪甲为手指与足趾的覆盖，是筋的延伸，故有"爪为筋之余"之说。五脏之中，爪甲与肝的关系最紧密，为肝胆之外候。《素问·五脏生成》曰"肝之合筋也，其荣爪也"，首次指出爪甲与肝的生理联系。《素问·痿论》曰："肝热者，色苍而爪枯。"《素问·五脏生成》曰："多食辛，则筋急而爪枯。"《诸病源候论》曰"筋骨热盛，气涩不通……甲脱"，指出了肝热阴伤是爪甲疾患的一个病理因素，说明了爪甲与肝病理相关。《灵枢·本脏》曰"视其外应，以知其内脏，则知所病矣"，并据"肝应爪"，肝胆相表里的关系，通过爪甲之厚薄软坚、五色之变，了解胆之厚薄缓急。《灵枢·论疾诊尺》亦曰："爪甲上黄，黄疸也。"这些论述表明，《内经》把筋与爪甲列入肝胆系统，认为筋为肝之合，爪为筋之余，爪甲既为肝所主宰，又是肝胆的外候，所以通过观察爪甲的变化可以了解肝胆的常与变，后世医家亦多从爪甲之形态、色泽判断肝胆之功能。

肝何以能主爪甲，这主要在于肝藏血的功能，气血充足是其物质基础。肝主藏血，是指肝具有贮藏血液和调节血量的功能。人体的血液生成之后，一部分通过血脉的输布被各脏腑组织器官直接利用，另一部分则贮藏于肝。肝血的盈亏对各脏腑组织有着重要的影响，脏腑组织得到了肝血的滋养才能发挥正常的生理功能。正如《素问·五脏生成》所说："肝受血而能视，足受血而能步，掌受血而能握，指受血而能摄。"所以，肝之气血充足才能主筋，助筋以主运动。《素问·经脉别论》曰："食气入胃，散精于肝，淫气于筋。"此即水谷精微布散于肝，使肝血充盈才能滋养筋，而"爪为筋之余"，爪甲得肝血的滋养才能荣活，才能发挥其抓取物类之功用。

肝血虚，又称肝血不足，是指肝的藏血量减少，使机体失于濡养的病理表现。"爪甲不荣"是肝血虚的病理表现，主要表现在爪甲的形质、颜色、光泽等异常变化。肝阴，指肝的营血和阴液。肝的营血和阴液，在生理上能滋养本脏，涵敛肝阳，使之不易偏亢；疏利肝气，使之疏泄条达适度而不郁滞；濡养筋膜，使之坚韧而有力；上荣于目，使之视物清明。肝阴虚，又称肝阴不足，肝之阴血不足所出现的证候及其病机，主要表现在肝的阴液失调、肝血的濡养功能减弱及其肝阴制约肝阳的关系失调等方面。肝阴虚证往往为肝血虚证的进一步发展，或由各种原因导致肝之精、津液亏损所致，由于阴不制阳而具有阴虚内热的临床特征。所以，肝阴虚证和肝血虚证不能截然分开，肝阴虚证中就包含肝血濡养功能减弱的临床特征。

（二）爪甲的诊断意义

用肉眼（或借助简单的辅助工具，如放大镜）观察患者指甲的形态和色泽变化来判断病变所在脏腑及体质虚实情况，中医称之为望爪甲（又称"甲诊"或"察甲"），属于中医望诊中望形的范畴。对指甲外在表现（甲象）观察用于诊病由来已久，西医学也证实，爪甲上的一些变化可直接或间接辅助诊断疾病。

爪甲望诊的内容主要是观察甲板形质、甲板色泽、半月痕、甲下肉色以及指压反应等，中医学在长期的临床实践中积累了丰富的甲诊经验。如匙状样甲多属气虚血亏、脾失健运，可见于贫血、风湿、甲亢等疾病；横沟样甲多属气虚血耗、热邪肺燥、肌肤风燥，可见于猩红热、肺炎等染患后所引起。爪甲色白多属血虚或气血两虚，可见于大失血、休克以及慢性消耗性疾病等；爪甲色青多为血分有寒；爪甲青紫则预示心肺疾患；爪甲色黄则多见于黄疸。

五、肝摄血

（一）概念

肝统摄血液是肝藏血的含义之一。肝藏血，作贮存血液讲时，其"藏"字义为"蓄"。又"藏"字作"匿也"（《说文解字》），《礼记·檀弓上》："藏也者，欲人之弗得见也。"其引申于医，即肝使血液行于体内脉中而不外溢，这就是肝统摄血液。此一"藏"字非贮存而是固摄、约束之义。如张景岳说："若下焦不能约束而为遗溺者，以膀胱不固也。"所以《灵枢·九针论》《素问·宣明五气》都有"膀胱不约为遗溺"之说，而无"膀胱不蓄为遗溺"的说法。因此，肝不藏血而见血证，其"藏"字不作"贮存"而作"固摄"讲为妥。

历代医家对肝藏血的部位约有三种认识：①血藏于肝之本体中：此说最多。如《保婴撮要》言血"藏纳在肝"，《玉机微义》说血"藏受于肝"。肝之所以能够贮存血液，与其生理结构有关。《严氏济生方》说"肝为血之府库"，《伤寒来苏集》说"血室者，肝也"，《理瀹骈文》说"肝为血海，藏血故也"，都形象地说明了肝犹如库室、海洋等，故能贮存血液。②血藏于冲任血海，由肝所主：如《血证论》说"血液下注，内藏于肝，寄居血海"，"肝主藏血，血生于心，下行胞中，是为血海"，"肝经主其部分，故肝藏血焉"。③全身血液由肝所主：《读医随笔》说："肝藏血，非肝之体能藏血也，以其性之敛故也。"《河间六书》说："肝主诸血者也。"从上可知，历代医家从不同角度探讨了肝藏血的部位。我们认为，肝藏血之部位应是以上三者的统一，即肝内既贮存有血，而肝又对全身各部之血都有统摄作用。肝贮血液主要是指血液贮存在肝之本体中。如恽铁樵说肝"惟其含血管最富，故取生物之肝剖之，几乎全肝皆血……故肝为藏血之脏器"。而肝统摄血液是针对全身各部而言的，《明医杂著》说："肝统诸经之血。"所以，肝贮存血液和统摄血液在其所主的部位上有区别，故不能用前者来代替后者。

肝调节血液与肝统摄血液，所主部位均是全身各部，两者有何区别？从《素问·五脏生成》中可以看出，肝调节血液这一功能的提出是从"人卧血归于肝，肝受血而能视，足受血而能步……"这句经文中引申出来的。王冰注："肝藏血，心行之，人动则血运于诸经，人静则血归于肝脏……肝主血海故也。"近代医家也有取用解剖生理学知识来说明肝的调节血液的作用。《国医生理学》说："经曰肝藏血，盖肝为人体最大之腺，含血滋多，所以调节回血管之收缩，及发血管之注射。"《灵素生理新论》说："肝名曰血海，以肝藏血也。使血不经肝脏藏之，则回血管之收缩及发血管之注射，其障碍于心脏之功用者甚巨，故血藏于肝，正所以调节之。"可以认为，肝蓄血的目的就在于调节全身各部的血液，蓄血为调节之备，调节为蓄血之用，两者紧密相关。肝调节血液是指肝能调整全身各部血液的质和量的分布，使适合机体要求。若其职失常，临床见症是肝脾肿大、血缕、肝掌等充血以及组织失养等，不能与出血证直接联系。而肝不能统摄血液的主要表现是出血，故肝调节血液之作用亦不能代替肝统摄血液的作用。

在古代，早有医家明确指出"肝摄血"，如《卫生宝鉴》道："夫肝摄血者也。"《女科准绳》引薛己之言："肝虚不能摄血也。"《杂病源流犀烛》说肝"其职主藏血而摄血"。

综上可知，肝贮存和调节血液的作用不能代替肝统摄血液的作用。肝统摄血液能羽翼肝贮存和调节血液而阐释肝藏血的生理和病理意义，故可定为肝藏血含义之一。

（二）肝不藏血之病因病机

肝不藏血（指肝不统摄血液，下同）可见多种出血证，诸如吐血、衄血（鼻、耳、眼、乳、肌等）、便血、尿血、崩漏、赤带、恶露不绝等。

　　肝不藏血而见血证，其病因有六淫、七情、劳倦等，尤以火、怒为多。其致使肝之气机逆乱或致肝气虚；或者六淫化火，以及郁怒伤肝，肝火炽盛；或肾虚水涸而肝火内炽……皆能损伤肝摄血之功能，导致多种出血证。前贤有论，如因怒者，《傅青主女科》道："夫肝本藏血，肝怒则不藏，不藏则血难固。"《血证论》说："有怒气伤肝，肝火横决，血因不藏。"因风火者，《血证论》说"有因肝经风火，鼓动煽炽，而血不能静者"，致出血。因虚者，《济阴纲目·血露不下》说"肝气虚而不能藏血"，《女科准绳》又说"肝虚不能摄血也"。

　　肝与脾在生理上均能统摄血液，使不外溢，两者协调配合。在病理上，两者均能导致出血，故《失血大法》云："失血一证，大抵由于肝不藏血，脾不统血。"那么两者如何鉴别诊治呢？古有医家对此有过认识，如《诊家正眼》云："芤入左关，肝血不藏；芤现右关，脾血不摄。"一般来说，肝不藏血多见实证，脾不统血多见虚证。《女科准绳·月水不断》说："血不归经，乃肝不能藏、脾不能摄也，当清肝火，补脾气。"说明前者属实，当泻；后者属虚，当补。临床上见郁怒气逆，或肝火炽盛所致肝不藏血之血证，治疗可选用加味逍遥散、龙胆泻肝汤之属以疏肝理气、清肝泻火。若肝肾阴亏，肝火妄动，肝不藏血者，属虚实夹杂，《明医杂著》说"肾涸肝火动而见血者，用六味丸"加减，以养阴清热，复肝藏血之功。肝气虚而肝不藏血者与脾不统血者，两者在症状上有相似之处，但这正如肺气虚与脾气虚、心阴虚与肝阴虚的鉴别一样，有相同症状，即气虚阴虚症状，但又有不同症状，即与己脏有关而与他脏无关的症状，如病位在肺、脾、心、肝的不同，其兼症是不同的。因此，肝气虚与脾气虚都可有少气懒言、倦怠无力等气虚症状，但属肝气虚的，兼有胁肋隐痛、脉弦等症，脾气虚的，兼有纳呆、腹胀便溏、脉缓弱等症。前者用补肝散、加味逍遥散，后者用归脾汤加减治疗。

历代医家认为，肝之所以能藏血与肝的其他生理功能和特性有密切关系。如肝主疏泄，唐容川说"至其所以能藏血之故，则以肝属木，木气冲和条达，不致遏郁，则血脉得畅，"因而有助于统摄血液。再如肝气，张景岳说："若肝气伤则不能纳血。"薛己说："肝肺气虚，不能摄血而妄行也。"又如肝主酸，齐仲甫说："肝藏血……酸入肝而养血，血得其酸物，所以舍藏也。"酸主收敛，故能助摄血。因此，我们在选方用药治疗肝不藏血之血证时，除针对具体病因外，还可考虑到疏泄、肝气、味酸等而酌情加药。

六、肝生血气

（一）肝生血气的理论渊源

《素问·六节藏象论》曰"肝者，罢极之本，魂之居也，其华在爪，其充在筋，以生血气"，简要概括了肝的生理功能及特性，并首次提出了"肝生血气"的理论，认为肝具有化生气血的生理功能。《素问·五脏生成》云："故人卧血归于肝，肝受血而能视，足受血而能步，掌受血而能握，指受血而能摄。"可见人体的基本活动都需要血的濡养，有赖于肝的调节，肝对血有贮藏、调节作用。明代马莳的《素问注证发微》曰："阴阳应象大论云：木生酸，酸生肝，肝生筋，筋生心，心生血，血生脾，脾生肉，肉生肺，肺生皮毛。诸气皆属于肺，则吾身之血气皆由肝而生也。"叶天士认为："肝者，敢也，以生血气之脏也。"肝不仅具有藏血功用，还具有化生气血的功能。《张氏医通·诸血门》曰"气不耗，归精于肾而为精；精不泄，归精于肝而化清血"，说明水谷精微与肾藏之精气经过肝的疏泄汇集于肝，在肝中化生为血的新成分。五脏皆藏精气，肝所藏的精即是血。肝藏血，肾藏精，精为血之源，血为精之泉，肝肾精血互化，休戚相关，精血关系是"乙癸同源"的基础。肝血也有赖于肾精的滋生，就是说下焦肾所藏之精可以在肝中转化为血。

魏良行等认为"血气"是仅指血的物质内容和功能，故"以生血气"是指肝能将先天和后天的物质资生成血液的新成分。邢金丽等认为肝能生血，即受藏于肝之血复行于周身之时，与入肝之血相比已有了新的变化，故认为肝为藏血之脏，更是血气化生之所。叶蕾等认为肝为血气化生之所的实质是指肝为合成补充和代谢交换血液营养物质的重要场所之一，与脾胃为气血化生之源相比较有一定的差别。

人身五脏六腑无时不在吐故纳新，肺是气体交换的场所，肝则为血液物质交换和代谢的场所，正所谓"升降出入，无器不有"。肝只有及时排出血中的浊气，才能保证新血的化生与交换。肝藏血不仅表现在肝的贮存、调节血量方面的作用，更重要的是通过这种作用使各种物质在肝内得到新的分解和合成，去废存用，保留和合成新的有效成分，表现在"血气"成分的更新和作用的加强。

肝主疏泄、主升、主动，故能促进气机的疏通、畅达和升发，从而调节五脏的气机。肝之疏泄功能正常，五脏六腑的气机则畅达。肝从左升，肺从右降，升降相依，气机乃舒。肝疏泄气机，气机畅达，则肺的宣肃功能正常，才能吸入自然界之清气；同时又可将脾胃运化的水谷之精气上呈于肺，使水谷之精气与自然界之清气在肺的作用下在胸中生成宗气。《血证论》曰"木之性主于疏泄，食气入胃，全赖肝木之气以疏泄之，而水谷乃化"，说明水谷的运化过程受肝疏泄功能的调节。肝主疏泄的功能促进了脾胃的消化吸收及胆汁的分泌与排泄。胆汁的正常分泌和排泄有助于脾胃的运化，以促进水谷精微的化生。水谷之精化为水谷之精气，其中最精专柔和、富有营养的部分化生为营气，其中剽悍滑利的部分化生为卫气。"气为血之帅"，"血为气之母"，血的正常运行必须依靠气的推动作用；气行则血行，行血不止则生生不已，故通过肝主疏泄的功能可以运行气血而达到"生血气"之能。此外，化生血的水谷之精气与肾藏之精气的生成也依赖肝的疏泄功能。可见肝在人体气血的生成过程中具有重要作用，故可说肝主疏泄以生气血。

（二）血证病机首责于肝

肝在生理上具有疏泄条达气机和主藏血以调节血量的双重

作用，《灵枢·海论》曰"冲为血海"，强调了冲脉气血充足对人体的重要性。肝的疏泄与藏血功能共同维持肝的贮藏血液与调节血量的作用，有"肝主血海"之称，故肝为气血调节之枢纽。肝之疏泄和藏血的关系正常则气血调和，若情志失和或他病及肝，则导致肝气疏泄不利，气机郁结，肝不藏血，从而影响血液的正常运行而导致血证的发生。血随气行，若气血壅滞于脉，不得畅流，乃越出常道而外溢发为血证。《素问·生气通天论》云："阳气者，大怒则形气绝，而血菀于上，使人薄厥。"指因暴怒等精神刺激，致阳气亢盛，血随气逆郁积头部，而出现猝然厥逆、头痛、眩仆的昏厥重症。本病可见于脑出血、脑血管痉挛、蛛网膜下腔出血等。《诸病源候论·虚劳呕血候》云："此内伤损于脏也。肝藏血，肺主气。劳伤于血气，气逆则呕，肝伤则血随呕出也。损轻则唾血，伤重则吐血。"虚劳伤肝导致肝不藏血，而见咯血、吐血等证。唐容川认为血证中以肝火炽旺而迫血妄行为多见，如《血证论》云："木气冲和条达，不致遏郁，则血脉得畅。设木郁为火，则血不和；火发为怒，则血横决，吐血、错经、血痛诸证作焉。"若肝经之火并相火，暴虐壅肆，横决不遏，则灼伤胃络而为吐血；反侮刑金则为咯血、鼻衄；迫血妄行，溢于肌肤则为肌衄；灼伤阳明肠络则便血；下移膀胱，损伤脉络，致营血妄行而为尿血；若肝经郁热或虚寒，殃及胞宫，又可致月经过多，甚则崩漏不止等。西医学认为，止血需要血浆中凝血因子的参与，人体血浆中的凝血因子有2/3在肝内合成。此外，肝还可通过影响毛细血管的通透性而控制血液。可见血证与肝关系密切，肝对血之治乱具有举足轻重的作用，也是血证病因病机的关键所在。

（三）治血先治肝

血证的治疗大致可归纳为治火、治气、治血三个原则。临床上血证的治法繁多，其中最为精要的有缪仲淳的治吐血三要法与唐容川的止血四要法。二者皆认为血证的治疗不能离开对肝的辨治，故中医学对血证之病变有"治血先治肝"之说。张介宾在《质疑录》中云："肝血虚，则肝火旺；肝火旺者，肝气逆也。肝气逆则气实，为有余，有余则泻，举世尽曰伐肝，故谓肝无补法。不知肝气有余不可补，补则气滞而不舒，非云血之不可补也。"补肝，是补其阴血不足；伐肝，是泻其气火有余。若应补反泻，则克伐伤肝；当泻误补，则误补益疾。但是，在肝之气火有余时，用之泻其有余，使肝气条达，肝火清泄，肝之生理自能恢复藏血之职，即所谓祛邪以安正。《景岳全书·血证·吐血论治》云："血有因于气实者，宜行之降之。"又云："气逆于脏，则血随气乱，而错经妄行，然必有气逆喘满，或胸胁痛胀，或尺寸弦强等证，此当以顺气为先。"故调气以行血，行血可以疏闭畅流，壅滞一开，血归于经，环行上下，不复上壅，则不止血而血自止。而调气和血之法的关键在于调理肝的疏泄功能，木郁达之，肝之疏泄功能正常，气血运行和平，血止而不外溢。缪仲淳在《先醒斋广笔记》中提出治吐血三法，即宜行血不宜止血、宜补肝不宜伐肝、宜降气不宜降火，是为气火亢旺，肝不藏血之证而立的。肝为将军之官，主藏血，为调节血量之库，体阴而用阳。血证多缘肝阴不足，肝阳偏亢，气血逆乱，致失其藏血之职而成。故缪氏认为"养肝则肝气平而血有所归，伐之则肝虚不能藏血，血愈不止矣"。其主张以芍药、甘草及酸枣仁、枸杞子等药补肝，取其酸甘化阴，柔以克刚，以恢复肝之藏血的功能。养肝平肝之法，因肝为阴阳之脏，易动气化火，肝得养则气得平、火得降，不激怒横逆，血得安而不外溢，是符合治病求本之道的。

七、肝在液为泪

（一）概念

《素问·宣明五气》曰："五脏化液，心为汗，肺为涕，肝为泪，脾为涎，肾为唾，是为五液。"这是研究五液的主要理论依据。饮食入胃，其精微之气化为津液，藏于五脏，五脏津液充盈，可输布于外窍，而为汗、涕、泪、涎、唾等，是谓五脏化液。这说明五液是人体正常水液的组成部分，是五脏津液充盈，输布于外窍而成。泪是人体正常津液溢于眼而成。

（二）泪与脏腑的关系

肝开窍于目，目为肝之外候，《诸病源候论·目病诸候》曰："目为肝之外候。"肝主藏血，《审视瑶函·目为至宝论》曰："真血者，即肝中升运于目，轻清之血，乃滋目经络之血也。"肝主泪液，润泽目珠，《素问·宣明五气》曰"五脏化液……肝为泪"。《银海精微》指出："泪为肝之液。"由此看来，目珠是否润泽与泪液的化生有关，而泪液的生成和排泄与肝的功能是否正常、肝所藏真血是否充沛有关，若肝气调和、肝血充沛，则肝疏泄有度，肝所藏之真血可升运于目，化生泪液，滋润目及其经络，泪液运行有序而不外溢。若肝失调和，肝所藏真血亏虚，则泪液化生之源不足，液匮乏，则目珠失于濡润，日久致目珠干燥之症。

（三）泪的生理功能

泪的主要生理功能是滋润濡养眼目，使之保持正常的视觉功能。由于泪液对眼目周围筋膜具有滋润濡养作用，从而保证眼目转动灵活。泪液还有清洗眼目表面灰尘，使眼目表面保持清洁的作用。在生理上，泪还反映人体情志一定程度的变化，如悲喜过剧而引起的泣涕并下属生理变化的流泪。《灵枢·五癃津液别》曰："心悲气并则心系急，心系急则肺举，肺举则液上溢……故咳而泣出矣。"说明当情志出现变动，人由于悲伤、喜悦或激动而流泪时，往往伴有咳嗽的表现。这在一定范围内属于生理现象，是人体七情的正常表现。若精神刺激因素超出一定限度，或持续时间过长，则会影响脏腑功能而成为病理。

（四）泪的病理

由于邪气干扰或阴阳气血的偏虚，导致泪液的生成和排泄异常，则为泪的病理。泪异常的见症：燥热伤津，两目干涩作痒；肝血不足，肝阴亏损，两目干涩，易于疲劳；真阴枯竭，亡阴失水，目陷睛迷；肝经虚寒，迎风冷泪；肝经风热，迎风热泪；肝肾两亏，冷泪常流；阴虚火旺，时时热泪。

以从肝论治干眼症为例，干眼症的发病原因为泪液量或质以及泪液动力学异常造成的泪膜不稳定，临床表现主要为眼睛明显干涩和异物感，伴有畏光、视物模糊，可导致角膜损伤甚至失明。随着人们工作和生活中使用手机、电脑的时间延长，加之环境污染的加剧，干眼症的发病率逐年升高，并且趋于年轻化，影响了人们的生活和工作质量。干眼症的发病率逐年升高，其临床治疗在眼科领域也受到了越来越多的重视。干眼症在中医学属于"白涩症""干涩昏花症"等范畴。早在明末傅仁宇编著的《审视瑶函》中即对干眼之症进行了描述，谓："不肿不赤，爽快不得，沙涩昏朦，名曰白涩。"《素问·宣明五气》中记载"五脏化液……肝为泪"，提示肝之阴液缺失可致泪液分泌下降，目窍失濡润。中医学认为，肝阴充足时，泪液的分泌是正常的，而肝肾阴虚时，阴虚生内热，虚火多浮，可导致体液流失，火攻于眼，造成泪液减少，进一步引起干眼症，因此，治疗干眼症应以平肝育阴、清热润燥为主。明代王肯堂所著的《证治准绳》关于目疾的分类中记载的"干涩昏花症"与干眼症的症状相符，其在"干涩昏花症"中指出"治惟滋阴养水，略带抑火，以培其本"，认为干眼症以阴虚为本，火热为标。

八、肝在志为怒

（一）概念

怒，是人们对精神刺激的一种情绪反应，是人体最常见的情绪表现之一。早在《左传》就有"好恶喜怒哀乐"的记载，这是对人情绪的早期概括。《淮南子》也认为"大怒破阴，大喜坠阳"。《素问·阴阳应象大论》则明确提出了"东方生风……在志为怒，怒伤肝"之说，首次把怒这种情绪反应与人体的肝联系起来。

（二）怒的产生

怒作为七情之一，它的产生必须有一定的基础。《内经》认为七情的生理基础是五脏气血阴阳。其是以五脏为基础，气血津液为物质营养，通过经络运营完成的。五脏气血阴阳的平衡协调决定正常七情的不同表现。若气血功能失调，可致脏腑功能失调，从而产生相应的情志变化。如《素问·调经论》曰"血有余则怒"，即所谓血有余，上为血随气涌，表现为易怒。

《内经》还认为五脏作为七情活动的生理基础，是通过"五脏化五气"所化生出来的气血津液精等营养物质来实施的，如《素问·阴阳应象大论》云："人有五脏化五气，以生喜怒悲忧恐。"怒作为七情之一，也不可脱离于此，怒必须以肝脏精气为物质基础。《素问·阴阳应象大论》说肝"在志为怒"，即所谓怒是由肝的精气所化生的。若怒要伤脏，必伤所生之脏，即肝也。

（三）怒的分类层次

怒作为人体对外界精神刺激的一种反应，其程度自然也是有所不同的。确切地说，怒是人的愿望不能满足时的一种情绪，可分为不满、生气、小怒、愤怒、大怒、暴怒等。中医学主要将其分为郁怒和暴怒两大类。《素问·生气通天论》提出

"大怒则形气绝，而血菀于上，使人薄厥"。《灵枢·本神》云：
"盛怒者，迷惑而不治。"《素问·阴阳应象大论》中说："暴怒
伤阴。"说明大怒可使人气机逆乱而发病。郁怒是伤肝的另一
种表现形式。《内经》中虽没有明确提出郁怒这一病因，但也
已经认识到情绪郁结对人体的影响。后世许多医家则明确提出
了郁怒这一病因。如王旭高在《环溪草堂医案》中对于耳生瘜
肉认为是"郁怒伤阴，木火上乘空窍"所致。《爱庐医案》中
认为结核成串，由乎"恼怒悒郁，内火自生"。这些临床病例
说明郁怒也可影响肝而发病，只是在程度上与暴怒有所不同
而已。

（四）怒伤肝的病因病机

一般认为，机体功能以"和合"为最佳状态，而"肝在志
为怒"，怒之太过或不及则最易伤肝。当前多项研究表明，怒
的太过或不及，或引起机体气机紊乱，肝之疏泄失司，升降不
循常道，进而影响他脏功能，滋生痰瘀浊邪而得病。如《灵
枢》记载"忧恐忿怒伤气，气伤脏"；或"暴怒伤阴"，影响
肝之藏血功能，导致气血逆乱妄行，引起机体大厥、薄厥，如
《素问·生气通天论》记载"大怒则……使人薄厥"；或扰乱肝
魂，致使将军之官不能其位，罢极之本失司，肢体筋脉抽搐。

1. 怒使气机上逆　朱丹溪《格致余论》明确提出"司疏泄
者，肝也"，"疏"有疏通、升发、畅达、宣散之义。在五行学
说中，肝属木，居东，肝气从左升，其治在左。肝的疏泄功能
直接关系人体全身气的升降出入是否畅达。肝疏泄功能正常，

机体条达有致，全身气机协调平衡，经脉通利，反之则会引起机体的病变。脏腑之气升降失调，当降却不降，转而向上，或者气机升发过度统称为气机上逆。临床上以肺、胃、肝出现气机上逆的情况最为多见。人体在大怒的情况下，会引起肝疏泄功能下降，气机升降失衡，出现咳嗽、胸闷、呃逆、口苦、腹胀、头痛、胁痛等症状。《素问·举痛论》云："百病生于气也，怒则气上……"过度愤怒可引起肝气不畅达，疏泄失常，造成气机上逆，引起多种疾病的发生：血随之上奔，闭塞清窍，则突然晕倒，昏迷不醒，四肢厥冷，牙关紧闭，形成气厥；若侵犯肺，肺气的肃降功能失常，则突然出现喘证，表现为呼吸急促、喘憋、胸闷；若侵犯到胃，胃失通降，则出现纳差、腹胀痛；若长期郁怒，肝郁化火，冲逆于上，清窍受扰，则出现头痛、头晕、目眩、心烦易怒等。

2. 怒伤气 七情是由相应的五脏之气化生而来的。正气充足，七情则各得所愿，如果七情反应太过或不及，超越了人体生理和心理的适应和调节能力，就会损耗脏腑的精气，导致身体功能障碍，或人体正气虚弱不足，适应和调节情志刺激的能力下降，导致疾病的发生时，称为"七情内伤"。"喜怒伤气"，"忧恐忿怒伤气，气伤脏，乃病脏"，都说明怒可损耗人体正气，影响脏腑功能，导致疾病的发生。气可养人，也能使机体发病。怒过度引发疾病的核心因素是伤气，怒通过伤气影响机体的脏腑功能。

3. 怒伤阴 肝位于腹部右侧，属于五脏之一，肝内贮藏着有形之血，肝体属阴；肝为刚脏，主疏泄，调畅气的升降出入运动，从左侧生发，所以肝用属阳。肝贮藏血液，血液能滋养濡润肝脏，只有肝内血液充足，才能保证肝的功能正常。血液是人的正常情志活动的物质基础。在怒过度的情况下，阴血的损耗往往会加重，造成肝的阴阳失衡，呈现出阴亏阳亢之象。《内经》中有"暴怒伤阴"之说。历代注家对"暴怒伤阴"的理解概括起来有以下三种观点：柯逢时说"'暴'作'大'解"，《淮南子·原道训》说"大怒破阴，大喜坠阳"；多阴的人易发怒，故怒属阴，所以卒暴而怒则伤阴；从肝藏血的角度理解，血液为阴，暴怒使肝气逆而致血随气乱，故怒伤阴。

综上所述，肝主疏泄，调节全身气的升降出入，肝贮藏血液，血液能滋养满润肝胜，肝本体属阴，肝用则属阳。而怒兼有使气机上逆伤气、伤阴的特点，怒使气机上逆，造成肝疏泄功能失常；怒伤气，肝用受影响；怒伤阴，肝血不足，肝体不得养，加之怒是肝所生，故怒伤肝。

（五）怒伤肝的临床意义

肝主疏泄，其在志为怒，是情志调节的核心。《素问·举痛论》记载"百病生于气也，怒则气上"，故怒的负性情绪表达主要通过气机影响肝主疏泄的功能。若肝主疏泄功能正常，全身气机条达通畅，则与肺升降相因，与心、脾、肾"表里出入"，"中枢运作"，协调有序，继而机体和谐无病；若怒而伤肝，肝失疏泄，轻则或横逆乘脾导致腹胀、腹泻，或上扰脑窍致使头晕、头痛等，重则伤及他脏，变生他病，如糖尿病、肿瘤、痴呆或消化道出血等，危及生命。

怒伤肝，可致多种疾病。怒伤肝对妇女的影响是最大的。女子以肝为本，其一是妇人以血为本，经、带、胎、产、乳等生理活动均以阴血作为物质基础，且肝为藏血、调节血量之脏；其二是妇人以气为用，血的运行需依赖气的推动，即所谓"气行则血行"。再者，肝主疏泄，调畅全身气机。若气机调畅，则气血平和，心情舒畅，情绪既不抑郁亦不亢奋，经、带、胎、产、乳的运行输布则安然无恙。加之怒以肝的气血阴阳为物质基础，且怒具有伤气、伤阴、使气机上逆的特点，使得怒伤肝对妇女疾病影响最大。郁怒伤肝，常可产生月经失调、痛经、闭经等疾病。由于怒伤肝，主要影响气机，使体内气机升降失调，故治疗妇人情志所致的病证都应从疏肝理气入手来治疗。古代著名处方"逍遥散"和"加味逍遥散"，都是通过调理肝气治疗妇女因情志不畅引起的妇科疾病的。

九、肝主候外

（一）来源

"肝主候外"首见于《内经》，《灵枢·师传》有"肝者主为将，使之候外"之语。《类经》亦曰："肝者，将军之官，其气刚强，故能捍御而使之候外。"

（二）肝主卫气

《灵枢·本脏》云："卫气者，所以温分肉，充皮肤，肥腠理，司开阖者也。"雷鸣等分别从卫气的生成、功能、性质等方面来分析肝与卫气的关系，提出"肝主卫气"的观点。另外，肝开窍于目，为阴尽阳生之脏，而卫气白昼的运行从肝之窍"目"开始，夜晚复归于目，可见卫气之出与肝有密切关系。再者，肝为藏血之官，"血者，神气也"，为卫气固表的能量源泉。《血证论》云："人身腠理之气，乃三焦所司……内寄于肝胆……"又云："肝为藏血之脏，又司相火，血足则火温而不烈，游行三焦，达于腠理，莫不得其温养之功。"

（三）肝与风的密切关系

中医学认为，风有外、内之分。外风为天地间阳气流动而成，为外感病证的先导，内风"乃身中阳气之变动"。《素问·至真要大论》有"诸风掉眩，皆属于肝"。肝为风木之脏，类同则召，气同则合，故外内之风皆易与肝相合为病。"肝者，将军之官……捍御而使之候外"，若人体因肝气郁结或血液濡养肌表不足致使卫外不固，腠理不密，易受外风侵袭，外风侵袭人体而易引动内风生成。故周唯认为外风常与内风兼夹，内风常由外风引动，二者常相互影响，相因为患。故古今医家在治疗外风疾病时除疏散外风外，还常配伍应用平息内风药，在治疗中风等内风疾病时加用麻黄、桂枝、桑枝等祛外风之品。

（四）肝主气机气化

肝主疏泄调畅全身气机，调节人体精、气、神、血、水的正常运转。肝气条达，疏泄适宜，则气机通畅，升降适度，出入有节，人体才能正常行使其攘外安内之功能；若肝失条达，疏泄失宜，则气机郁滞或紊乱，升降无度，出入失节，从而使内忧外患侵袭人体。临床多见肝郁内伤基础之外感，每于情绪欠佳则感邪而作，治疗当以疏肝达郁、发散外邪为法。

明确提出"肝主气化"的医家是张锡纯，其由有三：一是通过升发元气，形成大气而作用于全身；二是调畅全身气机，交通心肾，沟通先、后天而实现其功能；三是肝主气化依赖脾胃相助。人体气机及其所维持的气化过程不可间断，存在于生命过程的始终，维持体内新陈代谢的协调，稳定生命过程的有序发展，气机气化过程的停止就意味着生命的终结。

（五）西医学研究

从西医学角度来看，"肝主候外"主要与人体的物质代谢、生物转化及免疫等方面关系密切。肝脏是人体生物转化的主要场所，人体产生的各种活性物质及外来的毒物均在肝脏解毒。另外，肝脏还是胸腺以外 T 细胞分化的重要场所和单核吞噬细胞系统的主要组成部分，能通过吞噬、隔离和消除入侵或内生的各种抗原，在机体免疫功能调节、维持机体免疫稳态机制中发挥重要作用。《自然－免疫学》称，小鼠肝脏内的血小板可与两种 KC 表面蛋白——糖蛋白 Ib（GPIb）和血管性血友病因子（vWF）发生作用而保护身体不受病菌侵袭。

综上，"肝主候外"理论的合理性基本可资验证，但除此之外还与肝主情志、肝主疏泄、肝主调节等有较大关系。

十、肝主情志

情志是中医学的专有名词，情志的概念源自《内经》五脏分属五志的理论。情志由五脏精气化生，以气血阴阳为基础，正常的情志活动须依赖于气机调畅，气血通达。而肝通过调畅气机，从而调节精神情志。

肝主疏泄是中医藏象理论的重要内容之一，它是指肝脏具有维持全身气机疏通畅达的功能。疏，即疏通；泄，即生发，发泄。肝气疏通，气机调畅，则脏腑经络之气通畅无阻，升降出入运动协调平衡。肝主疏泄这一理论通常追溯到《内经》，然《素问·五常政大论》中所说的"发生之纪，是谓启陈，土疏泄，苍气达"属于运气学说，讲的是"土"疏泄而不是肝疏泄，这与肝的功能无关，同时《内经》在论述肝的功能时也未提到"疏泄"这一功能。知识考古学的研究认为，肝主疏泄理论最早见于金元时期著名医家朱震亨的《格致余论·阳有余阴不足论》，书中曰："主闭藏者，肾也；司疏泄者，肝也。二脏皆有相火，而其系上属于心。"此虽非专门论述肝的功能，但是书中肝"司疏泄"这一理论首次将"肝"与"疏泄"联系在了一起，极大地影响了肝主疏泄的发展。在陈梦雷撰写的《古今图书集成医部全录》中，首次独立提出了"肝主疏泄"，兼备描述了肝的条达和疏泄之性。张锡纯又将其应用于对气机的疏泄，使肝主疏泄的理论内涵得到了更多的补充。直到民国时期，汇通学派著名医家张锡纯在《医学衷中参西录》中说到"诊其脉左关微弱，知系怒久伤肝，肝虚不能疏泄也"，才将"主疏泄"与"肝郁"联系起来，首次提出肝主疏泄，调畅情志的思想。时至 20 世纪 80 年代中期，肝主疏泄这一理论在学术界的看法逐渐趋于统一，并将其与肝藏血、调节情志、调节消化等一同作为肝的生理功能列入教材。

《素问·举痛论》说"百病生于气也"。肝的疏泄功能正常，人体就能较好地协调自身的精神、情志活动，表现为精神愉快、心情舒畅、理智灵敏；疏泄不及，则功能低下，临床表现为委顿、抑郁、多愁善虑、沉闷欲哭、嗳气太息、胸胁胀闷等。此种表现主要因肝脏生发不足，不能舒展，气血阴阳失调等导致。《金匮钩玄》中描述为："郁者，结聚而不得发越也。当升者不得升，当降者不得降，当变化者不得变化也。"疏泄太过，则肝脏功能亢进，表现为逆的病理状态，临床上表现为脾气暴烈、性情刚强、烦躁易怒、头晕胀痛、失眠多梦等。此种表现主要因肝阳亢盛、情志刺激等所致。

1. 肝辅心　《灵枢·平人绝谷》言"血脉和利，精神乃居"。心藏神，主血脉，主司人的意识、思维、情感等精神活动，是与情志关系最密切的器官。《灵枢·本神》说"所以任物者谓之心"，情志所伤伤心神。而《明医杂著·医论》中讲："肝气通则心气和，肝气滞则心气乏。"《素问·灵兰秘典论》中说："肝者，将军之官，谋虑出焉。"肝者畅达气机，气行则血行，血液能正常运行，即肝辅心同样起到了调畅情志的作用。若肝失疏泄，一表现为肝气郁结，疏泄失职，情志抑郁，气血不通，发为血瘀、血行不畅等；二表现为肝气亢逆，疏泄太过，怒气盛或血随气逆，发为急躁易怒、咯血甚至昏厥。《素问·玉机真脏论》说"太过则令人善怒，忽忽眩冒而巅疾；

其不及则令人胸痛引背，下则两胁怯满"，即为此形容。

2. 肝与魂 肝魂是五神之一，是非本能性的、后天的、较高级的精神活动，如《灵枢·本神》曰"随神往来者谓之魂"。情志活动是人体精神活动的外在表现，是依赖于五神的基本功能而产生的。五神是情志的基础，情志是五神的外在表现。故《白虎通》中把感情、情志等活动归为魂的功能，张景岳也把"精神共识，渐有所知"等类似思维、决断、情感意志等视作魂之用，所以肝魂与情志有直接的作用关系。但肝魂的存在及其作用的发挥却依赖于肝血，正如《中西汇通医经精义·上卷》中所言："魂者阳之精，气之灵也。人身气为阳，血为阴，阳无阴不附，气无血不留。肝主血而内含阳气，是之为魂。"故唐容川认为当肝血虚时，就容易出现虚烦不眠、骨蒸梦遗等血不敛魂的症状，治疗就用四物汤加味，以敛戢肝魂，滋养阴血。这也是"肝藏血，血舍魂"之内涵所在。

3. 肝与怒 肝者将军之官，喜条达而恶抑郁是其生理特性之一，若遇屈辱则易生怒气，故肝气实则怒。《素问·生气通天论》云："大怒则形气绝，而血菀于上，使人薄厥。"怒伤肝，指大怒导致肝气上逆，血随气而上溢，故伤肝，症见面赤、气逆、头痛、眩晕，甚则吐血或昏厥猝倒等。在病理情况下，怒的产生与肝的功能失调之间互为因果。其病机变化有虚有实，其中以实证居多，因实致虚。一方面肝郁不解，失其条达之性，气机阻滞导致津停、血瘀，日久耗伤肝阴肝血。另一方面暴怒盛怒，肝气上逆，升发失常、升动无制导致血随气逆则见呕血、暴厥等症，如《素问·举痛论》云："怒则气逆，甚则呕血……"肝体阴而用阳，怒伤肝，大怒伤阴，使得阴血亏虚，肝阳上亢，出现气逆或出血等病证；郁怒伤肝，肝气郁结，肝失疏泄，可影响脾、肺的功能，产生一系列病证，临床极为常见。

4. 肝与情志病 气机郁滞或不畅会导致全身气机运行不利，气血失和，脏腑功能不能正常发挥，肝失所养，无法正常地调畅情志，导致肝气郁结不舒，情志抑郁而导致情志病的产生。王履在《医经溯洄集》中记载："凡病之起也，多由乎郁，郁者，滞而不通之意。"中医学历来重视情志对于疾病的影响，如《医碥》记载："百病皆生于郁……郁而不舒则皆肝木之病矣。"朱丹溪在《丹溪心法·六郁》中提出："气血冲和，万病不生，一有怫郁，诸病生焉。故人身诸病，多生于郁。"张仲景认为在治疗情志病时应重在调理气机。我们现在临床上常用的柴胡疏肝散、逍遥散、知柏地黄丸等方剂多是遵循仲景所创的四逆散、小柴胡汤、百合地黄汤等而立。张子和在《儒门事亲》中对于情志病的治疗注重调理脏腑的气血阴阳，因"百病生于气也"，他认为情志病的产生是机体气机失常的结果，而情志病又会加重气机失调，因而影响脏腑的正常功能，产生其他疾病。故有气行则血行，气虚则血虚，气滞则血瘀，气逆则血逆的表现。在治疗时，应以疏肝理气，调畅气机为重点。此外，刘启泉教授在长期的临床诊疗中发现，情志对病情的影响非常明显，情志病多由情志不畅而发，进一步影响心主神明、肝主疏泄、脾主运化之功，最终导致气血失调，百病丛生，在临床治疗时多用甘麦大枣汤以养心调肝。

十一、肝主筋

（一）"肝主筋"的理论渊源

"肝主筋"是中医五脏所主理论的重要方面，最早源于《素问·宣明五气》："五脏所主：心主脉，肺主皮，肝主筋……是谓五主。"《素问·痿论》又指出："肺主身之皮毛，心主身之血脉，肝主身之筋膜……"《素问·平人气象论》曰："脏真散于肝，肝藏筋膜之气也。"《素问·阴阳应象大论》有"东方生风，风生木，木生酸，酸生肝，肝生筋……在体为筋，在脏为肝"之说。由此可见，《内经》是"肝主筋"的理论来源，并明确指出"筋"与"筋膜"由肝所主。它是指肝主全身的筋膜。体表之筋、五脏之经隧都与肝系筋膜有关，肝可调节筋脉伸缩，使气血津液输布运行正常。中医所说的筋包含了西医学所说的肌腱、韧带和筋膜。筋具有连接关节、肌肉，主司关节运动的功能，故《内经》云"宗筋主束骨而利关节也"。

（二）肝与筋的关系

《内经》不仅明确指出了筋、筋膜由肝所主，并对肝与筋、筋膜间的关系进行了详细论述。生理方面，肝的功能正常对筋与筋膜功能的发挥起重要作用。如《素问·经脉别论》曰："食气入胃，散精于肝，淫气于筋。"《素问·五脏生成》曰："人卧血归于肝，肝受血而能视……指受血而能摄。"《素问·生气通天论》曰:"阳气者,精则养神,柔则养筋。"《素问·六节藏象论》曰:"肝者,罢极之本,魂之居也,其华在爪,其充在筋……通于春气。"因此,筋与筋膜正常功能的发挥需要肝精肝血的濡养,以及肝气的条达和肝阳的温煦。病理方面,肝的功能异常会影响其作用的正常发挥,如《素问·上古天真论》云:"丈夫……七八肝气衰,筋不能动……"《素问·痿论》曰:"肝气热,则胆泄口苦筋膜干,筋膜干则筋急而挛,发为筋痿……筋痿者,生于肝,使内也。"由此可见,《内经》奠定了肝与筋、筋膜之间的生理、病理关系。

(三)肝血濡养筋,血不足则枯

筋的功能正常依赖于肝血的濡养,肝血充足,筋得其养,关节运动才能灵活有力。《素问·六节藏象论》言:"肝者,罢极之本,魂之居也,其华在爪,其充在筋,以生血气……"《素问·五脏生成》言:"故人卧血归于肝,肝受血而能视,足受血而能步,掌受血而能握,指受血而能摄。"肝血充足,筋脉濡润,则人体运动自如。《素问·上古天真论》云"丈夫……七八肝气衰,筋不能动",从藏象而言,肝气衰竭,其藏血功能失司,可致筋失濡养而丧失束骨利关节的功能,表现为"筋不能动",出现肢体麻木,运动不利,筋脉拘急,筋失所养而发筋痿。由此可见,肝与筋的功能正常与否密切相关。所以,肝与筋的联系是以"肝藏血""血养筋"为内在基础的。肝血赖肾精化生,《读医随笔·气血精神论》言:"精有四,曰精也,血也,津也,液也。"肝藏血,肾藏精,肝肾同源,精血互化；肝主筋，肾主骨，筋骨劲强是人体生长功能旺盛的表现，精亏则血少，血少则筋病。肝藏血是肝主筋的生理基础，肝主筋是人体生长活动的功能基础。

筋赖气血之充养。分而言之，一方面肝藏血、主疏泄，肝血既能涵养筋脉，又能藏筋膜之气；肝主疏泄可调畅全身气机，使脏腑经络之气运行通畅无阻，促进血液运行输布周身，涵养筋肉及脏腑，可养筋、生筋。另一方面，筋赖阳气柔养，如《灵枢集注》载："太阳之气，生于膀胱水中，而为诸阳主气。阳气者，柔则养筋，故主筋所生之病。"《素问·气穴论》载："肉之大会为谷，肉之小会为溪，肉分之间，溪谷之会，以行荣卫……荣卫不居，卷肉缩筋……"溪谷通行营卫以养筋，又爪为筋之余，四末爪甲为卫阳所温养，故言卫阳养筋。

（四）筋病治疗

临床上，可根据病患肢体运动、关节屈伸状况，推测肝的功能状态。例如当出现手足震颤，肢体麻木、屈伸不利，不能久行者，多属肝血亏虚，筋失所养，治以滋阴养血、柔肝息风之品；若手足抽搐、全身颤动，甚或牙关紧闭、角弓反张者，多为热盛伤筋，筋失所养，治当清热凉血、平肝息风之法。再如临床中也常将"肝主筋"理论用于骨伤科病证的治疗，如颈腰椎病、膝关节炎、臀部筋膜炎等，在治疗中根据"肝主筋"的理论参合治肝之法，可取得较好疗效。

筋赖肝血濡养，而肝血又赖肾精填补，肾精充足则肝血充盛，故治疗上当填精养血方可筋骨劲强。现代医家采用柔肝缓急、补肾养血之法治疗无力、痿软之筋病多获良效。脾胃为后天之本、气血生化之源，是人体一切生理活动的基础。如《素问·痿论》载："故阳明虚则宗筋纵，带脉不引，故足痿不用也。"脾胃虚则"筋纵""筋痿"，不能发挥其"主润宗筋"的作用。《伤寒论》中治疗太阳病亦从顾护脾胃入手，桂枝汤、葛根汤、桂枝人参汤等方均用参、姜、草、枣以护胃。刘枫凤研究指出，清代医家叶天士"治痿独取阳明"的主要用意在"流通胃气"，即并非只取阳明，而是强调脾胃在治疗筋痿中的重要性，治疗上当恢复脾胃的正常功能以发挥其运化水谷之用，针刺之法则是"各补其荥而通其俞，调其虚实，和其逆顺"。

（五）适行养筋

适当的走动或跑动有利气血的流动，畅达气机，活动关节，促进肝血对筋的滋养，有利于肢体筋腱或筋膜的柔韧和强健。但肝血的滋养是有限的，长时间行走，超过一定负荷，或短距离奔走、奔跑用力过猛等，均会使筋肉始终处于一种紧张状态，易使肢体，特别是下肢关节周围的肌腱、筋膜和韧带等软组织因疲劳而受伤或劳损，导致运动障碍，进而影响身体健康。这也是为什么人走路多了会感觉酸痛、疲劳的原因。长此以往，气血耗伤，而同时肝得不到血的充分滋养，必然导致"伤肝"。

十二、肝主目

（一）概念及内涵

"肝主目"一词，来源于《素问·阴阳应象大论》："东方生风，风生木，木生酸，酸生肝，肝生筋，筋生心，肝主目。"肝主目即目的特性是由肝所主，其基本内涵可概括为以下几点。

1. 肝血养目　《灵枢·本神》曰"肝藏血，血舍魂"，《素问·五脏生成》曰"肝受血而能视"，因此目要发挥视物、辨形、察色之功，均需肝血的濡养。张景岳曰"肝得血则神聚于目，故能视"，故肝藏血充盈，肝血养目，目能正常视瞻，辨黑白，审长短，神光畅达。

2. 肝气通目　即肝气上通于目，《灵枢·脉度》曰："肝气通于目，肝和则目能辨五色矣。"肝气调和，脏腑能发挥其正常的生理功能，气血津液生化有源，目精得养，故能辨五色。

3. 肝经循目　即足厥阴肝经上连目系。《黄帝内经太素·脏腑气液》载："肝脉足厥阴上颃颡也，连目系，故得通于目系。"足厥阴肝经之循行，起于足大脚趾，循行下肢、肝脏、目系、颠顶等，肝经与目相互属络。

4. 肝体柔目　《素问·六节藏象论》云，"肝者……其充在筋"。《素问·经脉别论》云："食气入胃，散精于肝，淫气于筋。"肝在体合筋，肝精、肝血充足，筋得其养，目肌运动灵活而有力，即肝体柔目。

中医学认为肝具有"主疏泄、主藏血"的功能，故肝气失和，疏泄失职，气机不调则生肝病，也会影响到目而生目疾。《内经》"肝受血而能视，足受血而能步，掌受血而能握，指受血而能摄"指肝藏血丰富，血靠肝的疏泄功能输布全身，以发挥正常的生理功能。肝血养目，保护视力，肝血充足则双目有神，视力正常；肝血不足，则双目干涩，视物昏花；肝经风热，则双目红赤，痒痛难忍；肝火上炎，则目赤生翳；肝阳上亢，则头晕目眩；肝风内动，则双目上吊，目斜上视。

（二）现代研究

西医学通过研究维生素 A、肝细胞生长因子（HGF）、肝脏的脂代谢及基质金属蛋白酶（MMPs）等来解释"肝开窍于目"。

1. 肝脏与维生素 A 肝脏是人体内含维生素 A 最多的器官，维生素 A 又称抗眼病维生素，在体内的活性形式包括视黄醇、视黄醛和视黄酸，其中视黄醛在视觉感光物质的维持中起着重要的作用。视黄醇结合蛋白主要由肝脏合成，慢性肝病可导致该蛋白合成减少，导致血浆中维生素 A 减少，出现对弱光敏感性下降，甚至导致夜盲。

2. 肝细胞生长因子 HGF 最初是从血浆和血小板中纯化获得的，是一种刺激肝细胞增生的因子。在肝脏，HGF 主要由间质细胞分泌刺激肝细胞生长的。当肝细胞发生病变，如肝细胞纤维化或肝硬化等，都会使间质细胞增生，血清中 HGF 明显升高。

3. 脂代谢 血脂包括胆固醇（TC）、甘油三酯（TG）、磷脂、胆固醇酯以及非酯化脂肪酸等，而肝脏是血脂成分合成和代谢的核心场所。高脂血症患者以血浆中 TG 升高为主时，TG 可在眼睑沉着引起扁平状黄色瘤。其他高脂血症患者眼部可表现为视网膜小动脉粥样硬变、视盘水肿、眼球运动神经麻痹及角膜环等。

4. 基质金属蛋白酶 主要是在肝脏中产生的。MMPs 参与血管的形成，可促进眼新生血管的形成。

肝脏有病会出现不同程度的眼部症状和体征，《圣济总录·补虚明耳目》曰：肾开窍于耳，"肝开窍于目，肾肝二脏，水木之相生者也。若肾经不足，肝元自虚，水木不能相生，其窍俱不利，故耳听不聪，目视不明"。像目赤、痛眦、赤翳、白膜、息肉、昏涩、黑白不明等目疾，或为肝受邪、肝气虚而成，或因肝血衰、肝失荣所致。还有一些因魂不守肝而出现的精神障碍也会反映在眼神的变化上，目疾甚至还成为一些因肝风引发疾患的并发症。临床上无论是外感还是内伤杂病类眼病，无论是感染性还是非感染性眼病，无论是代谢性还是退行性眼病，无论是沙眼、近视、青光眼、白内障、玻璃体混浊还是眼底缺血性、出血性、新生血管性疾病，均应从肝医治。

综上所述，肝之经脉通畅无阻，肝志条达，肝之疏泄、储藏、调节血气、血量的功能正常，肝气通目无碍，肝藏之气血奉心有制，目中肝气调和，目中五脏之精气才能协调不紊，则目视精明，故经云"肝主目"。

（三）日常中的眼睛保护

1. 调畅情志 《内经》讲怒伤肝，喜伤心，忧伤肺，思伤脾，恐伤肾，百病生于气，就是针对情志所伤，影响肝的气机调畅而言。

2. 保证充足的睡眠　充足的睡眠可以使双目得到充分的休息，尤其是夜间的子时和丑时（23：00—3：00），是胆经和肝经当令的时辰。

3. 坚持做眼保健操　通过按摩眼部周围的穴位和皮肤、肌肉，能够疏通经络气血，增强眼部循环，松弛眼内肌肉，改善神经营养，解除眼轮匝肌、睫状肌的痉挛，既可以帮助振奋精神，还可以保护眼睛。

4. 养成健康的习惯　养成健康的生活习惯，连续用眼一般不要超过 60 分钟，合理正确用眼能延缓眼睛的衰老。不要长时间盯着电脑、电视及书本等，尤其是在空调房里，很容易引发干眼症等问题。

5. 物理疗法　可每天早晚洗脸时，分别准备热水（40℃）和冷水各一盆，先用热水浸湿毛巾并快速拧干，敷在眼睛上，待毛巾凉了，再用冷水浸透毛巾并拧干，敷在眼睛上，如此重复 3 次，可调节眼部神经血管紊乱。

6. 食疗保健，药食同源　西医学认为，黄绿色食物中丰富的叶黄素和玉米黄素会在眼睛后部的光敏感组织中积累，帮助眼睛对抗紫外线，也能防止眼睛的功能性退变。

十三、木曰曲直

（一）"木曰曲直"的内涵

《说文解字》解曰："曲，象器曲，受物之形……"观其字形，可知其除与正直之义相反外，还具收纳、收藏之隐义。

《说文解字》又曰："直，正见也……"《左传》云："正直为正，正曲为直。"观其字形，正如茂盛生长之树木，干直向上，枝柔发散。古文中的"曲直"之义，细考有四：其一，弯曲与伸直，如《尚书·周书·洪范》中的"木曰曲直"；其二，是与非，如《荀子·王霸》中的"不恤是非，不治曲直"；其三，能与不能，如《荀子·非相》中的"知行浅薄，曲直有以相县矣"；其四，乐曲的回曲与放直，如《礼记·乐记》中的"使其曲直、繁瘠、廉肉、节奏"，孔颖达疏"曲谓声音回曲，直谓声音放直"。可见，"曲"与"直"在古代是一对性质相反而又联系紧密的概念，两者既对立又统一。

肝为五脏之一，五行属木，主疏泄而藏血。《临证指南医案·肝风》曰"肝为风木之脏，因有相火内寄，体阴用阳，其性刚，主动主升"。肝体阴而用阳概括了肝生理、病理的主要特征。在生理情况下，肝藏血，体得阴柔而用能阳刚；肝疏泄，用能阳刚则体得阴柔。在病理情况下，肝阴、肝血常为不足，肝阳、肝气常为有余，肝体阴柔对维持正常肝用，防止其刚暴太过有重要作用，故用"木曰曲直"概括肝的生理特性和功能非常恰切。

"木曰曲直"是先秦时期古人对五行中之木行以及与木行相类之事物（人体对应为肝）的特性与功能提纲挈领式的高度抽象概括。《尚书·周书·洪范》在论述五行之时首次提及"木曰曲直"。书中云："水曰润下，火曰炎上，木曰曲直，金曰从革，土爰稼穑。"其中所谓"曲直"，曲者屈也，直者伸也。"木曰曲直"是指树木枝条具有生长、柔和、能屈又能伸的特性，用以说明木有条达与柔和的两种属性，条达属阳刚，柔和属阴柔。其后，《素问·五常政大论》在论述五运平气之纪时言："敷和之纪，木德周行，阳舒阴布，五化宣平。其气端，其性随，其用曲直，其化生荣，其类草木，其政发散，其候温和，其令风，其脏肝……"又《灵枢·热病》曰："木者，肝也。"

1.刚柔相济谓曲直　肝为"刚脏"与肝为"柔脏"之争，中医学界历来有之。两说皆失偏颇，不能完整地体现"肝木曲直"之总体特性。例如，以"肝为刚脏"为论者，喜以《内经》中肝为将军之官立论，断章取义、片面强调"肝气急""内寄相火""壮勇""在志为怒""主动主升"等，同时常引叶天士《临证指南医案·肝风》中"肝为刚脏"之说佐证。殊不知，肝之生理历来具有两面性。"将军之官"如仅知气急、刚勇、善怒，不善思谋略、运筹帷幄，如何能外御邪气、内安气血？况且"将军"亦偶有怯懦之时，肝气、肝阳亦可现衰弱之象，并非只可见一派亢盛之状。任应秋先生曾言："将军作战，贵在善谋，不贵在勇，故《内经》曰谋虑出焉，并未说刚强出焉。"秦伯未先生亦指出："在肝虚证上，只重视血虚而不考虑气虚显然是不全面的。"事实上，古代中医对于肝之"柔"属性早有记载。如《素问·五运行大论》中阐述木运时提到"在地为木，在体为筋，在气为柔，在脏为肝"；肝应春而禀初生柔嫩少阳之气，故《中藏经》言"其气嫩而软"；又《医学

衷中参西录》谓肝"恶燥喜润……润则肝体柔和，而肝火肝气
长宁静……"

2. 体阴用阳释曲直　五行之中，肝属木，肝木之母为水为
阴，肝木之子为火为阳，肝木介于水火阴阳之间，故为阴阳一
统之体。对肝"体阴用阳"的具体诠释后世有着诸多观点，或
今人有"体阴用阳非独肝也"之说，而秦伯未先生"肝主藏
血……以血为体，以气为用"的见解无疑是最为贴切而又最少
思辨成分的。秦氏的观点直接影响了当代的中医基础理论教
材，其中大多表述为："肝体阴"主要是指"肝主藏血"的功
能，"肝用阳"主要是指"肝主疏泄"的特性，"体阴"与"用
阳"的有机统一、不可分离、相互作用体现了肝的生理功能及
生理特性。笔者以为，肝体阴（藏血），既是基于中医古代朴
素解剖学对肝体本质"柔软而充满血液"的认识，也是肝主
贮藏血液、调节血量、防止出血功能的具体体现；肝用阳（疏
泄），则是对肝气用刚、内寄相火、主升主动特性，以及调节
全身气机、调畅情志、推动津血运行、协助脾胃运化、调节男
子排精及女子月经等功能的概括。肝之"体阴"与"用阳"看
似对立，实则有机统一、相反相成，是"肝木曲直"之性的
具现。

（二）肝木曲直的临床意义

刚，意为直，对应着肝的用阳，疏泄条达；柔，意为曲，
对应着肝的体阴，藏血调节。各种治肝之法，均应注意刚柔相
济，方可使其恢复平衡状态，正如《素问·至真要大论》所言

"谨察阴阳所在而调之,以平为期"。以"刚柔"之法调整恢复肝的"曲直"属性,使肝脏发挥正常的生理功能,从而达到治疗肝病的目的。临床治肝之法甚多,清代名医王旭高认为"肝病最杂,而治法最广"。

涵木体(养肝体)、达木用(达肝用),此总体治法应贯穿所有肝病治疗的始终。临床上根据病情虚实轻重、季节时令变化及干犯他脏情况,涵木体、达木用之法的具体施用程度及比例不同,亦即治肝之奇法。对于如何涵木体、达木用,《素问·脏气法时论》曰:"肝欲散,急食辛以散之,用辛补之,酸泻之。""肝苦急,急食甘以缓之。"《金匮要略·脏腑经络先后病脉证》曰:"夫肝之病,补用酸,助用焦苦,益用甘味之药调之……此治肝补脾之要妙也。肝虚则用此法……"综而述之,即以辛散升发之药助肝用之不及,酸伐疏泄之药抑肝用之太过,再以酸收甘缓之药配合焦苦之药涵养肝体、理脾益心。

第二章

肝的生理特性

一、肝恶抑郁

"肝恶抑郁"理论源于《黄帝内经》，但其只是对肝的阴阳五行以及功能有所阐述，并没有明确的"喜条达""恶抑郁"等字眼。"肝恶抑郁"是后人对其理论的深刻理解而总结出来的，从先秦开始至后世医家均有论述。梳理历代医家相关"郁"的论述，总结起来，郁乃郁滞不通，滞而不得发越之义。从不同角度，"郁"可分为以下几方面。第一，脏腑之郁。《黄帝内经》提出五郁之说，后世医家总结五脏本气自郁和五郁相因为病。第二，气血之郁。朱丹溪以气血为纲，明确提出了气郁、湿郁、热郁、痰郁、血郁、食郁六郁病证。六郁以气血怫郁为病机关键。六郁相因为病以气郁为先，治疗以顺气为要。第三，情志之郁。情志之郁是气的升降开阖枢机不利，病始在肝，治疗以疏肝为主。

生理上肝的特性本喜条达舒畅，所以恶抑郁。肝气条达有助于他脏功能的发挥，同时也依赖于他脏功能的正常。在病理状态下，肝气抑郁可致其他脏腑功能失常而变生多种病证。明代孙一奎在《赤水玄珠·郁证门》首先提出了"肝郁"一词：
"肝郁者，两胁微膨，嗳气连连有声。"其在《医旨绪余》中将
木郁达之之理详加阐述："《内经》曰：木郁达之。木郁者，肝
郁也。达者，条达、通达之谓也。木性上升，佛逆不遂则郁。
故凡胁痛耳鸣，眩运暴仆，目不识人，皆木郁症也。当条而达
之，以畅其挺然不屈之常。"说明五郁之木郁即是肝郁木之属，
其生长之势无不喜枝条舒展顺畅，若肝失条达则疏泄无权。

1. 冲和失条而易抑郁 《素问·六节藏象论》云："肝
者……其华在爪，其充在筋，以生血气，其味酸，其色苍，此
为阳中之少阳，通于春气。"肝为阳中之少阳，通于春气，其
根本在于疏泄，肝之疏泄又赖于气血冲和。人体的情志活动离
不开肝的疏泄、调控以及分布全身的气机，当肝主疏泄功能正
常时不只是气机调畅，更重要的是经络通畅，肝喜条达的特性
得以满足，则气血在没有亏耗的情况下便可调和。肝脏维持正
常的疏泄功能，不但可以使气机舒畅，气血冲和，经络通利，
人的精神意识活动正常，而且可以控制七情的变化。若疏泄有
常则表现出精神情志愉悦，反之当肝主疏泄受到影响时，首
先是肝气受到郁滞，气机便会被打乱，破坏脏腑之间的平衡。
肝气不得舒违背了其喜条达而恶抑郁的特点，《医碥》中也有
"郁而不舒则皆肝木之病矣"，故冲和失条而易抑郁。

2. 气血瘀滞而抑郁 气血乃维持人体生命活动的物质和动
力，借经络运行周身，以供应机体的需要和维持正常的生理活
动。《素问·五常政大论》云："其气端，其性随，其用曲直，

其化生荣，其类草木，其政发散，其候温和，其令风，其脏肝，肝其畏清。"由此可以看出肝之本性和特点与肝喜条达而恶抑郁的关联，条达通畅是木所具有的本性和特点，而肝五行属木亦符合这一特点。疏泄与升举并重指的是肝得条达之后所产生的生理功能，但若肝失条达而产生抑郁则气机升降失常，疏泄功能失调。而肝之"郁"虽然看似繁多，但其根本无外乎情志以及气血之郁。《丹溪心法·六郁》指出："气血冲和，万病不生，一有怫郁，诸病生焉。"故人身诸病，多生于郁。人体睡眠的产生依赖于天人相应的结合，而肝五行属木，喜条达而恶抑郁，七情致病首先伤肝，王孟英曾言"七情之病，必从肝起"，因此情志失调必然会影响人体作为一个整体与自然界这个整体的融合而产生七情妄动，七情妄动则睡卧不安而发为失眠。

3. 女子以阴血为本，易致郁　郁证是指由于情志不舒，气机郁滞所致，以心情抑郁、情绪不宁、胸部满闷、胁肋胀痛或易怒易哭，或咽中如有异物阻塞等为主要表现的病证。徐春甫在吸收前辈医家有关"郁"的认识上，提出"郁乃七情之病"，指出情志不舒为郁证主要病机。女子以肝为先天，以阴血为本，《灵枢·本神》中提到"肝藏血，血舍魂"及"随神往来者谓之魂"，说明肝中之血乃魂所居养之地。而在五志当中，与情志最为密切的便是神与魂，神为心所藏，魂为肝所舍，魂是神的基础，神是魂的指引，只有当魂随神昼动而夜安，方能神魂安宁、气血冲和。《内经》中将人的不同情志状态分为喜、怒、忧、思、悲、恐、惊，情志可分为七情，而七情在人的正常情绪范围内属于自然存在的感情。人的情志由心来主导，同时也需要肝来调节，肝气舒畅，气血周身运行正常，神魂安宁，情志便可乐观；反之，肝失疏泄，气机逆乱，则产生不愉快的情志，如忧心忡忡、忧心如焚、愁眉苦脸等。又因女子更依赖阴血调养，故更易抑郁。

综上，由各种致病因素作用于人体导致的肝脏病变，常常引起肝脏疏泄功能的失常，从而出现各种病证。肝脏疏泄功能失常可分为疏泄太过和疏泄不及两种。疏泄太过，是由于各种因素作用于机体，导致肝脏疏泄功能亢进，从而引起精、血、津液外泄的病理改变。肝主疏泄功能应随机体所处的不同环境、不同状态而维持其适度。如大怒之下，肝气上逆或肝火暴盛，或兼夹风邪，或阴虚阳亢，皆是肝脏气机过于升发而呈疏泄太过的状态。疏泄不及，是由于各种致病因素作用于机体导致肝气郁结，气机升发受阻的病理改变。其形成多由情志不遂、抑郁或忧思多虑等导致肝失条达，肝气郁结，疏泄无权，气机不畅。如肝不疏土，气机郁滞，肝气横逆犯脾则可导致肝脾不和，脾失健运。如肝气郁结，横逆犯胃，导致肝胃不和，胃失和降。如肝气郁滞，疏泄不及亦可影响冲、任，症见月经不调、经行腹痛、乳房胀痛、经量减少等。此外，肝气郁结有寒热之分。肝郁偏寒者，寒邪凝滞，经脉收引，气机郁结。肝郁偏热者，多由感受外邪，郁久化热或肝气郁结日久化火而形成。另有肝气郁结，日久及血导致气滞血瘀时，可表现为肝气郁结与血行瘀滞同见。

"肝恶抑郁"理论的重要治疗大法是疏肝解郁法，而且应用广泛，涉及内、外、妇、儿、五官诸科，西医学的消化、呼吸、心血管、神经、内分泌、营养代谢、生殖等系统的疾病治疗辅以疏肝解郁法均可取得很好的疗效。因郁致病者极为常见，如《丹溪心法》认为："气血冲和，万病不生，一有怫郁，诸病生焉。故人身诸病，多生于郁。"《张氏医通》认为："盖东方生木，木者生生之气，即火气附于木中，木郁则土郁，土郁则金亦郁，金郁则水亦郁，五行相因，自然之理，惟其相因也。"《景岳全书·杂证谟·郁证》谓："凡五气之郁，则诸病皆有，此因病而郁也。至若情志之郁，则总由乎心，此因郁而病也。"近年来，随着现代社会生存压力的加大，人们工作和生活节奏的加快，与"郁"相关的疾病越来越多。临床上许多疾病都兼有情志和气机失常，而二者又可以相互影响而形成恶性循环，治疗上必须首先疏达气机以解郁。不管哪种情志失常，最终均可导致气机紊乱，首当其冲的是肝之气机运行失常，所以疏达肝气是首要的。在各科疾病中，无论情志失常为因还是为果，疏肝解郁都是第一大法。

二、肝内寓寄相火

现在一般认为相火学说发源于《内经》。"相火"一词，首见于《素问·天元纪大论》"君火以明，相火以位"，但此后并无详细阐述。相火学说形成于宋、金，盛行于明、清。王冰注："守位禀命，故曰相火以位。"位，位置也，即安于本位充分发挥其本身应尽的职能。其注"主不明则十二官危"段云"夫主不明则……人民失所，而皆受枉曲矣"，由国事论及人身，揭示了君火以明、相火以位的重要性。各家学说也是处于争鸣之态，或言肾火，或言同寄肝肾，或言命门，或言藏肝，各有立论。

朱丹溪《格致余论》云："肝肾之阴，悉具相火。"龚廷贤《万病回春》云："相火者，辅助之火也，生于虚无，寄于肝肾之间，听命而行。凡动皆是相火。"冯楚瞻《冯氏锦囊秘录》与顾靖远《顾松园医镜》皆云："相火有二，乃肾与肝。"林珮琴《类证治裁》云："心为君火，肝肾为相火，君火一动，相火随之，而梦泄焉。"李用粹《证治汇补》云："在肾肝者，感心而动，代君行令，谓之相火。"上述医家认为肝肾内寄相火，听命于心之君火，凡动皆是相火，易煎熬真阴，影响肝主疏泄、肾主闭藏的功能，其病多见阳强阳痿、遗精早泄、虚烦不寐。

（1）相火为肝火：朱丹溪、林珮琴、李用粹及陈士铎等医家认为相火寄于肝肾，但强调相火主要为肝火。《局方发挥》云"上升之气，自肝而出，中挟相火，自下而出"。《类证治裁》云："且相火附木，木郁则化火，为吞酸胁痛，为狂，为痿，为厥，为痞，为呃噎，为失血，皆肝火冲激也。"《证治汇补》云："心为君，肝为相，君火一动，相火从之。"肝之相火亦听命于心之君火，情志不遂则感念于心，肝失疏泄，气郁化火，冲突激越肆虐，为害百端。

（2）相火为少阳（三焦、胆）及心包之火：莫枚士认为除心为君火外，余脏皆有相火。《研经言》："且五脏既皆有火，除心为君外，于分皆为相，何得专以相之称属肾乎？"多数医家认为除肝肾外，相火常寄于肝、胆、心包络、三焦之间。如《医学入门》："肾为相火，游行于身，常寄肝、胆、胞络、三焦之间。"《医碥》："相火静而藏则属肾，动而发则属肝胆，此火漫于三焦，而心包络为三焦之脏，若肝之配胆，故又曰：肝、胆、三焦、心包络，相火也。"施发《察病指南》云："少阳既主其相火，则胆与三焦为相火明矣。"皇甫中《明医指掌》强调手少阳三焦相火为祸多端："诸热瞀瘛，暴喑冒昧，躁扰狂越，骂詈惊骇，胕肿酸疼，气逆冲上，禁栗如丧神守，嚏呕，疮疡喉痹，耳鸣及聋，呕涌溢，食不下，目昧不明，暴注木瘛，暴病暴死……"黄元御力主少阳三焦与胆相火为病变化多端。《四圣心源》云："手少阳三焦以相火主令，足少阳胆从相火化气。"《素问悬解》云："三焦为相火，胆与三焦同经，化气相火。""胆为相火，心为君火，君相同气。心无所依，神无所归，虑无所定，故气乱矣。"徐大椿谓肾火为相火欠安，当为君火之旁心包之火，其病怔忡、面赤、烦躁、眩晕如。《医学源流论》云："若夫相火之说，则心胞之火能令人怔忡、面赤、烦躁、眩晕，此则在君火之旁，名为相火，似为确切。"

（3）相火为生理之火：赵献可认为相火为寄于肝肾水中龙雷之火，人非此火不能有生，不可以黄柏水灭湿伏，相反应滋填肾阴或温补肾阳。

综上所述，肝内必寓寄相火。基于此理论，临床以下疾病可从肝论治。

1. 阳强 《冯氏锦囊秘录》："阳强者，非真阳之强，乃肝之相火强耳。夫五脏俱有火，惟相火之寄于肝者，善则发生，恶则为害，独甚于他火。其阴器既宗筋之所聚，凡人入房，强于作用者，皆相火充其力也。"

2. 肝胆少阳枢机不利病证 肝附相火，情志不遂，肝失疏泄，易气郁化火化风，百病丛生，如嗳气、痞胀、呕吐、胁痛、胸满不食、飧泄、吞酸、胁痛、狂妄、痿厥、呃噎、失血、眩晕、舌麻、耳鸣、痉痹、类中等肝火、肝风、肝阴不足类病证。《类证治裁》云："务遂其条畅之性，则郁者舒矣。"对于此类肝郁化火化风类病证，当从肝论治，包括疏肝理气解郁、清泻肝火、平肝潜阳息风、补益肝阴肝血，务使肝复条达之性。黄元御、彭子益认为胆与三焦同属少阳相火，主气机升降，气机升降失常则亦百病丛生；"但见一症便是"，此乃小柴胡汤和解少阳证治本位意义所在。小柴胡汤在《伤寒杂病论》中主治甚众，皆为郁证"或然症"，若合后世以小柴胡汤证治，则推之成百、举之上千。

3. 脾胃病证 《类证治裁》所举嗳气、吞酸、痞满、呕吐、飧泄、呃噎等脾胃病类表现，均为肝之相火乘侮脾胃之土而成，治疗需要从肝论治或肝脾（胃）兼调。李东垣指出相火为下焦包络之火，代心火主令；喜怒忧恐耗元气而助心火，母病及子，伤及脾胃之土而致不思食等症，实际即包含了"郁证性脾胃病"在内。元代程杏轩《医述》指出："此因喜怒忧恐，损耗元气，资助心火，心不主令，相火代之……余于脾胃，分别阴阳水火而调之。如不思食，此属阳明胃土受病，须补少阴心火，归脾汤补心火以生胃土也；能食不化，此属太阴脾土受病，须补少阳相火，八味丸补相火以生脾土也。"补火生土或温肾暖土，皆从君相之火角度治疗脾胃病。郑寿全《医理真传》揭示了其中的机制："如中宫不得二火之往来薰蒸，即不能腐熟谷水，则完谷不化，痰湿痞满诸症作矣。"肾、肝、胆、三焦、心包络等均有相火，是以相火为病举不胜举，以上只是择其病脉症治相对具备者而述之。大致而言，相火听命于君火，其病多与情志病因动心（心之君火）、心肾不交、肝气郁结、肝胆火盛等病机证候有关。

4. 肝胆相火，因郁失疏　相火为肝胆、三焦之火，多由七情不遂，肝气郁结，气郁化火所致，是典型的郁证病机。《冯氏锦囊秘录》指出："怒伤肝而相火动，则疏泄者用事，而闭藏者不得其职……"《女科经纶》亦有相同论述。肝之相火还可引起痛证。明代孙文胤《丹台玉案》云："肝为相火，肝火一动，诸经之火从之而痛斯作矣。"薛铠《保婴撮要》云："若因暴怒而击动其肝火者，宜用泻青丸。"清泻肝火即是清泻相火。

肝主疏泄，与胆表里，情志不遂易引起肝胆相火。黄宫绣《本草求真》记载："相火寄在肝胆，有泻无补，故龙胆之益肝胆之气，正以其能泻肝胆之邪热也。"清泻肝胆相火可用龙胆泻肝汤、泻青丸之属。由于肝火大多起于肝气郁结日久不解，故疏肝解郁可防治肝之相火，《证治汇补》"加减逍遥散，治头眩，属气血不足，肝肾相火兼郁者"即是此理。

黄元御《素问悬解》指出："胆为相火，心为君火，君相同气。心无所依，神无所归，虑无所定，故气乱矣。"肝胆失和，枢机不利即是郁证病机；疏肝利胆，和解少阳枢机即属从郁论治，其代表方为小柴胡汤。陈修园《医学实在易》云："手少阳三焦、足少阳胆，为初气从中见之相火治之，大小柴胡汤、诸泻心汤，按症用之如神。"现代彭子益《圆运动的古中医学》认为："小柴胡汤证治本位的意义……胆经与三焦经同属少阳相火。胆经相火，既上逆不降，三焦经相火，必下陷不升。上逆下陷经气结滞，故病有以上诸证。"以上医家认为小柴胡汤类方是治疗肝胆及三焦经相火的主要代表方，确是独到见解。事实上，小柴胡汤和解少阳枢机，可以治疗种种郁证类临床表现，无论其表现是什么，只要属于郁证病机，故可"但见一证便是，不必悉具"。此外，清胆化痰方温胆汤及黄连温胆汤也是治疗胆经相火证的常用方。

三、肝体阴而用阳

肝作为五脏之一，其功能既贮藏有形之血，又疏泄无形之气，维系着生命所赖以维持的基础——气血运动。肝体阴用阳是根基于中国哲学，以阴阳学说为理论基础，以整体观念为主导，在藏象学说指导下归纳出来的生理病理特点，是对肝的生理和病理的高度概括和总结。"体用"本是中国古代哲学范畴，人们通常把本体和现象的关系称作体用关系，用它来直接回答世界的最高本体、本原和纷繁复杂的事物和现象的关系问题。体的本义是指主体、本体或实体，用是指作用、功用或用处。它被引入中医学领域，始于《内经》及《难经》等古籍，至明清时期才开始以"体用""阴阳"说明人体脏腑的生理特点。"肝体阴而用阳"首见于《临证指南医案·肝风》华岫云的按语："故肝为风木之脏，因有相火内寄，体阴用阳，其性刚，主动主升，全赖肾水以涵之，血液以濡之，肺金清肃下降之令以平之，中宫敦阜之土气以培之，则刚劲之质得为柔和之体，遂其条达畅茂之性，何病之有？"

（一）肝体阴而用阳的含义

"肝体阴而用阳"中的"体"，即实体，是指肝的本体；"用"，即功能，是指肝脏的功能活动。脏为阴，腑为阳，肝为五脏之一，且位居下焦，故其体属阴，又因肝属藏血之脏，血属阴，肝为刚脏，非柔润不和，必赖阴血之滋养方能发挥其正常的生理作用，故肝体为阴。肝主疏泄，性喜条达，内寄相火，主升主动，故肝用为阳。肝易于阳亢，易于动风。肝病常表现为肝阳上亢和肝风内动，引起眩晕、肢麻、抽搐、震颤、角弓反张等症状。气为阳，血为阴，阳主动，阴主静，因而称肝脏"体阴而用阳"。

基于肝脏体阴而用阳的特点，临床上治疗肝病，《类证治裁》认为"用药不宜刚而宜柔，不宜伐而宜和"。治疗时往往用滋养阴血以益肝或用凉肝、泻肝等法抑制肝气肝阳的升动过度。

1. 体阴的含义　肝体属阴，是由于藏血功能决定的。肝藏血始见于《内经》。《灵枢·调经论》曰"肝藏血"。《素问·六节藏象论》指出"肝者，罢极之本……以生血气"，唐代王冰在注释"人卧血归于肝"时指出："肝藏血，心行之，人动则血运于诸经，人静则血归于肝脏。何也？肝主血海故也。"肝具有贮藏血液、调节血量和防止出血等功能。

（1）贮藏血液：肝贮藏一定的血液，以供人体活动所需，发挥其濡养脏腑组织、维持相应功能的作用。如《素问·五脏生成》云："人卧血归于肝，肝受血而能视，足受血而能步，掌受血而能握，指受血而能摄。"

（2）调节血量：肝贮藏的血液，可根据生理需要调节人体各部分血量的分配。调节血量是通过肝的藏血和疏泄功能合作而实现的。当机体活动剧烈或情绪激动时，肝脏就通过肝气的疏泄作用将所贮藏的血液向外周输布，以供机体的需要。当人体处于安静或情绪稳定时，机体外周对血液的需求量相对减少，部分血液便又归藏于肝。

（3）收摄血液，防止出血：肝藏血能使血液收摄于经脉之中，不致溢出脉外而出血。《傅青主女科》曰："夫肝本藏血，肝怒而不藏，不藏则血难固。"肝主凝血以防止出血。明代章潢《图书编》说："肝者，凝血之本。"

（4）濡养肝及筋目：肝贮藏充足的血液，可养肝脏及其形体官窍，使其发挥正常的生理功能。如果肝脏有病，贮藏血液减少，可出现肝血虚亏，濡养功能减退的病变。如肝血不足，不能濡养目，则两目干涩昏花，或为夜盲；若不能濡养筋，则筋脉拘急，肢体麻木，屈伸不利。

（5）为经血之源：肝贮藏充足的血液，为女子月经来潮的重要保证。肝藏血而称为血海，冲脉起于胞中而通于肝，与女子月经来潮密切相关，也称为"血海"。女子以血为本，肝藏血充足，冲脉血液充盛，月经才能按时来潮。肝血不足时，可见月经量少，甚则闭经。

2. 用阳的含义　肝用为阳，是由于主疏泄功能决定的。肝主疏泄始见于元代医家朱震亨的《格致余论·阳有余阴不足论》："主闭藏者，肾也；司疏泄者，肝也。"肝气具有疏通、畅达全身气机，进而促进精血津液的运行输布、脾胃之气的升降、胆汁的分泌排泄以及情志的舒畅等作用。

（1）促进血液与津液的运行输布：血液的运行和津液的输布代谢有赖于气机的调畅。若气机郁结，则血运不畅，血液瘀滞停积而为瘀血，或为癥积，或为肿块，在女子可出现经行不畅、经迟、痛经、经闭等。若肝气上逆，迫血上涌，又可使血不循经，出现呕血、咯血等出血，或女子月经过多、崩漏不止等症。气能行津，气行则津布，故说肝的疏泄作用能促进津液的输布代谢，使之无聚湿成水生痰化饮之患。若气机郁结，会导致津液的输布代谢障碍，形成水湿痰饮等病理产物，出现水肿、痰核等病证。因此，疏肝理气是治疗瘀血内阻和痰饮水湿内停的常法，而相对于健脾升陷是治疗下出血的常用方法，平肝降气是治疗上出血的首要方法。

（2）促进脾胃的运化和胆汁分泌排泄：脾气以升为健，胃气以降为和。脾胃的运化功能体现在脾胃之气的升降相因，平衡协调，这与肝气的疏泄功能有密切的关系。《素问·宝命全形论》说"土得木而达"，因为肝气疏泄，调畅气机有助于脾胃之气的升降，从而促进脾胃的运化功能。另一方面，食物的消化吸收还要借助于胆汁的分泌和排泄，因为胆汁是参与饮食物消化和吸收的"精汁"。胆汁乃肝之余气所化，其分泌和排泄受肝气疏泄功能的影响。肝气的疏泄功能正常发挥，全身气机调畅，胆汁才能够正常地分泌与排泄。如果胆汁不能正常地分泌与排泄，可导致胆汁郁滞，影响饮食物的消化吸收，临床可出现食欲减退、口苦、黄疸、厌食油腻、腹胀、腹痛等症。正因为肝的疏泄作用与脾胃的运化功能及胆汁的分泌排泄有着密切的关系，所以肝病常影响脾胃及胆的功能，出现肝木乘土及胆汁郁滞不畅的病变。若肝病以影响脾土为主的，多称为"肝脾不调"或"肝脾不和"，导致脾失健运，谷食不化，可出现胸胁胀满、腹胀腹痛等症；若引起脾气不升，"清气在下，则生飧泄"，可出现肠鸣、腹泻等症。治宜疏肝健脾，肝脾同调之法。若肝病以影响胃土为主的，多称为"肝气犯胃"或"肝胃不和"，导致胃失受纳和降，可出现胸胁脘腹胀满或疼痛、纳呆等症；导致胃气不降，"浊气在上，则生䐜胀"，可出现嗳气、恶心、呕吐、泛酸等症。正如唐容川在《血证论》中所言："木之性主于疏泄，食气入胃，全赖肝木之气以疏泄之，而水谷乃化。"治宜疏肝和胃之法。若肝病影响胆腑，胆汁排泄失常而出现郁滞，则见腹痛腹胀、饮食不化等症，重者可见高热、潮热、腹部绞痛；胆汁郁滞日久，则易生结石。临床常用疏肝理气的柴胡、佛手、香橼等中药，皆能顺应肝之条达之性，畅达中焦脾胃的气机，以助肝脾生血。

（3）调畅情志：肝气的疏泄功能可调畅气机，因而能使人心情舒畅，既无亢奋，也无抑郁。情志活动分属五脏，但由心所主。心之所以有主神志的功能，是与心主血脉密切相关的。而血的正常运行又要依赖于气机的调畅，因肝主疏泄，调畅气机，所以肝具有调畅情志的功能。《素问·举痛论》云"百病生于气也"，肝气的疏泄功能正常，则气机调畅，气血和调，心情舒畅，情志活动正常；若肝气的疏泄功能不及，肝气郁结，可见心情抑郁不乐，悲忧善虑。如《妇科玉尺》云："稍有不遂，即为忧思；忧思之至，激为怨怒。"《临证指南医案》云："女子以肝为先天，阴性凝结，易于怫郁，郁则气滞血亦滞。"若肝气郁而化火，或大怒伤肝，肝气上逆，常见烦躁易怒，亢奋激动。反之，情志活动异常，又多导致气机失调的病变，如《素问·举痛论》云："怒则气上，喜则气缓，悲则气消，恐则气下……惊则气乱……"由于情志异常与肝气的疏泄功能失常有密切关系，故治疗情志病时应着重调理肝气，如赵献可《医贯·郁病论》说："予以一方治其木郁，而诸郁皆因而愈。一方者何？逍遥散是也。"肝气的疏泄功能失常可引起情志活动的异常，而强烈或持久的情志刺激亦可影响肝的疏泄功能，导致肝气郁结或肝气上逆的病理变化。

（4）促进男子排精与女子排卵行经：女子的排卵与月经来潮，以及男子的排精等，均与肝气的疏泄功能有密切的关系。《格致余论·阳有余阴不足论》说："主闭藏者，肾也；司疏泄者，肝也。"指出男子精液的贮藏与施泄是肝肾二脏之气的闭藏与疏泄作用相互协调的结果。肝气的疏泄功能发挥正常，则精液排泄通畅有度；肝失疏泄，则排精不畅。女子的按时排卵也是肝气疏泄和肾气闭藏功能相互协调的体现。气机调畅又是女子行经能否通畅有度的重要条件，因而亦受肝气的疏泄功能的影响。肝气的疏泄功能正常发挥，则月经周期正常，经行通畅；若肝失疏泄，气机失调，则见月经周期紊乱，经行不畅，甚或痛经。治疗此类病证，常以疏肝为第一要法。由于肝气的疏泄功能对女子的生殖功能尤为重要，故有"女子以肝为先天"之说。肝为血海，任主胞胎。

（二）肝体阴而用阳的临床意义

肝藏血与疏泄功能相辅相成。肝藏血，体得阴柔而用能阳刚；肝疏泄，用能阳刚则体得阴柔。肝阴肝阳对立统一，消长平衡则肝不偏不倚，不亢不卑，肝才能发挥正常的生理功能。

1.肝藏血功能失常　肝脏之所以能保持肝气、肝阳不致亢旺，全赖阴血的涵养柔润。若阴血亏虚，不能濡润肝木，则易热生阳升风动，出现种种病变。林珮琴《类证治裁》言："大抵肝为刚脏，职司疏泄，用药不宜刚而宜柔，不宜伐而宜和，正仿《内经》治肝之旨也。"因此我们在治疗肝病时不可一味地伐肝，要考虑肝"体阴而用阳""质柔而性刚"的特性，给予补血养阴柔肝之法。

（1）养阴柔肝：若肝阴亏虚失其柔润导致肝络不疏，则会出现肝区急迫不舒、胁肋隐痛、目涩畏光、视物昏花、咽干口燥、头昏、面潮红、舌红少津、脉弦细；若导致肝体急迫，克犯脾胃，则出现胃痛、食少、腹痛、脉弦、舌干红等。治疗时当用养阴柔肝之法，即以滋养阴液为主，使肝阴足而化刚燥为柔润。若此时误用辛燥疏肝之法，病非但不愈，反而会耗动肝阴致使病证加剧。因"乙癸同源""水不涵木"，故治疗时应同时滋补肝肾。柔肝常以甘味药和酸味药相配伍，以达酸甘化阴的目的。如《伤寒论》芍药甘草汤，芍药味酸性寒能养血敛阴、柔肝止痛，甘草味甘性温能健脾益气、缓急止痛，二药酸甘化阴能调和肝脾，有柔肝止痛之用。因郁热伤阴，阴虚可生内热，故养阴柔肝常和清肝法配合应用。

（2）补血养肝：若肝血不足，不能滋养于目，则两目昏花、干涩、夜盲等；不能濡养筋脉，则筋脉拘急、屈伸不利、肢体麻木；不能充盈冲、任，则月经量少，甚则经闭。治疗当以补血养肝，常用方有四物汤、养肝汤、人参养荣汤等。因肝阴肝血同源，临床血虚常伴阴虚，因此补血药需配合养阴药，如生地黄、白芍等；又因血赖于脾气的健运生化，脾气虚衰则化源不足，肝血亦亏，因此肝血虚时还应补脾益气，如归脾汤。

2. 肝疏泄功能失常 一为肝气的疏泄功能不及，常因抑郁伤肝，肝气不舒，疏泄失职，气机不得畅达，形成气机郁结的病理变化，称为"肝气郁结"，临床表现多见闷闷不乐，悲忧欲哭，胸胁、两乳或少腹等部位胀痛不舒等。二是肝气的疏泄功能太过，常因暴怒伤肝，或气郁日久化火，导致肝气亢逆，升发太过，称为"肝气上逆"，如《格致余论·疝气论》中讲"大怒则火起于肝"，多表现为急躁易怒，失眠头痛，面红目赤，胸胁乳房常走窜胀痛，或使血随气逆而吐血、咯血，甚则猝然昏厥。如《素问·调经论》说："血之与气并走于上，则为大厥，厥则暴死，气复反则生，不反则死。"《素问·阴阳应象大论》云"怒伤肝，悲胜怒"。《素问·脉解》云："所谓少气善怒者，阳气不治，阳气不治则阳气不得出，肝气当治而未得，故善怒，善怒者名曰煎厥。"

（1）疏泄不及：肝气郁结可由肝气虚衰疏泄不及，亦可由痰湿、瘀血阻滞，影响其疏泄所致。肝气虚衰疏泄不及临床可见疲劳、情绪低落、悲观、恐惧等症，肝气疏泄被阻则见郁闷不舒、胸胁胀满、嗳气、善太息等症，而夹痰湿则兼有身重、便溏、舌胖大等症，夹瘀血则兼有舌有瘀斑瘀点、经色暗黑有血块等症。治疗方面，肝气虚衰、疏泄不及以张锡纯的升陷汤为主方，肝气疏泄被阻则以柴胡疏肝散或逍遥散为主方，夹痰湿者加二陈汤，夹瘀血者选用血府逐瘀汤。因柴胡具有升发的特性，故肝气疏泄太过应不用或少用柴胡，肝气疏泄不及则首选柴胡。另肝气郁亦可化火上逆，丹栀逍遥散主之。

（2）疏泄太过：肝气上逆主要表现为急躁易怒。气有余便是火，如果气火上逆则演化为肝火上炎，在肝气上逆症状的基础上出现口苦、目赤、耳聋、颊肿等症。肝气上逆多因肾水亏虚水不涵木，不能涵养肝气导致阳亢于上所致。肾水亏极则肝阳上亢，出现头胀、头痛、腰膝酸软等症；阳亢无治则肝阳化风，在肝阳上亢的基础上出现眩晕、震颤等症。治疗方面，肝气上逆宜平肝降逆，药用生白芍、川楝子等；肝火上炎宜清肝火，龙胆泻肝汤主之；肝阳上亢与肝阳化风宜平肝潜阳、滋水涵木，镇肝熄风汤主之。

基于肝体阴而用阳的特性，现代医家在治疗围绝经期综合征、月经病、慢性乙型肝炎、原发性胆汁性肝硬化、原发性肝癌、甲状腺功能亢进症、失眠、前部缺血性视神经病变、老年性耳聋等疾病时，往往从肝论治，且临床都有很好的疗效。

四、肝为罢极之本

肝为罢极之本，出自《素问·六节藏象论》曰："肝者，罢极之本，魂之居也，其华在爪，其充在筋，以生气血，其味酸，其色苍，此为阳中之少阳，通于春气。"

肝为"罢极之本"与心为生之本、肺为气之本、肾为封藏之本、脾胃为仓廪之本一样，是对五脏在整体作用中的功能概括。张登本在《内经词典》中注："罢，通疲；软弱，松弛。极，通急；刚强，紧张。罢极，软弱刚强，松弛紧张。"《素问·生气通天论》认为：大筋与小筋，软短则为拘，弛长则为痿。因此，"罢极"当是弛张与拘急，代表为运动状态之两端。罢极之本是相反相成作用的体现，肝为罢极之本是通过肝藏血、主疏泄，以此调节全身气机与血液供养，维持其中和协调的根本。如《素问·五脏生成》曰："故人卧血归于肝，肝受血而能视……指受血而能摄。"王冰注曰："肝藏血，心行之，人动则血运于诸经，人静则血归于肝脏。"即体现了肝脏调节全身气血的作用。肝为罢极之本亦能够调畅精神情志、气机升降、脏腑功能，以及男子精液、妇女月事等活动，使之维持中和无偏的状态。

"罢"是肝阴、肝血的体现，肝"生血气""血主濡之"，肝之阴血充沛，筋得滋养而关节伸展协调自如，机体呈现出柔软灵活的状态。若肝之阴血亏虚，或高热伤阴，筋失濡养，则筋脉拘急，肌肉痉挛，抽搐不止，表现出"极"过度而亢奋的病理特征，临床上就会出现肢体震颤、手足拘急、肌肉瞤动，甚至肢体抽搐、角弓反张、颈项强直等症。"极"为肝气、肝阳的功能，如《素问·经脉别论》云"食气入胃，散精于肝，淫气于筋"，如《素问·平人气象论》云"脏真散于肝，肝藏筋膜之气"，"阳气者，精则养神，柔则养筋"。肝气充足、肝阳旺盛，筋得温养则关节收缩坚劲有力，即"极"的生理状态。若肝之阳气不足，筋失温养，则筋脉弛张，肌肉松弛，收缩无力，表现为"罢"过度而疲软的病理状态，即过"罢"的病理表现，临床上就会出现精力不济、肢软乏力、不任劳作、易于疲乏，甚至肢体痿软瘫痪等症。

　　治疗上多从肝入手，如清代医家魏玉璜提出治病不离肝木；清代王旭高则认为肝病最杂，而治法最广；当代名医岳美中教授认为，临床所见杂病病机中，因肝致病者十居六七；全国著名中医专家张珍玉则提出"五脏六腑肝最为要，内伤杂病，肝病首当其冲"的论断。因肝主疏泄，所以肝是向外发散作用机制的根本，《素问·脏气法时论》"肝苦急"，又"肝欲散，急食辛以散之，用辛泻之，酸补之"，表明肝的特性是恶收而欲散，肯定了"散"是肝的功能的一个基本特性，故治疗肝病多以辛味升发、疏散的药物以助肝的疏泄之功。但为防止疏泄太过，常反佐酸收之品以制约辛散并收敛肝气。《灵枢·五味》言肝病病后五味将养"宜食麻、犬肉、李、韭"等味酸之品，而"肝病禁辛"则是病后肝虚，以防辛散之品对肝气的疏泄过度之虞。

　　综上所述，肝为罢极之本，是指肝是人体调节脏腑气血运行弛张有度、维持人体正常生命活动的根本。

五、肝为刚脏

　　"肝为刚脏"是叶天士在临床实践中从肝的生理、病理特点出发，创造性地提出的新理论。这一概念在叶氏医案中多次提到，却没有做出明确的解释，故后人对此看法，仁者见仁，智者见智。徐大椿对此说法持反对态度，在给叶案作注时曾提出："《难经》云：'肝者，乙，角也，庚之柔。'明指肺金为刚而木为柔，今云肝为刚脏，未知何出？"王孟英在《潜斋简效方》中则反驳徐氏而提倡叶天士之说:"徐灵胎所批叶案,颇有可议处,如云'肝为刚脏,未知何出?'谓肺禀坚金之性而体反虚浮,肝禀柔木之性而反沉实,故肺养其娇,易遭侵克,肝凭其悍,每肆欺凌,是以肺称娇脏,肝为刚脏。"《素问·灵兰秘典论》提出"肝者,将军之官",王冰对其注释曰:"勇而能断,故曰将军。"李中梓在《内经知要·藏象》中也提出:"壮勇而急,故为将军之官。"上述皆意在指肝具有刚毅果敢、勇猛顽强之性,形容肝性之刚强。

肝为风木之脏,其性刚暴,主动主升,因有相火内寄,体阴用阳,临床以阳证多见,故叶天士提出肝为刚脏之说。其明确指出了肝的病机变化特点,多见于肝用太过、肝体不及两方面。"太过"乃肝气亢奋逆乱,肝一旦受到刺激,就会导致肝气易逆、肝阳易亢、肝风易动,从而呈现一派亢奋侵克之象。"不及"则是肝所藏阴血不足,但其最终结局亦是以风阳上亢等"太过"之病变为多。因此,肝有刚强亢奋、易逆易升、暴急易怒等特点,临床上以实证或本虚标实等"肝用太过"之证为多见。叶氏提出"肝为刚脏",在指导肝病用药上,有"非柔润不能调和"之论,主张肝病用药应以柔润之品濡养肝体,不可施以刚燥之品,以刚济刚。另外,肝用太过者,亦可制其用,如镇肝息风、平肝潜阳、清肝泻火、疏肝理气等,这些都是肝病的主要治法。肝性刚强,其病易累及心、肺、脾、肾四脏。肝气太过则肝病犯脾,即木克脾土,易致脾胃功能失常,脾气不升则运化不利,气血生化无源。胃气不降则宿食浊气壅滞中焦，而致呕吐呃逆诸症。肝郁化火，火性上炎则上灼肺脏而致咳嗽咯血等症。肝火上炎，灼伤心阴并助心火，火扰神明则致失眠多梦等。肝血不足，心血也虚则神无所附，也致失眠多梦易惊。肝为刚脏，赖肾水以滋养，肝阴不足则下耗肾阴而致肝肾阴亏，出现头晕耳鸣、腰酸腿软等症。

"肝为刚脏"是形容肝气在发挥功能时，使人体之气机调畅，足智多谋，从而能临危不惧，迅速采取应急措施，以抵抗损害机体的各种不利因素。故《素问·灵兰秘典论》曰："肝者，将军之官，谋虑出焉。"

六、肝为娇脏

肝脏的特性，在中医学中，既谓"肝为刚脏"，又有"肝为娇脏"之说。肝木居五脏之首、十二经之末，为阴尽阳生之脏，介于水火之间，处于阴阳之中。肝既能贮藏有形之血，又能疏泄无形之气，体阴而用阳。故言肝本身为阴阳统一之体，具有刚柔双重之性。根据事物五行分属，肝与木有同一属性。自然界的树木，其本身就具有体柔而用刚的特点，如森林冬能挡风防寒，夏能挡雨防洪，是维护生态平衡的重要因素。木又需水之滋润才能生机盎然，枝繁叶茂而柔软活泼。

"肝为娇脏"又是指肝体充满血液，有柔软的特性。肝以血为自养，肝血充足则肝体柔软。故《中藏经》曰："其气嫩而软，虚而宽。"肝之刚柔是相济的，肝性刚直而疏泄畅达，能使全身之气机活动有序，各脏腑气化活动得以正常进行，肝血的化生就能源源不断，从而保持着肝体之柔软特性。肝柔又是肝气发挥正常功能活动的基础。可见，肝之刚柔既济对维持机体阴阳的协调状态起着重要作用。

肝为风木之脏，少阳相火寄居之地，其特性刚烈。肝以气为用，以血为体，当某种原因致肝之气血阴阳、升降出入发生紊乱时，则肝之刚柔就会失济。如"怒为肝之志"，暴怒常使肝气暴亢，肝体失柔，可见肝气上逆，肝阳亢奋，或化火动风之证候。其发病多急剧而变化无常，可表现为风之动摇、善行数变的现象。又如久病、失血或忧愁不解等原因，致肝之阴血过度耗伤，肝阴不足则肝体失柔或肝气不强而痿软不用。故肝之病变多见肝气有余之实证和肝阴不足之虚证。肝气亢奋就会更加消灼肝之阴血，而肝阴不足也会加重肝阳上亢之势，从而形成恶性循环。肝之刚柔失济主要表现在情志异常和筋脉失养两方面：如当肝气上亢而肝体失柔，或肝阳化风时，见性情暴躁，面红目赤，头痛眩晕，或两耳暴聋，或全身痉挛拘急，四肢抽搐，角弓反张等刚的现象；肝之阳气或阴血不足，使肝气失刚，肝体不润而见情绪低沉，消极懈怠，全身疲惫，四肢痿软不用或麻木不仁等柔的现象。

总之，肝体阴而用阳，其"用"表现为刚之性，而"体"表现为柔之性，刚柔既济维持了肝之功能活动。刚柔失济就为病态，肝失柔性则亢奋为害，肝失刚性则罢软不用。我们掌握了肝之刚柔双重性，就能在临床诊治肝病的过程中，注意肝之刚柔相济问题，以防止肝病恶化，从而促进肝病痊愈。

七、肝为将军之官

"肝者，将军之官"出自《素问·灵兰秘典论》："肝者，将军之官，谋虑出焉。胆者，中正之官，决断出焉。"综合各注家见解，其基本可分为两种观点：其一，从将军者骁勇善战、刚果专断取象诠释肝之特性。如王冰注曰"勇而能断，故曰将军"，李中梓曰"肝为震卦，壮勇而急，故为将军之官"。其二，从将军者尚武好动、性急善怒取象解释肝之特性。如张景岳曰："肝属风木，性动而急，故为将军之官。"张志聪曰："肝气急而志怒，故为将军之官。"恽铁樵云："肝主怒，拟其似者，故曰将军。怒则不复有谋虑，是肝之病也。"《新编黄帝内经纲目》曰："肝属风木，藏血主动，性动恶怒，故喻为将军。肝藏魂，有协助心神之用，故出谋虑。"前者侧重于从肝之生理阐释，而后者则侧重从肝之病理解故。

"肝者，将军之官"是言其生理功能，其后即云"谋虑出焉"，则足以表明将军者为智谋勇略、沉着镇定之义，而非善怒急躁、好动鲁莽之属。

《素问·五常政大论》云"木曰敷和……其性随，其用曲直"。所谓"敷和"即布散、温之义。所谓"随"，柔和也，如张景岳所云"柔和随物也"，与《素问·五运行大论》所载的"在气为柔，在脏为肝"之义同。"曲直"者，能屈能伸，柔韧刚毅。这说明肝有柔和而刚毅不屈之象，而非刚强暴急之晦。肝者谋虑于内，阳刚其外，而能安内以攘外，如将军之职能，内安黎民，外御敌侵。谓谋虑者，运筹于内、阴柔蓄发是也。一者，肝体阴而用阳，体阴者乃能藏血。蓄藏阴血以待升发之机调度布达，奉养周身。阴血充足，以制亢阳，阴平阳和，气血调畅，则五脏安和。二者，在其经脉系统，肝经为厥阴，两阴交尽之界，蓄发生阳之机。所谓阳刚于外者，其一，肝主升发疏泄，调畅气血之能。肝者厥阴，阴尽阳生，阳气生发，为一身气机升降动力之源。气机升降有序，畅而不滞，气血调和，正气疏达布表，御邪于外，固护肌表，百病不生。其二，肝主乎筋，为"罢极之本"，肝气刚毅，筋脉得养，则能耐劳持力，勇而刚果。

肝司将军之职而行调度调节之能。将军者，司其统帅之能，总领调度全军而捍卫国之安定。欲得统领而安定全局，必得先谋虑揣度而后行。其谋虑者，阴柔而蓄发。肝藏血，受纳脾胃生化之血而藏之。《素问·经脉别论》曰："食气入胃，散精于肝，淫气于筋。"饮食入胃，胃气消磨腐熟，脾为胃行其津液，化而为血，散布于肝，肝有所藏，疏注流筋，筋得所养，柔韧而持力。肝血得藏，肝阴充足，以制亢阳，使肝之阴阳平和。肝主疏泄，所藏之血必经其疏泄之能而调度调节血量布散周身，以濡养脏腑百骸诸窍。

综上所述，"肝为将军之官"实为肝之生理功能的高度概括。肝象将军，志和气达，柔于内，刚其外；体阴而用阳，曲柔而刚直，藏血而调度气血，荣养脏腑百骸；升发少阳之气以化生君火；主升发疏泄而助卫固表，总揽一身气机升降而出乎谋虑。故肝气不调，百病生焉。

八、肝为气血调节之枢

肝为气血调节之枢，气血为人体生命活动的物质基础，五脏主气主血，藏精藏神，各司其职，唯独肝既疏泄无形之气，又贮藏有形之血，故认为气血调节的枢纽在肝。

1. 肝主疏泄，调畅一身之气血　肝主疏泄，多由肝主风木春生之气引申而来。肝属木旺于春，肝之疏泄犹春气降临，对气机的疏通、畅达、升发具有重要的影响。肝气疏达，生化不息，所谓"肝应春木之气，而主升发，它是人的生命源泉和动力"。如此升发鼓舞之气，虽然非"刚暴""勇壮"所能比拟。诚如周学海所说，"肝者，升降发始之根也"，"凡脏腑十二经之气化，皆必藉肝胆之气化以鼓舞之，始能调畅而不病"。

2. 藏血是肝的又一生理功能　血之藏纳与排泄以气为用。血属阴，气属阳；阴主静，阳主动。故肝能藏血，全借疏泄之力。《素问·五脏生成》云："故人卧血归于肝。肝受血而能视，足受血而能步，掌受血而能握，指受血而能摄。"可见目、足、掌、指等运动都需血液作为基础，且有赖肝脏之调节。《医学入门》称肝为血海，盖肝藏血，疏血脉，宣气机。冲脉为十二经之海，为十二经气血汇聚之处，有调节十二经气血的作用。《血证论》说："肝属木，木气冲和条达，不致郁遏，则血脉得畅。"气血流行畅达，则生机盎然，亦即"气血冲和，万病不生"。人身诸脏能司气血者，唯肝为要。古语言："肝为五脏

之长。""肝木属春，生生之气，若无此气，人何以生。"人体
"对于功能的维持和调节，以及在生老病死过程中，肝脏是调
节的枢纽以期保证机体的气血调和阴阳平衡"。肝通过司疏泄
与藏血，调节控制着全身气血的运行，故为人体气血的调控中
枢。不难看出，肝对机体的生理活动，犹如统领三军之将运筹
帷幄，故以"将军"喻之。肝具攘外安内之功，肝主卫外，卫
外之职，卫气司之。气机调畅则卫气行阳入阴有度，卫外之力
自强，如《灵枢·师传》云"肝者主为将，使之候外"。

　　因肝致气血紊乱产生的诸病证，可从肝论治。正如古人所
云："医者善于调肝，乃善治百病。"明代魏之琇在《续名医类
案》中亦提出"治病不离肝木"。清代王旭高亦认为："肝病最
杂，而治法最广。"从临床实践中看，从肝或间接治肝以调理
气血可治疗许多病证，疗效甚好。如在脾胃病的辨证治疗中叶
天士提出"肝为起病之源，胃为传病之所"的观点，脾胃之受
纳、腐熟、运化必得肝之气为之协调，肝胆气旺，脾胃纳化有
常，气血化源有继，御邪有力。肝失疏泄，脾胃受戕，纳化失
常，气血化源受损则正气不足，易为邪袭而发病，所谓"一有
怫郁，诸病生焉"。肝主泄浊。清阳出上窍，浊阴出下窍。下
窍主排泄浊气，肝主疏泄，故能协调浊气的排出，保持机体健
康不病。反之，肝失疏泄，则泄浊发生障碍。也有人对某些心
脏病（如冠心病）的辨证治疗提出"肝为起病之源，心为传
病之所"的观点。叶天士在妇科病证中更提出"女子以肝为先
天"的观点。盖肝藏血，肝与冲、任二脉有内在联系，肝之疏

泄可直接影响经血之运行，可见女子的经、孕、胎、产、乳无不与气血有关，无不依赖于肝的藏血与疏泄功能；若肝失疏泄，女子则可出现经、带、胎、产、乳等各种妇科病证。清代江涵暾《笔花医镜》云："妇女之症，审无外感内伤别症，唯有养血疏肝四字。用四物汤、逍遥散之类可以得其八九。"明确表明妇科病应通过养血疏肝以枢调气血，借以证明肝为气血调节之枢。

临床中常用于疏肝理气活血的名方，如柴胡疏肝散、四逆散、逍遥散、越鞠丸等临床效果非凡，屡试不爽。

九、肝为生殖之枢

肝在女性生殖中起着枢纽的作用。经络上，肝与冲、任、督、带脉及子宫相联系；生理上，肝是月经周期调节及正常排卵的枢纽，肝肾协调配合，调节月经的产生、周期节律与排卵；病理上，肝郁是排卵障碍的基本病理环节。故肝被称为"生殖之枢"。

中医学对女性生殖自然盛衰变化的认识源于《内经》。《素问·上古天真论》言："女子七岁，肾气盛……二七而天癸至，任脉通，太冲脉盛，月事以时下，故有子……七七任脉虚，太冲脉衰少，天癸竭，地道不通，故形坏而无子也。"认为女性的生殖功能存在周期性。肾气盛，天癸至，任脉通，太冲脉盛是产生月经的主要环节，而月经正常是受孕的基础。月经的正常包括月经产生和周期节律的正常，而后者更是正常排卵的基础。月经的周期性、节律性是如何形成的，古今中医典籍未有明确的解释，多以"取类比象"说明其为自然现象，或认为月经周期源于先天，月经周期是女性生殖生理过程中阴阳消长、气血变化节律的体现。在月经的产生过程中，随着阴阳的消长、气血的盈亏变化而有月经期、经后期、经间期、经前期的生理节律，从而构成了月经周期。近现代中医学界根据《内经》和历代的有关著述，普遍认为肾在月经的产生和周期节律的调节中起主导作用，并通过调节月经主导排卵，称肾主生殖。然而，理论研究和临床实践表明，女性的生殖虽以肾为主导，但与其他脏腑、经络、气血的协调作用亦有密切联系，其中与肝的关系最为密切。肝与冲、任、督、带脉及子宫、经络相连，奇经八脉在女性生理中直接参与经、带、胎、产、乳的生理活动，其中尤以冲、任二脉最为重要作用。"冲为血海"，血海气血的调匀与蓄溢直接关系着月经与乳汁的生化。"任主胞胎"，调节月经，促进女子的生殖功能。督脉为"阳脉之海"，与任脉配合，共同维持经、带、胎、产、乳的正常功能。带脉则参与维持子宫的正常位置和调摄带液。

　　肝在经络上与冲、任、督、带脉有密切联系。足厥阴肝经起于足大趾端，循股阴，入毛中，过阴器，抵小腹，夹胃，属肝络胆，上贯膈，布胁肋，循喉咙之后，连目系，上出额，与督脉会于颠。其支者，从目系下颊里，环唇内。冲脉通行上下，与十二经相通，于会阴及足趾处与肝经相络，肝血之余纳入冲脉，故冲脉又受肝血调养。任脉于中极、关元穴与足厥阴肝经交会，并在毛际、少腹、咽喉、口唇、目系等多处与足厥阴并行且相互联络，其脉气互相交并影响。冲、任二脉皆出于会阴，而足厥阴肝经绕阴器而束利宗筋。《灵枢·五音五味》曰"宦者，去其宗筋，伤其冲脉"，说明伤宗筋则损冲脉，可见肝与冲、任关系密切。足厥阴肝经又与督脉交会于颠顶，于期门穴与带脉相通，通过督、带脉更加强了对奇经八脉的联系。故叶天士称"八脉隶乎肝肾"，"肝肾内损，延及冲任奇脉"。足厥阴肝经过阴器，抵小腹，子宫位于小腹部，冲、任、督脉皆起于胞中，带脉下系胞宫，故肝通过四脉与子宫密切联系。子宫是生殖生理环节中的一个效应器官，主月经与孕育。妇科疾病不论是脏腑功能失常还是血气失调，必然间接影响冲、任和子宫的功能，才会出现经、带、胎、产诸疾。因此，肝在经络上与冲、任、督带脉及子宫相连，对女性的生殖功能起调节作用。肝是月经周期调节及正常排卵的枢纽。肝在三阴中属厥阴，厥者，尽也，厥阴者，阴之尽也，阴尽则阳生。《素问·阴阳离合论》曰："厥阴……阴之绝阳，名曰阴之绝阴。"高士宗在《黄帝素问直解》中注释曰："其曰'阴之绝阳'，是纯阴无阳而归于太极也。又曰'阴之绝阴'，是绝阴无阴而归于无极也。阴阳之理，从无极而太极，太极而阴阳。"故厥阴处于阴阳之转折点，阴尽而阳生。因厥阴的特殊地位，故而《素问·六节藏象论》称肝为"阴中之少阳"，兼具阴阳特性，体阴而用阳，藏于阴体，而有阳气产生，此阳气乃少阳升发之气。《杂病源流犀烛·肝病源流》指出："一阳发生之气，起于厥阴，而一身上下，其气无所不乘。肝和则生气，发育万物，为诸脏之生化。"阳气起于厥阴，故肝性主升主动，肝气升发能启迪诸脏，诸脏之气生升有由，化育既施则气血冲和，五脏安定而生机不息。因此，肝主升发而疏泄全身之气，并藏有形之血，故调节控制着全身气血的运行，为人体气血调节的枢纽。陈家旭教授就从多方面论述了肝为气血调节之枢的理论。肝既属厥阴，处于阴阳之转折点，又为气血调节之枢，因而肝在人体阴阳的消长转化中起着枢纽作用。故周学海《读医随笔》言："肝者，贯阴阳，统血气……握升降之枢者也。"

人体是阴阳平衡的有机整体，各个脏腑组织内部都存在阴阳两方面。人体生命活动的正常进行，以及生长壮老已的变化，是机体内阴阳两种势力相互作用而出现的有序消长转化的表达。月经周期也是女性生殖生理过程中阴阳消长转化、气血变化节律的体现。在月经周期中，肾中阴阳是生发之源，而冲、任二脉及子宫中阴阳二气的消长转化作用则维持胞脉及子宫气血流通的相对平衡，达成这种消长转化功能是以人体气机的畅达为前提的。气机畅达是脏腑功能协调稳定的结果，脏腑中肺之宣降、脾胃之升降、肝之疏泄等功能的正常发挥共同促成人体气机的畅达。其中肝是人体气血调节之枢，为阴阳转化的枢纽，且就女性生殖特殊的条件和环境机制而言，肝肾同源，冲、任又隶属于肝肾，因此，肝应是肾、冲脉、任脉及子宫中阴阳二气消长转化的枢纽。肝气升发，气机调畅，阴阳消长转化有律，月经和排卵才能正常。由此，肝成为月经周期调节及正常排卵的枢纽。肝肾协调配合，调节月经的产生、周期节律与排卵。肝肾为子母关系，肾藏精，肝藏血，精血之间可以互生互化，即精化血，血养精，故有"精血同源""肝肾同源"之说。妇女以血为本，月经、胎孕、产育、哺乳无不以血为基础。肝肾精血充足，则胞宫得养，生殖力旺。其中肝为"血海"，脏腑化生之血，除营养周身之外，皆藏于肝，其有余部分通过冲脉下注胞宫而为月经，孕后上行乳房而为乳汁。肝血充盈，藏血功能正常，余血方可纳入冲脉，使冲脉盛满，月盈应时。故高士宗《医学真传·气血》中言："盖冲、任之血，肝所主也。"另外，肝肾功能又协调配合，有助于月经来潮与卵子排泄。朱丹溪在《格致余论》中云："主闭藏者，肾也；司疏泄者，肝也。"二者构成动静结合，相辅相成之势。肾藏精，为卵泡发育成熟、排卵及月经来潮提供物质基础。肝主疏泄，可使肾之封藏开阖有度，并调畅气血，有助于月经的按时来潮及卵子的顺利排出。肝肾二脏，一藏一泄，调节天癸，有利于冲、任气血之畅达，月经按时来潮，卵子规律排出。

肝郁是排卵障碍的基本病理环节。首先，肝为刚脏，性喜条达而恶抑郁，情志活动与肝的疏泄功能密切相关，二者互相影响。情志舒畅，肝气疏泄，有助受孕。明代万密斋《万氏妇人科·种子章》云："种子者……女则平心定气以养其血……忧则气结，思则气郁，怒则气上，怨则气阻，血随气行，气逆血亦逆。此平心定气，为女子第一紧要也。"若素性忧郁，性格内向，或七情内伤，情怀不畅，或由于婚久不孕，承受家庭、社会和自身的心理压力致令情绪低落，忧郁寡欢，气机不畅，互为因果，加重肝气郁结，以致冲、任不能相资，月事失调，排卵不畅，则不能摄精成孕。清代张景焘《馤塘医话》谓："妇人善怀而多郁，又性喜褊隘，故肝病尤多。肝经一病，则月事不调，艰于产育。"在日常生活中，我们可见到一些妇女盼子愈心切，精神压力愈大，则愈难受孕；反之，当精神压力解除之后，肝复条达，却反易成孕。其次，肝郁克伐脾土，脾伤不能通任脉而达带脉，任、带损伤，胎孕不受。正如《傅青主女科·种子·嫉妒不孕》中所云："妇人有怀抱素恶，不能生子者……是肝气郁结乎！……其郁而不能成胎者，以肝木不舒，必下克脾土，而致塞脾土之气，塞则腰脐之气必不利。腰脐之气不利，必不能通任脉而达带脉，则带脉之气亦塞矣。带脉之气既塞，则胞胎之门必闭，精即到门，亦不得其门而入矣。"再次，肝郁日久，气行郁滞，冲、任气血失于畅达而瘀滞于内，瘀血内阻，阻碍卵子顺利排出，亦导致不孕。同时肝郁日久还可影响及肾，郁久易化火伤阴，必致肾阴亏损，肾气匮乏，导致月经紊乱，排卵障碍。如《傅青主女科·经水先后无定期》中曰："夫经水出诸肾，而肝为肾之子，肝郁则肾亦郁矣……肝气之或开或闭，即肾气之或去或留，相因而致……治法宜舒肝之郁，即开肾之郁也。肝肾之郁既开，而经水自有一定之期矣。"总之，肝气郁滞与情志不畅互为因果，因郁可致瘀致虚，因瘀因虚可致郁，均可引起排卵障碍，导致不孕。因此，肝郁是排卵障碍的基本病理环节。

综上所述，肝与女性生殖功能密切关。生理上，肝是月经周期调节及正常排卵的枢纽；病理上，肝郁可导致排卵障碍。因此，肝在女性生殖中起着枢纽的作用，我们称之为"生殖之枢"。

十、肝为万病之贼

清代魏之琇《续名医类案·疡症》云："夫肝木为龙，龙之变化莫测，其于病亦然……肝为万病之贼，殆以生杀之柄不可操之人耳。"王孟英在《柳州医话》中说："肺主一身之表，肝主一身之里。五气之感皆从肺入，七情之病必于肝起。此余夙论如此，魏氏长于内伤，斯言先获我心。盖龙性难训，变化莫测，独窥经旨理自不诬。"其论是指在内伤杂病中肝和足厥阴肝经病证（以下简称肝病），以及由肝或肝经病证所诱发的他脏、他腑、他经（以下简称他脏）诸多病证，较他脏更为广泛，诚如叶天士在《临证指南医案》中所说，"肝为传病之源"。

"肝为万病之贼"主要表现在肝病本身在临床病证方面广泛而繁杂，同时肝病既成之后又易干犯他脏，诱发诸多病证。肝的生理功能正常则气机条达，经络畅通，气血和调，肺的治节肃降有序，脾胃的升降运化正常，心神有养血脉调畅，肾能封藏而固密不泄。肝受邪之后，先是肝气不舒，逐渐形成肝郁、肝火和肝风，兼之火性炎上，风性善行易动而数变，所以肝病既成，常常可以影响心火之运、脾土之斡旋、肺金之敷布、肾水之藏泄。

1. 肝经是疾病感传的途径 从足厥阴肝经的经络循行路线来看，肝经起于大趾，循足跗，上内廉，循股阴，入毛中，过阴器，抵小腹，夹胃，属肝，络胆，上贯膈，注肺，布胁肋，循咽喉，连目系，环唇内，上至额颠，交太阴而通三阴经，交阳明而通三阳经，交督脉而通奇经八脉，可谓贯穿上下，循行部位广，涉及面广。所以肝经上的变化均能直接或间接地反映各脏腑的病变。如胁肋胀痛，往往责之肝胆；病在颠顶，则与厥阴有关；咽喉之病，不但肺脏为患，肝经亦受之；肝经夹胃、注肺中，肝病可以犯胃、犯肺。这就是临床所指的循经为病，肝经是万病感应传导的途径。

2. 风为百病之长 风气通于肝风的概念在中医学中范围很广，它既可代表致病因素，又可代表临床表现。风从病因可分外风和内风。外风为六淫之风邪，属阳邪，性开泄，易袭阳位，具有升发、向上、向外的特性，病变时易伤人体之上部、阳经和肌表，故常见头痛、恶风、汗出等症状。古人又把风邪当作外感致病因素的先导，因为其他五淫常夹风犯及人体，如风寒、风热、风湿、风燥等。故《素问·风论》说："风者，百病之长也。"内风是由于气血津液和脏腑生理功能失调所引起的综合性病机变化，因起病于内而称之。其往往在发病过程中，阳盛或阴虚，不能制阳，阳升无制而出现动摇、抽搐、震颤的病理反映。《素问·至真要大论》说"诸暴强直，皆属于风""诸风掉眩，皆属于肝"，表明了这些临床表现不仅与风邪为病有关，亦与肝脏有关。总之，在自然的风为肝所主，而内在的风也属于肝，故风气通于肝就是这个道理。

3. 肝失疏泄引发百病　肝的疏泄反映了肝的刚脏、主升、主动的特点。肝调节着全身的气机，使气血和调，经络通利，脏腑器官活动正常。肝的另一功能是主藏血，目受血而能视，足受血而能步，掌受血而能握，指受血而能摄，女子的月经来潮也与肝藏血关系密切。但肝藏血实际上是肝的疏泄功能的另一表现。《血证论》载"肝属木，木气冲和条达，不致遏郁，则血脉通畅"，说明肝的藏血必须与其疏泄功能协调平衡。如升泄太过和藏血功能减退，就会导致出血和瘀血，或血随气逆，血菀于上，导致虚风内动的变证。肝与脾胃又有密切的关系，因为胆汁的分泌是肝气之余积聚而成，有助于脾胃的运化。肝的疏泄正常就能助脾胃熟腐水谷和运化水谷精微，戴思恭《秘传证治要诀及类方·伤食门》："盖人之饮食，下咽而入肝，由肝而入脾，由脾而入胃。因食所伤，肝食不理，故痰涎壅塞，若中风然。"指出饮食物的消化要通过肝，过食可以伤肝。这与《素问·宝命全形论》所说的"土得木而达"是一致的。可见肝的疏泄功能与饮食物的消化、吸收和气血的生化有着密切的关系。它又能调畅情志，情志本属心主，情志异常就能影响心的功能。肝与肾有同源之称，实际上是精血互藏，互相制约，协调平衡的关系，一旦失衡就会产生阴不制阳，肝阳上亢，下劫肾阴，造成全身的精血阴液不足，从而使五脏六腑失于濡养，气机逆乱，百病丛生。

秦伯未将《内经》中有关叙述病证的记载摘录出来分类编纂成《内经类证》一书，共得 44 种病类和 311 种病候，其中肝病占 37 种病类和 114 种病候。秦伯未《谦斋医学讲稿·论肝病》中枚举了肝虚、肝气、肝火、肝热、肝阳、肝风、肝寒、肝郁等 17 种肝病名词，从生理、病理等方面对肝病在临床上的表现进行了深刻的阐述。如其对"肝火"的描述是："由于火性炎上，其症状以头痛昏胀、面热面红、口苦、目赤、耳鸣等最为常见。冲逆无制并能影响其他内脏出现更多的病证。"可见肝病的范围波及之广，临床上内、外、妇、眼、耳、鼻、喉等科都有肝木受邪后所表现的病证。

"肝为万病之贼"之说是在说明肝在人体为害、致病的普遍意义，能在更广泛的范围内认识和审视内伤杂病的病因病机。

十一、肝为五脏六腑之贼

清代著名医家黄元御在《四圣心源》中指出了"风木者，五脏之贼，百病之长。凡病之起，无不因于木气之郁"的观点。所谓"风木者"指的是肝，黄元御认为五脏六腑之病的缘起发生莫不与肝脏有关，所以其在书中直接将肝冠以"五脏之贼"，提出了"肝为五脏之贼"的理论，即肝脏为病，不但表现为本脏的病变，而且影响其他脏腑，使其他脏腑也出现病变。有时肝病的症状表现不明显时，其他脏腑已经出现症状。肝为五脏之贼，主要是因为肝主疏泄，对全身气机的调节起着关键的作用。"肝为五脏之贼"，有侵犯盗窃的含义。五脏之中，肝脏之"藏"的功能尤为显著，肝藏血，而事实上不仅藏血，更在于藏气。这是肝的第一个功能。第二，"藏"是"藏毒"，五脏之中的毒也常常汇集于肝，由肝来分解。但如果肝脏分解能力降低，肝就可能由解毒之脏变成污染之源了，这个污染之源就变成"贼"害其他脏腑的源头。这就是肝成为五脏之贼的根本原因。此外，五脏之中，他脏皆有出口，如肺之鼻，心之口，脾之肛门，肾之前阴，而肝却没有直接的出口，肝内之毒的输出要通过他脏借道排解。所以，肝对他脏借道排解毒素，维持吐故纳新，也形成他脏的负担。这种盗用他脏资源，也可以称为贼。

　　五脏六腑之所以能正常完成各自的生理功能，人体的经络气血之所以能够保持运行通畅，肢体百骸之所以能形态正常、活动自如，在某种程度上来说都仰赖于肝的疏泄功能发挥正常。就五脏而论，如肝失疏泄影响肺的生理功能，则常会导致肺气宣降失司，出现咳喘上逆、气短不足以吸等症，如《知医必辨》云："肝气旺盛，不受金制，反来侮金，致肺之清肃不行而呛咳不已，所谓木击金鸣也。"肝失疏泄对心的影响主要表现在两方面。一是血脉，肝疏泄太过，血随气升，出现吐血、衄血等症；疏泄不及，气无力推动血行，引起心血瘀阻，可出现冠心病等症。二是神志，肝疏泄太过，引起心神逆乱，出现失眠，甚则出现躁扰不宁等狂证；肝疏泄不及，气郁痰阻心窍，则出现神志痴呆、抑郁等症。如肝失疏泄影响肾的生理功能，则常会导致肾主水的功能异常，从而出现水肿、癃闭等。而肝气不舒更可能会导致脾的生理功能异常：一是脾失健运，出现胃脘痛、纳呆、腹泻等症；二是脾不升清，出现眩晕等症。《灵枢·经脉》"肝足厥阴之脉……挟胃"，且脾胃互为表里，因而间接联系到脾，这为从肝论治脾胃病从经络理论上提供了理论基础。至于肝失疏泄，则必然会戕伐自身之正气，导致肝经气机不畅，出现胁肋胀痛、喜太息、乳房胀痛、癥瘕等症。

　　"肝为五脏之贼"，并非仅涉一脏一腑、一经一络，所以在临床上该观点的运用范围是相当广泛的。对于外感病，临床上主要是依据六经辨证、卫气营血辨证以及三焦辨证等证治规律来进行诊治。很多久治难愈的外感疾病并非由于外邪未去或正气未复所致，而是由于肝气不舒、肝气上逆、肝血不足、肝阳不足或肝经瘀血导致的。比如外感风寒头痛，很多医家在诊治这一疾病时，将主要的精力用在祛除外感之邪上，并没有考虑到疾病产生的基础和根本原因。《伤寒论·辨厥阴病脉证并治》第378条有云："干呕，吐涎沫，头痛者，吴茱萸汤主之。"在临床上常可有畏恶风寒十分明显的外感头痛的病患，这类病患中多数常伴有肝经虚寒的情况，如果医者仅仅针对其外感风寒的风寒外邪进行治疗，往往难以彻底治愈，即使治愈亦容易复发，在这时若能想到"肝为五脏之贼"，肝经虚寒可能是导致这一情况的原因，从肝论治外感头痛，往往可获良效。"肝为五脏之贼"在内伤杂病中的应用相对外感病证而言更加广泛。

因"肝为五脏之贼",肝气可侵犯五脏六腑、四肢百骸。肝邪所到之处,即是致病之所。脾胃疾病,因肝与脾胃同居中焦,脾司运化,胃司受纳,肝主疏泄,脾胃得到肝气疏泄之力的帮助,能够保持其自身气机的调畅,从而维持其正常的运化受纳功能,使得中焦所主消化吸收功能发挥正常。若肝气不舒,横逆犯脾,即易导致脾胃运化受纳功能失常,所以在临证之时必须要考虑到肝邪致病的可能,必要时须从肝论治脾胃疾病。如胃脘痛一病,常有因脾胃虚弱,肝气犯胃,以致胃气失于和降,不通则痛,导致胃脘痛的发生。

根据"肝为五脏之贼"的观点,肝之邪气可侵犯五脏六腑,遍及全身,可导致一系列外感、内伤疾病的发生。从理论的角度来看,由于肝主疏泄、主藏血,体阴用阳,肝之经脉与众多脏腑经络相联系,一旦其病即可影响五脏六腑之气机,使得体内气机升降出入出现异常,五脏六腑之生理功能不能得到正常发挥,从而出现各种疾病。临床实际也证明,也确有大量因肝气侵犯或存在肝气影响进而导致的各种内伤、外感疾病,患有这些疾病的患者往往具有相应的肝气侵犯的表现,在临床上需重视诊查这些情况,灵活应用平肝、清肝、疏肝、柔肝治法,拓宽临床治疗思路,以取得疗效。

十二、肝喜条达

"肝喜条达"用来表达肝疏泄气机的功能,《素问·五运行大论》云:"东方生风,风生木……在脏为肝。其性为暄,其德为和，其用为动，其色为苍，其化为荣，其虫毛，其政为散，其令宣发……"在金元时期"疏泄"一词被朱丹溪首次作为肝的生理功能而写入书中，他在《格致余论·阳有余阴不足论》中写道："主闭藏者，肾也；司疏泄者，肝也。"到了明代，薛立斋将"司疏泄者，肝也"改为"肝主疏泄"，《内科摘要》进一步肯定了"肝主疏泄"这一功能的特性。肝主疏泄、调理气机和调畅精神情志是肝喜条达而恶抑郁理论的前提。

唐宗海在《血证论》中说："肝主藏血……至其所以能藏之故，则以肝属木，木气冲和条达，不致遏郁，则血脉得畅。"因肝喜条达而恶抑郁，故肝的疏泄功能得到正常发挥，则气机调畅，气血和调，经络通利，脏腑、形体、官窍等的功能活动也稳定有序。沈金鳌在《杂病源流犀烛·肝病源流》中提道："肝和则生气，发育万物，为诸脏之生化。若衰与亢，则能为诸脏之残贼……"肝气调和，脏腑功能正常；气机逆乱，则侵犯他脏而诸病皆生。

现从情志与寤寐两方面阐述肝喜条达的特性：

1. 与情志的关系 "肝喜条达"在精神情志调节方面，表现为肝通过疏泄气机的作用还能影响五脏精气的转运输送，从而调节情感活动。如《素问·阴阳应象大论》提出："人有五脏化五气，以生喜怒悲忧恐。"若肝气郁结疏泄失职，则气机运行不畅而使阳郁不伸，则必然会出现相应的情感异常症状如情绪低落、沉默寡言、闷闷不乐、悲忧欲哭。另外，《灵枢·本神》中还指出"肝气虚则恐"。肝气虚弱，疏泄不及则可表现出一系列因虚郁滞的临床表现，如懈怠乏力、头晕目眩、时常太息等。肝气易逆，肝阳易亢，肝风易动，暴怒伤肝，又或郁久化火导致肝气亢逆，所以临床上多表现为急躁易怒、面红耳赤、失眠头痛，或血随气逆而吐血、咯血，甚则昏厥。由此看来，肝不仅维持着自身的生理活动，而且还直接影响着全身各脏腑的功能活动。

2. 与寤寐的关系

（1）肝喜条达与寤：《曹瞒传》记载：太祖有幸姬，常从昼寝，枕之卧，告之曰："须臾觉我。"姬见太祖卧安，未即寤，及自觉，棒杀之。从文意可以看出，曹操在睡眠中被叫醒叫"寤"，而自然的睡醒则叫"觉"，二者有着性质的不同。由于"寤"与"觉"的不同，"寤"便有了特殊的意义。"寤"是指睡眠中突然惊醒。上古时人们日落而息，便有专门的职官来管理这种因寤而醒来的人。本质上来讲，寤可引申为觉醒，而觉醒的产生是阳出于阴，体现的是肝喜条达、主升主动、体阴而用阳的生理特性，而用阳其本质也是肝喜条达的一种表现，在《临证指南医案·肝风》华岫云之按语中首次记载肝体阴而用阳，言简意赅地概括出了肝刚柔相济、阳用易亢、阴体易亏、体用互病的生理、病理特点，时至今日仍有效地指导着中医临床实践。体可以理解为是肝的本身形体，而用可以理解为肝在执行其功能时所需要的属性。《临证指南医案·肝风》："经云：东方生风，风生木，木生酸，酸生肝。故肝为风木之脏，因有相火内寄，体阴用阳……"虽然并未提及肝体阴而用阳从何而来，但根据其喜条达的特性可知，肝喜条达的特点是主升主动，与阳的特点吻合，故肝用阳。只有当肝顺应喜条达的生理特性时才能使肝主升主动的特点发挥，起到阳出于阴觉醒，即寤的作用。

（2）肝喜条达与寐：寐，《说文解字》："寐，卧也。"《淮南子·地形训》："寝居直梦，人死为鬼。"高诱注："寝，寐也。"在"睡觉"这一义项上，"寝""寐"义同。而寐的产生归根结底是阳入于阴。肝藏血，血属阴，因此可以说肝藏血的功能是寐的基础，若肝失条达，肝气郁结，致使血行不畅，主症可见眩晕头胀、心烦易怒、耳鸣、脑部热痛、失眠多梦。肝又喜条达以主升主动为特性体现了阳的功能，因此肝主藏血与肝喜条达二者在睡眠中一为阴一为阳，体现了二者之间的内在联系。由于全身之血液皆为肝所藏，故当饮食不当、久病体虚、过度辛劳后会导致肝血亏耗，而肝血亏虚则不足以供养营卫之正常运行，营卫运行的功能失常则会导致肝气失于疏泄而发展为肝不得条达，五志过激，七情所伤则导致肝气郁结，加重了阳的亢进，使人入夜而阳不能全入于阴造成失眠。《内经》中"平旦至日中，天之阳，阳中之阳也；日中至黄昏，天之阳，阳中之阴也；合夜至鸡鸣，天之阴，阴中之阴也；鸡鸣至平旦，天之阴，阴中之阳也。故人亦应之"提出了阴阳在一天之中的消长变化，从阳中之阳、阳中之阴、阴中之阴最后到阴中之阳反映出阴阳相互包含互为作用的基础。对于睡眠的发生过程，中医学认为是"阳潜藏""阳入于阴"的表现。当人睡眠正常时便是阳入阴，体现的是阴阳消长中的阴中之阳，只有当阳完全入阴，阴阳和合时才能出现睡眠。反之，若阳不能入阴或阳不完全入阴时便会出现失眠。因此人体内阴阳失于交合，或出现阴偏弱或出现阳偏盛时就会表现出阴阳消长变化的不规律性，导致机体阴阳失和，昼醒夜寐依次交替的功能失常，而肝的生理功能是藏血，又内含少阳经之胆火，虽为阳刚之脏但却是贮藏血液之体，因此说肝脏是五脏之中的阴阳共济之脏腑，所以当肝阴不能压制相火，阴阳失调时，则会导致阴阳失调并与自然界昼夜节律不符，诱发失眠。

（3）肝喜条达与不寐：失眠亦称不寐，首载于《内经》，称"不得卧"。《难经》始称"不寐"。古人将人的睡眠与天人相应很好地结合在一起，失眠极度影响人的正常生活，病情较轻的患者仅仅会感到疲倦乏力，精神欠佳，工作学习受到轻微影响，而病情较重者往往受失眠影响较大，对人的正常交际和生活带来很多困扰。因人体一身之气都需要通过睡眠来进行恢复，而睡眠的异常往往导致气的异常而使气机紊乱失于疏泄。《黄帝内经素问吴注·卷七》云"肝木喜条达而恶抑郁，散之则条达"。肝得条达意味着全身气机的通畅，气机的调畅与否取决于肝主疏泄的功能，人体气机的推动依赖着肝主疏泄并且一直沿用至今，因此肝疏泄有常则条达冲和，对气机的调控不急不过，则人体不会因气机失调而发为不寐。

综上，肝喜条达，条达是舒展、调畅、通达之义。肝为风木之脏，肝气升发，喜条达而恶抑郁。肝气宜保持柔和舒畅、升发条达的特性，这样才能维持其正常的生理功能，宛如春天的树木生长那样条达舒畅，充满生机。

十三、肝与大肠相通

"肝与大肠相通"理论首载于《医学入门》："心与胆相通，肝与大肠相通，脾与小肠相通，肺与膀胱相通，肾与三焦相通，肾与命门相通。此合一之妙也。"其提出肝与大肠二者的关系是阴阳、手足、脏腑、经络相通的关系。脏与腑之间的关系，一般认为是表里、阴阳、相合的关系，即肺合大肠，心合小肠，肝合胆，脾合胃，肾合膀胱。但它们不仅仅只有这种关系，还有其他的一些关系。

明代医家李梴从治法的角度注解为："肝病宜疏通大肠，大肠病宜平肝经为主。"但其机制未见详细阐述。董氏奇穴作为一个独特的针灸体系，有别于十四正经，《董氏奇穴》书中有记载："肝与大肠相通，由六经开阖枢理论推衍而来，实乃脏腑气化相通。"其从机制的角度，以气机之开阖、升降切入来阐释肝与大肠通。"太阳为开，阳明为阖，少阳为枢……太阴为开，厥阴为阖，少阴为枢"出自《灵枢·根结》，这可能是"脏腑别通"的最早的理论雏形。肝属厥阴为阖，大肠属阳明为阖，阴经的开阖枢与阳经的开阖枢正好对应起来。运气学说之开阖枢理论认为：太阳与太阴、阳明与厥阴、少阳与少阴互传。手阳明大肠经、足厥阴肝经二经互传。阳明主气之内蕴，为精气化源之地；厥阴主阴气的涵藏，为阴血涵蓄之所。人体气血精微物质的吸收、贮藏和利用过程需要二者共同完成。从气化阈的角度揭示肝与大肠具有密切关系，肝与大肠两者之间存在相通的理论基础。肝与大肠相通，肝气的疏泄有助于大肠的正常传导。吴鞠通在《温病条辨》中多次提到肝对二便具有协调作用，治疗二便不畅时应注意从肝论治，亦即足厥阴肝经与手阳明大肠经相通之义。清末医家唐宗海在西学东渐的时代背景下，结合西医学对其机制进行探讨。在其所著《中西汇通医经精义·脏腑通治》中论及脏腑别通理论，以三焦作为脏腑别通的基础，言"盖所谓通者，必有相通之道路……西医云：人之脏腑，全有连网相连联，其连网中全有微丝管行血行气"，认为气血流通存在于相连的膜网的微丝管中，是导致"脏腑别通"的原因，第一次将脏腑别通理论从理论落实到具体解剖形象上，使理论具体形象化，更容易为人所接受。周树冬在《金针梅花诗钞》中沿用了唐宗海的说法，诗曰"心胆相通肝大肠，脾通小肠肺膀胱，肾与三焦相连属，五脏五腑互推详"，但未做进一步的阐释。今人黄杰熙先生发展了唐氏的观点，认为脏腑别通有实质器官相连，在其所著的《医经秘要》中提出三焦包含腹膜、胸膜等，其中行血、行气的是微丝血管相连通，故"脏腑别通""乃实有其道路相通，非凭空想象的气化相通耳"。

（一）生理联系

1. 脏腑相关 《素问·五脏别论》曰："五脏者，藏精气而不泻也，故满而不能实。六腑者，传化物而不能藏，故实而不能满也。"《内经》认为肝为厥阴风木之脏，为将军之官，体阴用阳，性喜条达，主藏血，主疏泄，在体合筋，其华在爪，在窍为目，在志为怒。肝主疏泄是指肝具有疏通、调畅全身气机，使之通而不滞、散而不郁的作用，包括了调畅气机、调节情志、促进脾胃运化功能、宣泄清浊、促进血液运行和水液输布、调节生殖功能等方面。全身脏腑组织气机升降功能的平衡与调节依赖于肝的疏泄。其主要协调脾胃气机升降而完成，通过调节脾之运化，上升清阳之气；通过胃之受纳、腐熟下降浊阴之气；通过大肠之传导，清升浊降，魄门启闭有常。反之，大、小便的正常排出又有助于气机的顺畅。中医学认为大肠的位置特殊，为腑之最下，上接小肠，下连肛门，主传化糟粕。正如《素问·灵兰秘典论》所说："大肠者，传道之官，变化出焉。"大肠，为传化之腑，其特点是泻而不藏，以降为顺，以通为用，以利于脏腑气机的升降出入。其主要功能是传导糟粕，将水谷糟粕化为粪便排出体外。"大肠主津"，参与调节体内的水液代谢。《素问·五脏别论》云："夫胃、大肠、小肠、三焦、膀胱，此五者，天气之所生也，其气象天，故泻而不藏，此受五脏浊气，名曰传化之腑，此不能久留，输泻者也。魄门亦为五脏使，水谷不得久藏。"实际上，胃的降浊，其功能的延伸就体现在大肠对糟粕、粪便的传导、变化中。《灵枢》就有"大肠、小肠皆属于胃"的说法。胆，为与肝相表里的腑，藏而不泻，不符合"传化之腑"的特点，即胆无法承担为肝输泄浊气的任务。正如《医学入门》所云："异哉胆也！无出入窍，而附于肝之叶间；水色金精，名清净腑，而避乎胃之私污。"再者，大肠作为传导糟粕的重要环节，毗邻魄门，自然就成为为肝泄浊的"传化之腑"。故肝借道大肠以之代替胆而行使降泄浊气的功能。现代研究认为门静脉系统极可能就是肝与大肠之间的通路。陈英杰等综合传统中医学理论与西医学理论，提出"肝寄腑于大肠"之说，认为肝与大肠二者相通，肝寄腑于大肠，肝主升，大肠主降，二者在功能上是相互影响、相互协调的。大肠的生理功能与肝的疏泄条达密切相关，其传导之顺畅与否依赖于肝之疏泄。大肠为关，其开阖排浊正常同样有助于肝的生理功能正常。

2. 经络相关 《灵枢·海论》有云："夫十二经脉者，内属于腑脏，外络于肢节。"人体以五脏为中心，以经络联络五脏六腑、四肢百骸、五官九窍、皮肉筋脉，沟通上下内外，形成一个有机整体，机体各器官需要通过经脉运行气血的濡养才能发挥功能功用。《灵枢·经脉》记载："肝足厥阴之脉，起于大指丛毛之际，上循足跗上廉，去内踝一寸，上踝八寸，交出太阴之后，上腘内廉，循股阴，入毛中，环阴器，抵小腹，挟胃，属肝络胆，上贯膈，布胁肋，循喉咙之后，上入颃颡，连目系，上出额，与督脉会于巅。其支者，从目系下颊里，环唇内。其支者，复从肝，别贯膈，上注肺。""大肠手阳明之脉，起于大指次指之端，循指上廉，出合谷两骨之间，上入两筋之中，循臂上廉，入肘外廉，上臑外前廉，上肩，出髃骨之前廉，上出于柱骨之会上，下入缺盆，络肺，下膈，属大肠。其支者，从缺盆上颈贯颊，入下齿中，还出挟口，交人中，左之右，右之左，上挟鼻孔。"由以上经文可知，肝与大肠两经在经络上不构成经脉互相络属的表里关系且无直接相连流注，二者是通过肺经为纽带而发生联系。但在《董氏奇穴》中记载"肝与大肠通，由六经开阖枢理论推衍而来，实乃脏腑气化相通"，即肝肠相通其从气机开阖升降的机制来阐述。肝与大肠紧密关联，相互通应、传变，当其中一脏腑有病变时，可以对另一脏腑产生影响。

3. 五行相关　五行学说及脏腑学说认为肝属木，"木曰曲直"，木性升散条达；大肠属金，"金曰从革"，金性沉敛肃杀。二者金木相克，互制互用，相反相成。《素问·六节藏象论》说："脾胃大肠小肠三焦膀胱者……此至阴之类，通于土气。"《伤寒论》第180条："阳明之为病，胃家实是也。"均说明大肠在五行属性上具有金和土两种属性，即具金体又兼土性。根据五行生克制化理论，木升而金降，木克土，金克木，土受到木气克制的同时亦能克制木气。大肠土性顺应肝气疏泄而运行，其金性降而魄门开启，使肝之浊气，肠中糟粕随之排出体外；反之，大肠金性收敛，又可抑制肝木之气，魄门收闭，以防疏泄过度而伤肝气。《血证论》"木之性主于疏泄，食气入胃，全赖肝木之气以疏泄之，而水谷乃化。设肝之清阳不升，则不能疏泄水谷，渗泻中满之证，在所不免"论述了肝气的疏泄对于大肠作用的重要性。肝气疏泄有度，使其枢机和调，血气畅通，大肠传导顺畅，糟粕粪便才能顺利排出。肝的气机调畅也与大肠腑气是否通顺有关。

（二）病理联系

1. 大肠功能异常对肝的影响　早在《内经》中就有肝与大肠在病理表现方面具有相互关联的相关论述。如《素问·至真要大论》记载："阳明司天，燥淫所胜，则木乃晚荣，草乃晚生，筋骨内变。民病左胠胁痛，寒清于中，感而疟，大凉革候，咳，腹中鸣，注泄鹜溏，名木敛，生菀于下，草焦上首，心胁暴痛，不可反侧，嗌干面尘，腰痛，丈夫癀疝，妇人少腹痛，目昧眦，疡疮痤痈，蛰虫来见，病本于肝。太冲绝，死不治。"这与《灵枢·经脉》记载手阳明大肠经经气异常而致的病证，"大肠手阳明之脉……是动则病齿痛，颈肿。是主津液所生病者，目黄，口干"的说法相一致。这表明阳明大肠病变影响肝的许多生理功能，如大肠传导失司、通降失常会对肝脏的疏泄功能产生影响，导致肝病太息、目黄、左侧胠胁疼痛、癀疝、筋挛等一系列表现。张锡纯在《医学衷中参西录》中提道："举凡惊痫、癫狂、眩晕、脑充血诸证，西人所谓脑气筋病者，皆与肝经有涉。"由此可见，大肠为肝降泄浊气不及，大肠不利，浊阴不降，因肝与大肠相通而化火生风夹浊循肝经上行入脑则导致中风等疾病的发生，多反映于精神、神经症状上。如中风的病因病机可反映"肝与大肠相通"理论。《素问·至真要大论》又云"诸风掉眩，皆属于肝"。中风病的基本病机为气血逆乱，上犯于脑。其与肝肾阴虚、肝火、肝风、风痰、气逆等密切相关。华氏经过对大量中风病例所记录的中风先兆证进行统计归纳整理，结果发现大便平素秘结者占34.6%，大便不畅者占16.9%。揭示了中风的发生与大肠有密切关系。腑气不通在中风病中既作为诱发因素，又可作为一种病理状态持续存在于病变过程中。

2. 肝功能异常对大肠的影响　古典医籍中对于肝之功能异常造成大肠开阖失常表现的论述始见于《内经》。如《素问·至真要大论》谓："厥阴司天，风淫所胜，则太虚埃昏，云物以扰，寒生春气，流水不冰。民病胃脘当心而痛，上支两胁，鬲咽不通，饮食不下，舌本强，食则呕，冷泄腹胀，溏泄，瘕水闭，蛰虫不去，病本于脾。冲阳绝，死不治。"《灵枢·经脉》有言："肝足厥阴之脉……过阴器，抵小腹……飧泄狐疝，遗尿闭癃。"即指出肝发生病变会直接导致大肠病"飧泄"的表现，表明肝脏疏泄失调，气机不通以致大肠传导失司，从而出现泄泻。肝在二便的形成和排泄过程中占有重要的地位，如在《素灵微蕴·噎膈解》中，黄元御明确指出："饮食消腐，其权在脾，粪溺疏泄，其职在肝，以肝性发扬，而渣滓盈满，碍其布舒之气，则冲决二阴，行其疏泄，催以风力，故传送无阻。"此外，林珮琴在《类证治裁》中提出："肝木性升散，不受遏郁，郁则经气逆，为嗳，为痰……为飧泄……皆肝气横决也。"病理情况下，肝之为病，常累及于大肠。另外，《素问·举痛论》有情志不舒致大肠不运的记载："怒则气逆，甚则呕血及飧泄，故气上矣。"泄泻与便秘的发病有多种原因，但其重要的病因病机为肝脏的疏泄功能发生异常。便秘日久，肝气郁结于大肠筋脉亦常导致痔疮；若肝郁下泄过久，肝本脏之气衰，肝气不升，无以维系魄门，还可导致脱肛。黄元御在《素问悬解》中对此做出了精妙阐析。由上可见，肝与大肠在病理表现及病理机制方面有特殊的联系。肝之疏泄失常，不仅影响大肠的开阖功能（泄泻与便秘），还可影响大肠的结构和位置（痔疮、脱肛）。《伤寒论·辨厥阴病脉证并治》第331条："伤寒先厥，后发热而利者，必自止，见厥复利。"第345条："下利至甚，厥不止者，死。"讲的是阳气来复则利止，亦即寒胜则利。第341条："热不除者，其后必便脓血。"此外第371条的白头翁汤证和第374条的小承气汤证表述的是肝热驻于大肠造成的热盛肉腐化脓出血和津伤便秘。这些描述的是肝的寒热异常影响大肠而表现的临床症状。

（三）临床应用

1. 从肠治疗肝系疾病　近代医家张锡纯在《医学衷中参西录》中说："大便不通，是以胃气不下降，而肝火之上升，冲气之上冲，又多因胃气不降而增剧。是治此证者，当以通其大便为要务。迨服药至大便自然通顺时，则病愈过半矣。"其进一步确定了肝、大肠病因病机方面的相互关系及治疗方法，提示临床中治疗肝病宜注重疏通大肠。从肠论治肝病，可追溯到《素问·病能论》。其中记载的生铁落饮，主治郁怒伤肝而癫狂者。该方以金箔为衣裹丸，通腑降浊而治肝，是对生铁落饮以金制木法的发展，体现了"肝与大肠相通"的理论。另外，《伤寒论》第106条文中，采用桃核承气汤治疗下焦蓄血证，症见神志如狂，甚则烦躁谵语。该方以大黄为君药，配以芒硝、桃仁，通过通腑泻热而治疗狂证。服后微利，使蓄血除，瘀热清，而邪有出路，诸症自平。其用药及给药方法上均体现了"肝与大肠相通"理论。现代研究指出：减少肠源性毒物生成及吸收是治疗肝性脑病重要的治疗策略之一。采用泻下通便法保留灌肠治疗肝性脑病，往往取得良好疗效。出自《备急千金要方》的犀角散，方中用生大黄疏通大肠，降泄浊气，使湿热疫毒"上不得越，下不得泄"的病理机制得以改善，现已作为治疗肝衰竭前期的主方。"肝与大肠相通"的原理在针刺灸法方面也有着广泛的应用，在临床治疗中取得了良好疗效。如选取手阳明大肠经上的合谷穴针刺对于互通的足厥阴肝经的主治或循行部位的疾病——头痛、中风等有特效。钱文中通过分析总结"肝与大肠相通"理论，在该理论指导下取经选穴，运用针灸在治疗痹证、腰痛、眩晕方面获得了较好疗效。

2. 从肝治疗大肠系疾病　清代周学海《读医随笔》言："凡脏腑十二经之气化，皆必藉肝胆之气以鼓舞之，始能调畅而不病。""医者善于调肝，乃善治百病。"可见肝在人体脏腑中具有重要作用。唐宗海指出："大肠传导全赖肝疏泄之力，以理论则为金木交合，以形论则为血能润肠，肠能导滞之故。所以肝病宜疏通大肠，以行其郁结也。大肠病如痢症、肠风秘结、便毒等症，皆宜平肝和血润肠，以助其疏泄也。"说明二者治疗上息息相关，即肝病可从大肠而论，大肠病亦可从肝治，为临床治疗提供了一种新的思路。现代研究发现，从肝论治慢性泄泻，取得了满意疗效。谢宝慈根据其 30 余年的临床经验的积累，总结出三个治疗痔病的经验方，分别为活血化瘀方、乙字汤、槐花散。三方中均含疏肝和凉肝两法，用药上体现了从肝治痔之法，疗效独特。从肝治痔之法亦是对肝与大肠相通的佐证。张之文教授从肝与大肠相通论治炎症性肠病，疗效显著。胡珂等辨证施用疏肝理气法治疗便秘型肠易激综合征，获得了良好的临床疗效。现代医家基于"肝与大肠相通"理论，在针灸临床治疗时，从肝入手治疗大肠病，例如针刺肝经原穴太冲治疗气秘有较好疗效。

综上所述，肝与大肠相通，并非穿凿附会之论，而是确有其理。肝与大肠相通其隐义就是：肝寄腑于大肠，借道大肠而降气泄浊。生理上因与肝相表里的胆无法为肝降泄浊气，故肝利用大肠，借道大肠以之代替胆而行降泄浊气之功能。肝与大肠因而相通，二者生理功能相互促进，肝气疏泄正常有利于大肠降泄浊气、排出糟粕及维持大肠的位置和结构正常；大肠为关，其开阖正常同样利于肝的疏泄、谋虑、藏血等一系列生理功能正常。病理上，肝之浊气下攻，大肠关门不收则泄利发作，日久魄门不敛，肝气过泄而致脱肛；若大肠关门收闭，肝郁化火灼伤肠津而成便秘，郁火攻筋，又成痔疮，火盛动血又肠风下血。大肠不利，浊阴不降，化火生风夹浊循肝经上脑则中风癫狂诸疾生。治疗上利用"肝与大肠相通"之论，根据情况调肝而治大肠、调大肠而治肝，或两调肝与大肠。

十四、肝主升

"升"本义有二：一是指用来计量的容器。如《说文解字》曰："升，十合也。"二是表示向上、升起之义，如《周易》中解释为"聚而上者谓之升"，说明"升"这一动作包含了聚合、向上之义。而《广韵》对其解释更为直观："升，日上。本亦作昇。"《诗经·小雅·天保》亦有"如日之升"之句。由此可见，"升"主要表示一种向上的动态过程，为太阳升起之象。

1. 肝主升发之气的来源 "肝主升发"是肝的重要生理特性之一。其理论源于《素问·诊要经终论》："正月二月，天气始方，地气始发，人气在肝。"《素问·玉机真脏论》曰："春脉者肝也，东方木也，万物之所以始生也。"《素问·阴阳类论》曰："春甲乙青，中主肝，治七十二日，是脉之主时，臣以其脏最贵。"

肝主升发，喜条达，肝脏升发之气来自肾中之精气，肾乃生气之源，为先天立命之基，主先天之气，先天之本在肾也。生命之初，来自先天之精。先天之精产生先天之元气，先天之元气分化为元阴和元阳，藏在肾中成为脏腑阴与阳之根本。古人曰："肾有精室，是曰命门，为天一所居，即真阴之府。精藏于此，精者即中之水也，气化于此，气即阴中之火也。"出生以后，脾胃摄入的水谷精气与肺吸入的清气所形成的"后天之精"经脏腑气化后的剩余部分也藏之于肾，以充养肾脏的先天之精气。《素问·上古天真论》曰："肾者主水，受五脏六腑之精而藏之。"因此，肾中精气包含先天之精和后天之精，对脏腑各组织器官具有滋养濡润和温煦推动的作用，概括为肾阴和肾阳两方面。就肝肾关系而讲，二者同居下焦，经脉相连，肝脏受肾中精气的滋养濡润和温煦推动。肝肾之阴共同涵养肝木之阳气，勿使升腾太过不及的亢逆。《临证指南医案》曰："肝为风木之脏，因有相火内寄，体阴用阳，其性刚，主动主升，全赖肾水以涵之……"因此，肝脏升发之气的特点为徐徐上升而非直冲上逆。

2. 其对调节气机升降出入的意义　肝主升发，达中土，协脾胃运化；助肺降，纵贯气机；济心火，升发原气。肝主升发主要体现在肝调节人体气机方面。气机就是气的运动。气是构成和维持人体生命活动的最基本物质，其运动变化是生命的基本特征，升降出入是气的运动形式。《素问·六微旨大论》说："出入废则神机化灭，升降息则气立孤危，故非出入则无以生长壮老已，非升降则无以生长化收藏。"机体脏腑经络等的生理活动全赖于气的升降出入，气的升降出入既是生命活动的内在机制，也是生命活动的根本标志。脏腑只有在气的升降出入运动中才能完成人体各项生理功能。肝之疏泄具有通达全身的作用，其主升主动的生理特性对于气在人体的疏通流畅、保持气机的升降出入起着重要的调节作用。正如《读医随笔》中所说："肝者，贯阴阳，统血气，居贞元之间，握升降之枢者也……世谓脾为升降之本，非也。脾者，升降所由之径；肝者，升降发始之根也。"

3. 肝主升的生理效应　肝主升发之气，就是将肾脏精气上输至肺、脾、心诸脏，升发五脏清阳。五脏清阳升发则六腑浊阴得降，气机升降相因，循环无端而气化无穷。一阳发生之气，起于厥阴，而一身上下，其气无所不乘。肝和则生气发育万物，为诸脏之生化。肝主升发是指肝具有升发生长，生机不息之性，有启迪诸脏生长化育之功。春气属木，春时大气温升，升气旺于东方，故东方属木气。木者，水中火气由封藏而升泄之气也。春三月阳气始发，内孕生升之机，凡物之五化皆因于春之生气乃有生长化收藏之变，生气和则五气皆平。五季之气五脏应之，其合于肝。肝气通于春，春木内孕生升之气，以春木升发之气而类肝，故称肝主升之气。肝气升发则生养之政可化，诸脏之气生生有由，五脏安定，生机不息也。人身十二经络，六升六降，升的主力在肝木，降的主力在肺金，升降的枢纽在脾胃土气。历代医家从肝的阴阳五行属性、五运六气等方面阐述肝主升发的生理特性，并且从生理的角度论述肝主升发对于机体正常的作用以及这种生理特性失调而导致的病理改变。

4. 肝主升的病理及治则　肝主升的病理包括升发太过和升发不及两种表现：升发不及，则气机郁结，情志抑郁；升发太过，则阳气上亢，急躁易怒。《内经》提出了"肝欲散，急食辛以散之，用辛补之，酸泻之""肝苦急，急食甘以缓之"的治肝原则。其中酸、辛是指药物的五味，酸补是用酸味的药去补助肝体，酸泻是用酸味的药物去收敛肝用之过，二者一言体一言用，从两个角度去针对肝之病证。辛补是指顺应肝气发之，辛散是指疏泄肝气之过，甘缓是指用甘缓以建中气使肝病不能传脾。

综上，肝与四季的"春"相应，春不仅具有阳气的上升的特点，更象征着生命的开始。肝主升，蕴含生生之机，肝主升，调节气机升降出入，对于五脏的功能有重要的作用和意义。

十五、恶血归于肝

"恶血归于肝"之论，首见于金代李杲的《医学发明》。其曰："夫从高坠下，恶血留于内，不分十二经络，圣人俱作风中肝经，留于胁下，以中风疗之。血者皆肝之所主，恶血必归于肝。不问何经之伤，必留于胁下，盖肝主血故也。"这里的恶血指瘀血，即离经之血或血运不畅阻滞于经脉及脏腑内的血液。《灵枢·邪气脏腑病形》云"有所堕坠，恶血留内"。明代李中梓《医学入门》说："凡损伤，专主血论，肝主血，不问何经所伤，恶血必归于肝，流于胁，郁于腹而作胀痛。"清代吴谦《医宗金鉴》云："凡跌打损伤、堕坠之证，恶血留内，则不分何经，皆以肝为主。盖肝主血也，故败血凝滞，从其所属，必归于肝。"

要了解肝与瘀血的关系，我们必须明白肝的结构、位置及它与相邻脏器之间的关系。肝呈不规则的楔形，肝的大部分位于右季肋区和腹上区，小部分位于左季肋区，肝的前面大部分被肋所掩盖，仅在腹上区的左、右肋弓之间有一小部分露于剑突之下，直接与腹前壁相接触，故此区疼痛我们应联想到与肝相关的疾病。肝右半部膈面邻右肋膈隐窝与右肺底，脏面与右肾上腺、右肾、十二指肠上部及结肠右曲相邻；肝左半部膈面借膈邻心的膈面，后缘近左纵沟处贴邻食管，脏面与胃前面小弯侧相邻。故肝病可能与这些相邻脏器有关。而中医学认为，肝之经脉贯脂而上注于肺，二者有一定联系，肝气升发，肺气肃降，关系到人体气机的升降运行。若肝气上逆，肺失肃降，可见胸闷喘促。肝火犯肺，又可见胸胁痛、干咳或痰中带血等症。肾藏精，肝藏血，肝血需要依赖肾精的滋养，肾精又需肝血不断的补充，两者是互相依存，互相资生。肾精不足，可导致肝血亏虚。反之，肝血亏虚，又可影响肾精的生成。若肾阴不足，肝失滋养，可引起肝阴不足，导致肝阳偏亢或肝风内动的证候，如眩晕、耳鸣、震颤、麻木、抽搐等。肝藏血，脾主运化水谷精微而生血。如脾虚影响血的生成，可导致肝血不足，出现头晕、目眩、视物不清等。肝喜条达而恶抑郁，若肝气郁结，横逆犯脾，可出现腹痛、腹泻等。由此可见，中医学与西医学都承认肝与其他脏器之间存在关系。

1. 肝与瘀血 《血证论》云："肝主藏血……则以肝属木，木气冲和条达，不致遏郁，则血脉得畅。"此即说明肝脏功能正常，血运亦畅，反之，血液循环紊乱，产生瘀血。李杲《医学发明》云："夫从高坠下，恶血留于内，不分十二经络，圣人俱作风中肝经，留于胁下，以中风疗之。血者皆肝之所主，恶血必归于肝。不问何经之伤，必留于胁下，盖肝主血故也。"
此段阐述了恶血留内归于肝的病理机制，认为败血凝结，必留
胁肋下，恶血必归于肝。

首先，这与它和全身血液循环的关系密切相关。肝的血液
供应十分丰富，下面分别对肝内和外血供进行叙述。

结构上，肝的基本结构单位是肝小叶，由肝被膜将肝实质
分隔而形成，呈多面棱柱状。每个肝小叶的中轴有一条纵贯肝
小叶的中央静脉，肝细胞以中央静脉为中心向四周呈放射状排
列，形成肝板。肝板间不规则间隙称为肝血窦。相邻肝细胞间
可见胆小管。

（1）肝内：血液循环如下：

肝门静脉→小叶间静脉 ⎱
⎰ 肝血窦→中央静脉→小
肝动脉→小叶间动脉 叶下静脉→肝静脉

循环中任一环节阻塞都可能引起肝内瘀血。

（2）肝外：在肝外，由腹腔干的三大分支之一肝总动脉提
供富含营养和氧气的动脉血。而肝门静脉系提供丰富的营养滋
养肝，是肝的功能血脉。它由肝门静脉及其属支组成，而肝门
静脉多由肠系膜上静脉和脾静脉在胰颈后面汇合而成。其属支
包括肠系膜上静脉、脾静脉、肠系膜下静脉、胃左静脉、胃右
静脉、幽门前静脉、胆囊静脉和脐周静脉等。这些静脉收集盆
腔消化道（包括食管腹段，但齿状线以下肛管除外）、脾、胰
和胆囊的静脉血。正常情况下，肝门静脉系与上下腔静脉系之

间的交通支细小，血流量少。肝硬化、肝肿瘤、肝门处淋巴结肿大或胰头肿瘤等可压迫肝门静脉，导致肝门静脉回流受阻，此时肝门静脉系的血液经上述交通途径形成侧支循环，通过上、下腔静脉系回流。侧支循环一旦失代偿时，可引起收集静脉血范围的器官瘀血，出现脾肿大和腹水等症状。由此可见，肝在全身血液循环中占据着极其重要的作用。

此外，肝脏在淤血与抗凝系统，TXA_2-PGI_2 平衡系统调节中起到极为重要的作用。肝脏合成的纤维蛋白原、凝血酶原有凝血作用，而纤溶酶原有抗凝作用，其余的凝血因子、维生素 K 参与凝血，且肝还能消除纤溶致活物，通过这些因素调节机体凝血和抗凝作用的动态平衡，以维持血液的正常运行。另外 TXA_2-PGI_2 系统在调节血小板功能，维持血管张力及血管壁完整性方面有重要作用。若失衡，血小板聚集，异常血管痉挛，形成瘀血。因此，肝在瘀血产生中起着极为重要的作用。

2. 肝病与瘀血　肝病与瘀血在病理上互为因果，例如，肝气郁滞日久必成瘀而致病。同样，由邪气滞留可产生瘀血，亦影响肝的疏泄而致病。肝脏内还有相当于毛细血管的肝窦，连同门脉系统容纳全身血液的 50%，血液量占心搏出量的 25%，故肝脏受损时，肝组织微循环有不同程度的障碍，肝血窦瘀血，出现各种脏器血流量、血容量及各种微循环的改变而产生瘀血，出现各种临床表现，例如蜘蛛痣、肝掌、肝脾肿大、胃肠瘀血、腹水等。其中与瘀血有关的常见肝病如下：

（1）黄疸：关幼波指出"黄疸为病在瘀血"，并强调"治黄必治血，血行黄易却"。《伤寒论》认为郁热日久可致"瘀血发黄"。运用现代科学技术检查发现黄疸患者全血黏稠度增高，红细胞和血小板电泳时间延长，微循环检测可发现，微血管血流减慢，管袢减少等瘀阻征。这些症状与西医学所定义的瘀血密切相关。当患者在经活血化瘀治疗后，瘀血症状明显改善，患者血清胆红素明显降低，所以说，黄疸与瘀血有关。

（2）肝硬化：中医学认为，本病多由情志郁结、外感毒邪、内蕴湿热或嗜酒成瘾等伤肝，肝失疏通，气滞血瘀，肝脉瘀滞，络道阻塞，可见肝掌、蜘蛛痣、肝脾肿大、舌紫暗等症。这说明肝硬化与瘀血有关系。从现代病理和组织结构上分析，由于肝细胞弥漫性变性、坏死，纤维组织增生和肝细胞结节状再生，这三种病变反复交错进行而导致肝小叶破坏，中央静脉缺损，小胆管增生，从而使得肝血窦闭塞或窦周纤维化，假小叶压迫小叶下静脉，发生门静脉压力升高而出现以下症状：瘀血性脾大，腹水，胃肠瘀血水肿，侧支循环形成。西医学也认为肝硬化与瘀血密切相关。有实验观察活血化瘀药治疗血吸虫肝硬化动物模型的切片，发现结缔组织减少，纤维细胞有融合现象，细胞界限消失，呈玻璃样变，肝小叶间动脉、门静脉分支及肝窦、中央静脉等小血管均有明显扩张。可见，肝硬化时肝内有不同程度瘀阻，因此，肝硬化与瘀血密切相关。

3. 肝病治瘀 临床上凡损伤后，若因瘀积日久火化，或因伤情动怒，肝火炽盛，可致血热错经妄行，可见面赤、目赤、呕血、衄血等。治宜龙胆泻肝汤合犀角地黄汤以泻肝火，凉血化瘀止血。素体虚弱，恶血归化无力，或久伤瘀血未尽，已伤肝体，新血不生，则影响肝生血。临床可见两目昏花、筋肉拘挛、屈伸不利等症。治宜补肝汤、四物汤之属以补肝血。恶血伤肝，肝失条达气机不利则影响肝的疏泄功能，可见情志忧郁、疑善虑、性躁多梦、头晕目眩，或胸痛，或胁肋痛，或少腹痛，或阴痛，或纳呆、口苦等症。治宜用小柴胡、逍遥散之类，以疏调肝气，使瘀血归化畅利。

十六、肝左肺右

"肝生于左，肺藏于右"之说出自《素问·刺禁论》。《素问·刺禁论》将五脏部位描述为"肝生于左，肺藏于右，心部于表，肾治于里，脾为之使，胃为之市"。若从字面与现代解剖学结构上的理解，简单地认为"肝左肺右"是对中医"左肝右肺"内涵的误解。隋代杨上善是对《内经》"肝生于左，肺藏于右"之说最早注解的。杨上善在《黄帝内经太素》中解释说："肝生于左：肝者为木在春，故气生于左。肺藏于右：肺者为金在秋，故气藏于右也。肝为少阳，阳长之始，故曰生也。肺为少阴，阴藏之初，故曰藏也。"显然杨氏以四时特性比类解释"肝生于左，肺藏于右"是从另一角度来窥视《内经》理论的。唐代王冰赞同杨氏之说，其注曰："肝象木，王于春，春阳发生，故生于左也；肺象金，王于秋，秋阴收杀，故藏于右也。"清代马莳解释说："肝象木，木主东方，故肝生于左。肺象金，金主西方，故肺藏于右，虽其形为五脏之华盖而其用则在于右也。肝为少阳，阳主于生。肺为太阴，阴主于藏，故曰藏。"高士宗在《黄帝内经素问直解》中说："人身面南，左东右西，肝主春生之气，位居东方，故肝生于左。肺主秋收之气，位居西方，故肺藏于右。"从马莳、高士宗的注解来看，其观点与杨上善、王冰的观点是一致的，但马莳提出了一个体用关系，显然这是从生理学角度去理解的。其后医家对"肝生于左，肺藏于右"之说大加发挥，主要从气机升降角度加以解释，如元代滑伯仁《十四经发挥》谓："肝之在脏……其治在左。其脏在右胁右肾之前，并胃著脊之第九椎。"左侧东方，阳气为升发，在脏为肝；右侧西方，阴气为肃降，在脏为肺。肝为阴中之阳，肺为阳中之阴。《素问·阴阳应象大论》"左右者，阴阳之道路也"从阴阳学说的角度说明阳气从左上升，阴气至右下降，阳升阴降，左右为其道路。根据天人相应的理论取象比类，将自然界阴阳二气运行规律联系到人体脏腑气化，故肝气主升，生发于左，肺气主降，肃降于右，故而形成了"左升右降"的概念。这很好地解释了肝的解剖部位虽然不在左，但它的功能在左，肝之气行于左；肺的解剖部位虽然不在右，但它的功能在右，肺之气行于右。故所谓"肝生于左"并不是指肝本脏所在的部位。

当代医家运用"肝左肺右"思想的临床医案也颇多。如洪流等在治疗肩部疼痛疾病时，结合"左肝右肺"学说，若痛在左肩，属肝，以活血养血、和络柔筋为法，药用川芎、秦艽、鸡血藤、当归等；若痛在右肩，属肺，常以补气荣血、温经通络为法，自拟方药物组成为黄芪、大枣、桂枝、当归等。和永生基于"左肝右肺"学说治疗输尿管结石时，如左侧结石，则结石易阻碍肝气，常应用青皮、橘叶等疏肝理气中药；若右侧输尿管结石，常影响肺气宣降，在基础方排石汤中加入桔梗、紫苏梗等宣降肺气药物。

综上，肝左肺右是指肝气在左、肺气在右，肝属木，为阴中之少阳，主生发之气，旺于东方，东方在左，故其气从左上升，所谓"肝生于左"是也。唯其气从左上升，故为病每见于左，如《难经·五十六难》说："肝之积，名曰肥气，在左胁下，如覆杯，有头足。"肺属金，为阳中之少阴，主收杀之气，旺于西方，西方在右，故其气从右下降，所谓"肺藏于右"是也。唯其气从右下降，故为病亦每见于右，如《难经·五十六难》说："肺之积，名曰息贲，在右胁下，覆大如杯，久不已。"

十七、女子以肝为先天

（一）"女子以肝为先天"的来源

"女子以肝为先天"首见于叶天士的《临证指南医案》，强调了肝对女子的重要性。"先天"是指人体禀受于父母精血所形成的胎元，是人体生命之本原。肾主藏精，藏先天之精，故历代医家都有以肾为人之先天之本义，但其又都认识到肝与女子关系密切。如《内经》中就提及以补益肝脏的药物治疗闭经，反映了女子与肝的联系。《金匮要略》中妇人三篇共涉36方，其中治肝者占11方。其如行气开郁、降逆化痰法，原文云："妇人咽中如有炙脔，半夏厚朴汤主之。"再如养血疏肝、健脾利湿法，原文云："妇人怀娠，腹中疠痛，当归芍药散主之。"其他还有调肝清热、下气降逆，行气活血、通阳散结，温中补虚、暖肝降逆，温经散寒、破结通利，养血安神、清热除烦，和中缓急、养心安神，镇肝潜阳、清热息风等法。宋代陈素庵《素庵医要》治闭经用八法，其中七法从肝。金代刘完素《素问病机气宜保命集》云："妇人童幼天癸未行之间，皆属少阴；天癸既行，皆从厥阴论之。"明代张景岳认为冲脉为月经之本，主张月经病以治血为主，肝藏血，冲脉亦隶属于肝，故月经和肝不可分割。清代傅山《傅青主女科》以女子生理、病理特点及诸病临床表现为主，涉及调肝之法，如疏肝理气法、扶土抑木法、滋水涵木法、清肝泻热法、养血柔肝法等。其对妇人病治疗独特，注重脏腑辨证，尤善从肝论治。清代萧壎认为"大约妇人经闭，由于阴虚火旺，日渐煎熬，津液干涸，以致血枯经闭，当从赵养葵滋水补肝之法"，不同于前人多只从心脾论。其亦重视肝郁，认为室女经闭是由思虑伤心，抑郁伤肝所致。而叶天士在前人的基础上提出了"女子以肝为先天"，在《临证指南医案·奇脉虚》案中云："女科病多倍于男子，而胎产调经为主要。淋带瘕泄，奇脉虚空，腰背脊膂牵掣似坠，而热气反升于上，从左而起，女子以肝为先天也。医人不晓八脉之理，但指其虚，刚如桂、附，柔如地、味，皆非奇经治法。先以震灵丹固之，每服一钱五分。"其并非是否定肾为先天之本，而是进一步强调了肝对女子的重要性，也为后世医家在对女子的认识以及妇科疾病的预防与治疗上提供了参考。

（二）"女子以肝为先天"与肝的生理功能关系

女子以肝为先天，与肝的主疏泄、主藏血两大生理功能密不可分。

1.肝主疏泄　肝主疏泄而喜条达，肝气郁结易产生诸多妇科病证，故疏肝理气对调治妇科病证极具重要性。

2.肝主藏血　肝主藏血司血海，是经血来源的重要保障。《景岳全书·妇人规》云："经血为水谷之精气……凡其源源而来，生化于脾，总统于心，藏受于肝，宣布于肺，施泄于肾，以灌溉一身，在男子则化而为精，妇女则上为乳汁，下归血海而为经脉。"

（1）女子诸多特殊生理特性皆以血为本：女子的经、带、胎、产、乳等特殊生理特性皆以血为本，以气为用，血的生成及功用虽涉及心、脾、肝、肾，却以肝藏血最为重要，肝气的疏泄有协助排泄月经、分泌乳汁、排出卵子、通畅脉络、促进受孕等作用。

（2）循行经络：肝经环绕阴部，由少腹沿两胁上行，女子孕育、生殖、哺乳等方面的病证多发于肝经的循行部位。

（3）女子多"肝病"：①多肝郁之证：女子属阴，相对于男子属阳，女子阴性凝结，易于怫郁，而诸郁不离肝，郁怒伤肝则致肝的生理功能失常，此为妇科疾病的主要病理基础。②多肝血不足之证：因脾胃生化不足，或久病耗血，或失血过多等均可导致肝血亏虚，所以妇女病的特点均可表现为耗精伤血。③多肝郁化火之证：肝郁则气盛，气盛则化火，火性炎上，肝火旺盛，则肝气容易上逆，从而引发女子胸胁胀痛等病证。若肝经湿热下注，亦可见黄带、外阴瘙痒等病证。

由于女子的生理、病理均离不开肝，所以肝失疏泄，气机紊乱，气血失常，冲任不调，常导致妇科疾病，临床常用调肝法治疗。①调肝对月经病的治疗，如对闭经的治疗，《济阴纲目》中提出养肝血、肝气治闭经；唐容川在《血证论》中提出平肝火治闭经等。②调肝对带下病的治疗。③调肝对妊娠病的治疗，包括妊娠恶阻、妊娠腹痛、妊娠肿胀、妊娠痫证等。④调肝对产后病的治疗，如产后三病，叶天士认为：一者血虚汗出，筋病也，是病"痉"；二者阳气郁之，则头晕目瞀，神病也，是病"郁冒"；三者亡津、液亏、胃燥，大肠失润，液病也，是病"大便难"。此三病不同，但亡血伤津则一。在治疗上叶氏善用当归、玄参、麦冬、柏子仁、白芍、沙参、鲜生地汁养血生津治之。⑤调肝对妇科杂病的治疗，包括不孕症、癥瘕、阴痒等。治疗妇科病证，有"少年治肾，中年治肝，老年治脾"之法，肝脏在中年女子病理与治疗上具有重要地位，从肝着手对女子妇科病的预防以及治疗有着充分的理论依据和丰富的临床经验。

笔者认为，女子以肝为先天，在月经来潮至绝经期这段时间中，且在月经期时"女子以肝为先天"这一理论是最恰当时机，因肝为阴阳转化之枢，可调节月经周期变化。

月经是指有规律的周期性的子宫出血，月月如期，经常不变，故有"月信""月事""月水"之称。《素问·上古天真论》中指出"女子二七而天癸至，任脉通，太冲脉盛，月事以时下，故有子"，女子月经的来潮表明已具有生殖能力，是女性青春期到来的重要标志之一。虽说人以肾为先天，肾气充盛，天癸至，月经以来临，但是这与女子月经期以肝为先天并不矛盾。月经是排血现象，血的生成主要源于脾胃运化的水谷之精和肾精，水谷之精和肾精充足则化血有源，既成之血，藏之于肝，依机体所需而运行诸经。肝藏血有支持天癸的作用，即也是支持肾阳的作用，肝肾在五行中是母子关系，故有肝肾同源之说。肝藏血主要体现在肝具有贮藏血液，调节血量，防止出血的功能。月经以血为用，肝血下注冲、任，司血海之定期蓄溢，参与月经周期、经期和经量的调节。历代医家在肝的藏血功能与女子月经方面也有描述，如唐容川《血证论·吐血》云："肝为藏血之脏，血所以运行周身者，赖冲、任、带三脉以管领之，而血海胞中，又血所转输归宿之所，肝则司主血海。"《素问·六节藏象论》谓"肝者，罢极之本……以生血气"。肝不仅是贮血之器，还能生血气。叶天士也认为"肝者，敢也，以生血气之脏也。"《景岳全书·妇人规》云："经血为水谷之精气，和调于五脏，洒陈于六腑，乃能入脉也。凡其源源而来，生化于脾，总统于心，藏受于肝……"女子以血为本，在月经的产生中，肝藏血充足是月经来潮的重要保证。肝主疏泄功能也是月经来去不可缺少的因素，肝的疏泄功能直接影响气机调畅，只有气机调畅，才能保证气血的正常运行，所以肝气舒畅条达，血液才得以随之运行，藏泄适度。在肝气疏泄功能的作用下，肝将所藏之血向外输布，根据机体所需，调节人体各部血量，调节冲、任二脉，控制女子月经来潮。古人云"血随气行，周流不停"，即肝的疏泄和藏血功能正常，气机调畅，气血和调，冲、任盈通，才能保证月经按时来潮，施泄畅通有度。

（三）肝病可致月经病

肝病可致月经病（是月经的期、色、量、质异常，或伴随月经周期所出现的症状为特征的一类疾病），包括肝病独立致月经病和肝病引起他脏病变而致月经病两类。

1. 肝脏独立致月经病　肝气郁结，气滞则血液运行不畅，津液代谢异常，痰湿内生，则脉道不通；肝为风木之脏，"风为百病之长"，善行而数变，外感六淫邪气皆因风而入，风寒邪气入胞宫，与血相搏结，亦可使血壅脉中，经脉受阻，则月事不能按时而下。肝脏功能的正常运转是月经按时来潮的重要保证，故有"调经肝为先，疏肝经自调"之说。《灵枢·五音五味》谓："今妇人之生，有余于气，不足于血，以其数脱血也。"肝体阴而用阳，肝阴血常不足而阳常有余，故各种原因所致之亡血失血皆可伤肝，肝藏血不足，血海空虚，故月事不来。宋代严用和《重订严氏济生方·妇人门》亦有"气之为病，男子妇人皆有之，惟妇人血气为患尤甚。盖人身血随气生，气一壅滞，则血与气并，或月事不调"之说。

2. 肝脏累及他脏而致月经病 中医学认为人体是一个有机的整体，人体以五脏为中心，配合六腑、形体、官窍，通过经络系统的联络作用，形成肝、心、脾、肺、肾五大生理系统，共同维持人体的正常生命活动。中医学运用五行来描述五大生理系统的功能和关系，根据其相生相克关系可知，一脏病变可引起他脏病变，所以肝病也可引起其他脏腑疾病从而导致月经病。这种肝脏病变，不但表现为本脏病变，而且还影响其他脏腑，使其他脏腑发生病变的情况又被古人称为"肝为五脏之贼"。因此，临床上对于月经病的治疗也多从肝论治。

清代著名医家傅山在《傅青主女科》中指出："经水早断，似乎肾水衰涸。吾以为心肝脾气之郁者。盖以肾水之生，原不由于心肝脾；而肾水之化，实有关于心肝脾。"由此可见，闭经的产生主要与心、肝、脾、肾四脏相关。然"五脏以肝为贵"，"凡脏腑十二经之气化，皆必藉肝胆之气以鼓舞之，始能调畅而不病"。肝的疏泄功能正常，则全身气血调畅以维持身体正常运转，若肝脏有病，伤及其本身之外还可上冲犯心、横逆克脾、直逆侮肺、下陷扰肾，五脏皆受其累，从而引起月经病。综上所述，肝所藏之血是经血的重要来源，女子的排卵行经、月经周期的阴阳转化离不开肝的调节，而月经病的产生或为经血乏源失充，或为冲、任脉道不通，故月经病可从肝论治，以养经血，畅脉道，使血海定期溢满，月事按时而下。

以上论述可以看出，月经的来临、行经等相关生理病理都与肝密不可分，所以笔者认为"女子以肝为先天"这一理论在女子月经期时得到了最充分的体现。

十八、肝为语

"肝为语"语出《素问·宣明五气》，其所论"五气所病"是"心为噫，肺为咳，肝为语，脾为吞，肾为欠为嚏，胃为气逆为哕为恐，大肠小肠为泄，下焦溢为水，膀胱不利为癃，不约为遗溺，胆为怒，是谓五病"。就五气所病而言，历代医家对于"肝为语"的认识较多，如高士宗《黄帝内经素问直解》注："语，多言也。"姚止庵《素问经注节解》注："语者，所以畅中之郁也，肝喜畅而恶郁，故为语以宣畅气机之郁。"

（一）肝与"语"有着密切的关系

喉是人的发音器官，与言语密切相关。就经络循行部位而言，"肝足厥阴之脉……属肝络胆，上贯膈，布胁肋，循喉咙之后，上入颃颡……其支者，从目系下颊里，环唇内"（《灵枢·经脉》）。在《灵枢·经脉》十二经脉中，肝经是被明确描述为循经喉咙的经络之一（另有足阳明胃经和足少阴肾经循行经喉），可见肝与"语"有着密切的关系。

（二）肝热可以引起狂言

"肝热病者……热争则狂言及惊"（《素问·刺热》）。张介宾《类经》注："热入于脏……则肝气乱，故狂言而惊。"说明肝热可以引起狂言。

（三）"厥逆在肝""肝气郁"可引起谵语

"厥阴厥逆……谵言，治主病者"（《素问·厥论》）。《黄帝内经素问吴注》云："厥阴主筋……其支者，从目系下颊里，环唇内，故谵语。或曰，肝藏魂，魂失其守，故谵语也。"张志聪《素问集注》："肝主疏泄也，肝主语，谵语者，肝气郁也。"张介宾注："肝藏魂，厥逆在肝，则神魂乱，故言为谵妄。"提示"厥逆在肝""肝气郁"可引起谵语。

（四）"语"的异常可从"肝"论治

"语"可由足厥阴肝病而引起，患者如出现"言语"异常时，临床上可从肝论治。通过药物或其他方式，采用养血柔肝、疏肝理气、清肝泻火、平肝潜阳等治法，调节肝主藏血、主筋、主疏泄、主藏魂等功能，从而来治疗"语"之病证。姚止庵《素问经注节解》在注解"肝为语"时说："语者，所以畅中之郁也，肝喜畅而恶郁，故为语以宣畅气机之郁。"其提示："言语"可作为肝的自我调节形式，通过"言语"的方式，能够宣畅气机而疏解肝郁。"肝郁"与现代多种心身疾病相关，因此，《素问》"五气所病"的"肝为语"理论，在现代中医心理治疗学临床实践中占有很重要的地位，其与现代心理学临床常用的"疏导疗法"有着异曲同工之处。

第三章

肝的病理

一、肝气郁结

肝气郁结证的定义为：肝失疏泄，气机郁滞，以情志抑郁，喜叹息，胸胁或少腹胀闷窜痛，妇女乳房胀痛，月经不调，脉弦等为常见症的证候。其是《中医临床诊疗术语·证候部分》规范的证候名。先秦两汉时期，并未见到"肝气郁结"一词，相关记载主要体现在《内经》中对肝脏的论述，如《素问·脏气法时论》曰："肝欲散，急食辛以散之，用辛补之，酸泻之。"姚止庵注曰："肝何以欲散也？盖肝者木也，木性生发，喜畅而恶郁，故肝郁则病。经曰：木郁则达之。欲散肝郁，莫如用辛，辛既能发散肝郁，是散之即所以补之也。"阐述了肝气容易郁结的生理特性，并提出肝欲散、木郁达的治疗方法，其中"木郁"即指肝气郁结。同篇中还论述道："肝病者，两胁下痛引少腹，令人善怒；虚则目䀮䀮无所见，耳无所闻，善恐如人将捕之。"此处介绍了肝脏虚实证候的临床表现，并未特指某一证型。

时至明代，肝气郁结的证治得以逐渐确立。孙一奎在《赤水玄珠·郁证门》中将肝气郁结简称为"肝郁",并指出其病证及用药:"五脏本气自郁证……肝郁者,两胁微膨,嗳气连连有声,治宜青皮、川芎、吴茱萸。"张介宾《类经》曰"肝郁则气逆,故太息",指出善太息为肝气郁结的表现之一。《景岳全书·杂证谟·胁痛》提出气逆不顺可伤及肝胆,导致郁结伤肝之胁痛:"内伤肝胆,气逆不顺而胁痛者,宜排气饮、推气散、沉香降气散、木香调气散之类主之。若郁结伤肝,中脘不快,痛连两胁,或多痰者,宜香橘汤。"明代《滇南本草》中首次运用了"肝气不舒"这一同义词,并介绍了陈皮等治疗肝气不舒之梅核气的病案:"昔李姓男子患积痰,结核于咽喉中,与梅核相似,喉中有碍,吐咯不出,咽之不下,似有似无,有时阻滞。补注:此因肝气不舒,忧思气郁,结成梅核者,着气动怒即发。"

民国时期,张锡纯《医学衷中参西录》继续沿用肝气郁结、肝气不舒、肝气郁滞等表述,认为柴胡、新拟和肝丸可治疗肝气郁结之症,并列举胁痛、经闭等相关病案。其后,秦伯未在《谦斋医学讲稿》中首次将肝郁作为证的概念,明确了肝郁证的临床表现:"肝郁证系肝气郁结……肝郁症状为抑郁寡欢,多疑善虑,胸膈不畅,并影响心脾,闷闷少食,懒于活动,心慌心怯,失眠多梦。"

肝具有喜条达而恶抑郁之特性。周学海在《读医随笔》中言:"胆木春升,余气从之,故凡脏腑十二经之气化,皆必藉肝胆之气化以鼓舞之,始能调畅而不病。"若肝失于疏泄,致使气机失调，运行不畅，肝气郁结，首先形成气郁。

朱丹溪谓"气血冲和，万病不生，一有怫郁，诸病生焉"，并将郁分为六种，而六郁之中，气郁为先，气郁责之于肝。叶天士《临证指南医案》中对郁的描述是："郁则气滞，其滞或在形躯，或在脏腑，必有不舒之现症。盖气本无形，郁则气聚，聚则似有形而实无质，如胸膈似阻，心下虚痞，胁胀背胀，脘闷不食，气瘕攻冲，筋脉不舒。"周学海《读医随笔》也说："凡病之气结、血凝、痰饮、胕肿、臌胀、痉厥、癫狂、积聚、痞满、眩晕、呕吐、哕呃、咳嗽、哮喘血痹、虚损，皆肝气之不能舒畅所致也。"肝气郁结不舒，进而化火生风，林珮琴言："相火附木，木郁则化火"；"风依于木，木郁则化风。"肝病大家王旭高在《西溪书屋夜话录》中说"肝气、肝风、肝火三者同出异名"，"肝火燔灼，游行于三焦，一身上下内外皆能为病，难以枚举。如目红颧赤，痉厥狂躁，淋秘疮疡，善饥烦渴，呕吐不寐，上下溢血皆是"。可见肝火致病范围之广泛，可累及心、肾、脾、胃等脏腑。《素问·至真要大论》云"诸风掉眩，皆属于肝"。风为百病之长，肝风内动，夹痰阻络闭窍，发为痫病；肝阳化风，风阳上扰，出现眩晕、头痛、震颤等；肝阴血不足，阴虚动风，则出现筋脉抽搐拘挛。肝风为病，多表现有风性善行数变的特点。

二、肝气逆

"肝气逆"之名，首见于《圣济总录》。书中说："肝气逆

则面目多怒，胁下苦满，或时眩冒。"《景岳全书》对肝气逆之
证治进行了概括的论述："过于怒者，伤肝而气逆，肝气逆者，
平之抑之。""若暴怒伤肝，逆气未解，而为胀满，或疼痛者，
宜解肝煎、神香散，或六郁汤或越鞠丸。"还有不少古代医书
如《内经》《诸病源候论》等也有关于肝气逆的论述。可见，
肝气逆是客观存在的，是肝的主要病变之一。《灵枢·论勇》
曰："怒则气盛而胸张，肝举而胆横，眦裂而目扬。"《素问·生
气通天论》补充说："大怒则形气绝，而血菀于上，使人薄厥。"
张景岳《类经》中断言道"肝气多逆"，确释其含义之所在。
可见，肝逆证多因情志过极（如暴怒伤肝）致肝气暴涨，肆虐
横逆而成其性亢奋，证以肝气冲逆、急速化火为特点。其病理
本质为气机逆乱，主要表现在本经气机逆乱和横逆侮土两方
面。病初即见明显热象、火象。

肝逆证病机关键为肝气疏泄太过，功能增强，作用太甚，
气的升发显现太强，下降不及，病起自本脏本经部位，后循经
扩散延及胸膺、颠顶，下及前阴等处，以两胁及小腹最为明
显，且易干犯他脏为病，表现出上冲横逆、窜下等诸多病证。
其临床以胸胁胀满，闷痛连及少腹为主要表现。若影响脾胃则
见腹胀嗳气、呃逆、恶心呕吐；上冲于脑则头目胀痛、面红目
赤、烦躁易怒。又因肝气常有余，"气有余便是火"，外显一派
肝火上炎之实热证候的同时，还可变生出一派冲心、犯肺、扰
肾等之病证。

可见，肝失疏泄则变见肝病逆证。对此秦伯未一针见血

地指出:"肝气横逆是气的作用太过,肝气郁结是气的作用不及,根本上有所不同。"而其所见症状也各具特色,如肝逆证的精神症状为烦躁易怒,而肝郁证为精神抑郁、意志消沉、闷闷不乐;肝逆证的胸胁胀痛急、显、短,而肝郁胀痛缓、轻、长,且随嗳气肠鸣、矢气后症减;木克土的消化系统表现为胃气上逆所致的腹胀、嗳气、恶心呕吐、呃逆;木不疏土的消化系统症状表现为脾失健运所致的腹胀、便溏、纳差、食少;肝逆证尚可冲心、犯肺、扰肾变生种种变端,肝郁证则无这么多变化。但二者皆可化火,其不同之处在于:前者为气火、实火,化火急速,以病情急暴、火邪有余、冲激炎上为病理特点,以头面部火热症状为主要表现;后者为郁火,化火缓慢,以火热(相火)郁于内未形于外,未见冲激上逆为特征。故张锡纯《医学衷中参西录》曰:"肝主疏泄,中藏相火,肝虚不能疏泄,相火即不能逍遥流行于周身,以致郁于经络之间,与气血凝滞而作热作疼。"肝逆证易发展成为肝火上炎证又称肝实火证。"肝火"乃肝气横逆之热象,此火无处不到,无处不在,一旦发病则起病急,症状突显,异变迅速。衍生他证,如上炎清窍、内扰胸腹、扰魂、充斥三焦,出现犯肺、扰心、伤脾、灼肾、迫肠、动血、耗阴、生风等诸多病证。对此王旭高曾言:"肝火燔灼,游行于三焦,一身上下内外皆能为病,难以枚举。如目红颧赤,痉厥狂躁,淋秘疮疡,善饥烦渴,呕吐不寐,上下血溢皆是。"初期多实证(肝火上炎),中后期以本虚标实(肝阳上亢)、虚证(肝肾阴虚)或虚实夹杂(肝风内动)

证多见，故肝气逆证常被看作肝病其他证候的前驱证候和前奏阶段。

三、肝气乘脾

《金匮要略》曰："夫治未病者，见肝之病，知肝传脾，当先实脾。"根据五行相克的原理，脾土为肝木所胜，可见肝病易累及脾胃。肝主疏泄，调节气机；脾主运化，脾升胃降维持全身气机平衡。肝脾调和即可使二者生理功能相互为用，肝疏泄有度即可助脾胃运化有常。正如《素问·宝命全形论》所言："土得木而达。"相反，脾胃运化如常，肝得脾胃之精所养，则其疏泄功能条达。《血证论》云："木之性主于疏泄，食气入胃，全赖肝木之疏泄之，而水谷乃化。设肝之清阳不升，则不能疏泄水谷，渗泻中满之证，在所不免。"当肝之疏泄不及，累及脾胃致水谷不化，"中满之证"易成食郁。若肝失疏泄，郁而乘脾，脾虚而痰湿失于运化，聚湿成痰，上蒙清窍，甚或痰郁化热，扰于心神，气、湿、痰、火多郁而互结。肝藏血而脾统血，若肝郁而脾气弱，无以化生、贮藏血液，肝脾不调，终将与血虚相关，至此肝郁、血虚、脾虚三者互为影响，均可致郁。

四、肝胃不和

肝胃不和，指肝气犯胃而致胃失通降的病理现象。其临床表现为胁肋胃脘胀痛，泛酸，呕吐或嘈杂，嗳气，纳食减少，烦躁易怒，脉弦，舌苔黄，亦称肝气犯胃。

肝气犯胃见症中，又觉咽部如异物梗阻，胸闷，妇女乳房及少腹胀痛，情志抑郁而脘痛不显者，称为肝郁气滞（肝气郁结）；肝气犯胃见症中，若脘痛不甚，大腹痛甚而便泻，食少作饱，痞满而闷，或腹中雷鸣，肢倦乏力，苔薄白，脉象弦滑者，称为肝脾失调（肝气乘脾）。

肝气犯胃、肝郁气滞、肝脾失调三证，患者自觉症状的部位均在脘腹胸胁，患者所苦，不外乎胀痛痞闷，其脉多兼弦，推其因多与情志有关。至于三证之分辨，一是以胃脘部见症为主的称肝气犯胃；二是就肝经循行部位见症的称肝郁气滞，三是因脾主大腹，故以腹部症状为主的则称肝脾失调。肝胆属木，脾胃为土，此三证同属土木关系失调所致，似可统属于肝胃不和的范围。

广义的肝胃不和，其病机均离不开肝气为患。肝气何以生？精神刺激为主要因素之一，故患者多为成年人，尤以女性居多，幼儿则甚少。禀性刚强者，虽无精神刺激也易动肝气。偏嗜辛辣或饮食不节（洁），脾胃壅滞，妨碍肝性条达，皆会产生肝气致病。所以，肝气的成因又并不局限于情志。肝郁者，抑而不伸之义也，肝木具生生之气，木郁则土郁，不能仅视为忧郁之郁。肝气太旺，常导致脾胃虚弱而发生肝气乘脾犯胃的证候。肝气亢盛，气有余便是火，易伤肝阴，故肝气久郁可转化为肝肾阴虚和胃阴虚。

胃主降纳，水谷得以下行，脾主升运，水谷之精微得以输布全身，脾胃共同完成消化吸收之任务，但同时还需要肝胆的疏泄作用才能维持其正常功能。肝主藏血而不能自生血，依靠脾肾运化营养物质以化生血液。若脾虚不运，影响血的生成则肝血不足。脾虚致使肝血不足，肝体失于柔和者为虚证；气旺而耗伤肝阴者多为虚实互见证。

五、木火刑金

肝属木，肺属金，肝气左阳升发，肺气右阴肃降。《素问·咳论》将肝气冲逆犯肺引起的咳嗽称为"肝咳"。《知医必辨》中云："肝气太旺，不受金制，反来侮金，致肺之清肃不行，而呛咳不已，所谓木击金鸣也。"汪昂《医方集解》中也云："肝者将军之官，肝火上逆，能烁心肺，故咳嗽痰血也。"朱丹溪立咳血方用以治疗木火刑金之咯血。

肝与肺的生理关系主要表现在升发和肃降上。《素问·刺禁论》曰"肝生于左，肺藏于右"，这是对肝肺功能相关性的最佳诠释。肝气从左升发，肺气从右而降，肝升肺降，升降协调，共同维持着全身气机的调畅，气血的调和有着"龙虎回环"之称。此外，肺气充足，肃降正常，有利于肝气升发；肝主疏泄，升发条达正常，也有利于肺气肃降。二者既彼此制约，又相互为用。病理上，若肝郁化火、上炎或肝气上逆，可耗伤肺阴，使肺气肃降失常，而出现咳嗽、咯血、胸闷、胸痛等一系列临床表现，或称"木火刑金""木旺侮金"。若肺失清肃，燥热内盛，亦可耗伤肝阴，临床出现肝阳上亢证，如头痛、烦躁易怒、眼睛干燥、胸胁胀痛等表现。

六、肝脾不调

肝脾二脏生理上相互协调，相互为用。脾为阴土，主运化，其性阴凝板滞；肝为刚脏，体阴而用阳，其性疏泄条达。故肝只有对脾加以正常之疏泄，脾才不壅不滞，健运如常，称为"肝木疏脾土"。反之，肝之疏泄条达又有赖于脾运化之水谷之精以滋养，方能刚柔相济，体阴而用阳，称为"脾土营肝木"。为此，肝脾在病理上亦相互影响，相互传变，形成肝脾不调。肝气之亢与郁，脾气之虚与实，肝脾为病之主从之别，其证治则有殊之处。肝脾不调常见之肝旺乘脾、肝郁脾滞、脾虚肝贼、脾壅肝郁四证，以下简要论述。

1. 肝旺乘脾　此乃肝气亢奋，疏泄过度的表现。肝旺横逆而克伐脾土，乘脾则致脘腹胀满、腹痛、腹泻、情绪急躁易怒、胸胁胀痛等。其应当责之于肝。治以抑肝为主，扶土为辅，即"泻肝实脾"之法。用药多选酸敛潜降之品，以敛抑过亢之肝气。如白芍、乌梅酸敛之，牡蛎镇抑之，折亢势，缓横道，抑有余。

2. 肝郁脾滞　此乃肝气抑郁，疏泄不足，致脾运化不及，症见情绪抑郁、闷闷不乐、胸胁苦满、不思饮食、脘腹胀闷、嗳气、太息等。其亦主要责之于肝，即"木不疏土"。其治以悦肝理脾为法，多选用疏通畅达肝气之柴胡、香附、薄荷、紫苏叶、麦芽等，取其辛香发散，升发肝脾，悦肝助脾，并可适当配用入血分之当归、川芎，使血行气畅。

3.脾虚肝贼　此乃脾土不足，致肝木乘之，症见纳呆、倦怠乏力、便溏、胸胁胀闷、脉弦缓而弱等。其治以补脾为要，调肝为助，即"扶土抑木"之法，方如柴芍六君子汤。

4.脾壅肝郁　此乃脾土壅滞反侮肝木，致肝气郁结，症见脘闷腹胀、胁肋胀满或黄疸等。其主因责之于脾，即"土壅木郁"。其治以启脾为主，疏肝为辅，即"土壅发之""木郁达之"之法，方如小柴胡汤。

七、木旺克土

《灵枢·五邪》中说："邪在肝，则两胁中痛，寒中，恶血在内，行善掣，节时脚肿。"病邪在肝，不但发生肝自身的病变，根据肝传脾的理论，肝实还会传之于脾，故除了两胁疼痛外，还会出现脾胃受损的症状。本条指出的寒中，就是指肝木乘脾。由于木旺土虚，中焦寒气偏胜，瘀血留滞在内，出现关节在行走时疼痛且时有脚肿等症状。肝属木，其母为水，其子为火，木处于水火之间，水属阴，火属阳，肝为阴尽阳生之脏，肝以血为体，以气为用，气属阳，血属阴，肝则处于阴阳之中。正由于这些生理上的特殊性，在病理上肝气则可从寒化、从热化、从寒热错杂化以乘脾犯胃。《素问·经脉别论》云："食气入胃，散精于肝，淫气于筋。"食物入胃，经过消化把一部分精微输散到肝脏，滋养着全身筋络。如果脾胃失健，肝失滋养，则肝气横逆，从而产生肝胃（脾）互郁的症状，正如杨时泰在《本草述钩元》中说："肝又以湿土为化源，脾气虚则肝之化源病，而风气不达，木还乘土而郁于地藏矣。"中气亏虚，肝木乘土早在仲景的著作中已引起重视。

《素问·平人气象论》云"脾见甲乙死"。《灵枢·经脉》曰："足太阴气绝者……甲笃乙死，木胜土也。"《黄帝内经素问》是从诊真脏脉而言的。如果脾之真脏脉出现，至甲乙二日将发生病危。其所以病危者，正如王冰所说："甲乙为木，克脾土也。"《灵枢经》从经气的盛衰而言，一旦足太阴脾经的脉气竭绝，经脉就不能输布水谷精微以营养肌肉。这种患者，逢甲日转变重笃，逢乙日死亡，因为甲乙属木，脾属土，木克土故也。《素问·气交变大论》说，如果"岁木太过，风气流行，脾土受邪"时，见到"冲阳绝者死不治"，这是由于"木气胜而土气绝"的缘故，故亦是危重之候。诊冲阳脉对判断脾气的盛衰颇有意义。姚止庵说："冲阳，足阳明胃脉也，在足跗上动脉应手。土不胜木，则脾胃气竭而冲阳绝，故死不治。"木气胜、土气绝通常是土虚木乘恶化而成。《金匮要略》就有胃反证见"脉紧而涩，其病难治"的记载。又如《续名医类案》姚某痢疾，过用消克之剂，终因木气太甚，胃气绝而无救。以上均是由于"土败木贼，肝气日横，脾胃日败"，所以"延至不救者多矣"。

八、肝血不足

血液是神志活动的物质基础，如果人体血液供应充足，肝藏血功能正常，魂就有所舍，神志活动就有物质保障，如《灵枢·天年》记载："血气已和，营卫已通，五脏已成，神气舍心，魂魄毕具，乃为成人。"《灵枢·平人绝谷》又说"血脉和利，精神乃居"，《灵枢·营卫生会》"血者，神气也"。张介宾也认识到魂必须要有充分的血液循环供给营养物质，他在《景岳全书》中云："以至滋脏腑，安神魂……凡形质之所在，无非血之用也。"

　　许叔微认为肝为血海，寄神舍魂，以清净疏达为宜；若肝脏虚惫，复为邪所干，则魂不附体而常寤不寐。他在《普济本事方补遗》中谈道："肝经因虚，邪气袭之，肝藏魂者也，游魂为变。平人肝不受邪，故卧则魂归于肝，神静而得寐。今肝有邪，魂不得归，是以卧则魂扬若离体也。"清代黄元御明确指出了血液有濡养功能，特别是濡养神魂的功能，在《四圣心源》中云："肝藏血，肺藏气，而气原于胃，血本于脾……气统于肺，凡脏腑经络之气，皆肺气之所宣布也，其在脏腑则曰气，而在经络则为卫。血统于肝，凡脏腑经络之血，皆肝血之所流注也，其在脏腑则曰血，而在经络则为营。营卫者，经络之气血也。"

　　血液既有营养全身和滋润全身的生理作用，又是人体精神活动的物质基础。《景岳全书》云，"盖其源源而来，生化于脾，总统于心，藏受于肝，宣布于肺，施泄于肾，灌溉一身，无所不及"，"以至滋脏腑，安神魂……凡形质之所在，无非血之用也"。《诸病源候论》云"肝之神为魂，而藏血"。《灵枢·平人绝谷》说"血脉和利,精神乃居"。唐容川说"昼则魂游于目而能视,夜则魂归于肝而为寐"。他在《血证论·卧寐》中指出:"寐者,神返舍,息归根之谓也。"以上论述均指出如果血液供应充足,神志活动正常,就不会发生失眠。肝藏血的生理功能正常,使四肢、脑得以营养,是保证睡眠正常的基本条件。血不舍魂,则寐难安稳。《丹溪心法》云:"气血冲和,万病不生,一有怫郁,诸病生焉。故人身诸病,多生于郁。"肝藏血、主疏泄、喜条达,其功能正常,对气血疏导与调畅发挥着重要的作用,使神魂有主,睡眠安稳。若肝失疏泄,气机不畅,肝不藏血,气血逆乱,魂无所附,发生血虚、血瘀、血热时均可出现不寐、健忘、多梦等。正如《杂病源流犀烛·肝病源流》中所谓:"肝于五脏为独使,为将军之官……肝和则生气,发育万物,为诸脏之生化。若衰与亢,则能为诸脏之残贼……"《血证论·吐血》记载"肝血虚,则虚烦不眠"。《血证论·脏腑病机论》进一步谈道:"肝之清阳,即魂气也,故又主藏魂。血不养肝,火扰其魂,则梦遗不寐。"《诸病源候论·虚劳病诸候下》也认为:"夫虚劳之人,血气衰损,脏腑虚弱,易伤于邪。邪从外集内,未有定舍,反淫于脏,不得定处,与荣卫俱行,而与魂魄飞扬,使人卧不得安,喜梦。"以上论述均说明目不瞑是由于肝虚不能藏血。

肝藏魂,白昼魂出于肝则目开而寤,入夜则魂归于肝则目瞑而卧。如果阳浮于外,魂不入于肝,则不寐。《血证论》云:"平人肝不受邪,故卧则魂归于肝,神静而得寐。今肝有

邪，魂不得归，是以卧则魂扬若离体也。"说明人之寐与肝魂
有着密切关系。该书并进一步指出："不寐之证有二：一是心
病，一是肝病。心病不寐者，心藏神，血虚火动则神不安，烦
而不寐……肝病不寐者，肝藏魂，人寤则魂游于目，寐则魂返
于肝。若阳浮于外，魂不入肝则不寐。"《灵枢·本神》说："肝
悲哀动中则伤魂，魂伤则狂妄不精，不精则不正，当人阴缩
而挛筋，两胁骨不举，毛悴色夭，死于秋。"江瓘在《名医类
案·不寐》医案中强调由于魂不归肝，患者可出现通宵不寐：
"许叔微治四明董生者，患神气不宁，卧则魂飞扬，身虽在床
而神魂离体，惊悸多魇，通宵不寐，更数医莫效。许诊视之，
问曰：医作何病治之？董曰：众皆以为心病。许曰：以脉言
之，肝经受邪，非心也。肝经因虚，邪气袭之，肝藏魂者也，
游魂为变。平人肝不受邪，卧则魂归于肝，神静而得寐。今肝
有邪，魂不得归，是以卧则飞扬，若离体也。"以上均提示魂
不归肝，则寐难安稳，其特点多表现为睡不安稳、多梦、梦
游等。

　　血不上荣，神魂失养，肝藏血而舍魂，人卧血归肝，魂也
随之而归，潜藏涵养于血中。若年老血虚或素禀肝血不足，或
久病失血，肝血亏损，血不涵魂，夜卧则血难归肝，魂不归藏
而病不寐。如《难经·四十六难》中提道："老人血气衰，肌
肉不滑，荣卫之道涩，故昼日不能精，夜不得寐也。"《血证
论·卧寐》中评释："卧者，身着席，头就枕之谓也。寐者，神
返舍，息归根之谓也。不得卧寐之证，杂病犹少，失血家往往

有之。"《景岳全书·不寐》提出："无邪而不寐者，必营气之不足也，营主血，血虚则无以养心，心虚则神不守舍。"血虚导致神魂无舍可出现失眠。《灵枢·营卫生会》对血虚致失眠的机制有明确的记载："老人之不夜瞑者何气使然？少壮之人不昼瞑者，何气使然？……壮者之气血盛，其肌肉滑，气道通，荣卫之行不失其常，故昼精而夜瞑。老者之气血衰，其肌肉枯，气道涩，五脏之气相搏，其营气衰少而卫气内伐，故昼不精，夜不瞑。"《景岳全书·不寐》亦认为："如少壮之人气血盛，营卫运行如常，能昼精夜寐；老衰之体气血衰，营气衰少而卫气乘虚内争，营卫失和，故昼不精，夜不寐。"《诸病源候论·虚劳病诸候下》提出气血虚者易伤于邪，邪扰魂不安而喜梦："夫虚劳之人，血气衰损，脏腑虚弱，易伤于邪。邪从外集内，未有定舍，反淫于脏，不得定处，与荣卫俱行，而与魂魄飞扬，使人卧不得安，喜梦。"

九、肝肾阴虚

《素问·五运行大论》云："北方生寒，寒生水，水生咸，咸生肾，肾生骨髓，髓生肝。"肝藏血，肾藏精，血与精皆来于水谷精微，故肝肾之间有"肝肾同源"或"乙癸同源"之称。精能化血，血能生精，精血相互转化资生，若肝不藏血致肝血虚，可累致肾阴精亏损，肾阴无以制肾阳，继令心阳不制，致使"水火不济"，出现肾水之阴虚于下、心火之阳亢于上的心肾不交之证。此时可用六味地黄丸合交泰丸以滋阴

安神，交通心肾。肾属水，肝属木，张介宾《类经·藏象类》
云："肝肾为子母，其气相通也。"若肝子为病则易累及肾母，
子盛母衰，子盗母气，当肝疏泄不及，肝火亢盛累及肾阴则致
肾阴亏虚。或如前文讲到的肝火及心，若心火郁而伤阴，令肾
阴被耗，亦致阴虚火旺或心肾阴虚之证。此时可用天王补心丹
以滋阴降火，养心安神。以上诸证均可见情绪不宁、心烦失
眠、头晕耳鸣、腰酸腿软、五心烦热、心悸盗汗等症。此外，
肝之疏泄与肾之封藏相互为用，若肝疏泄不及致肾封藏过度，
女子还可见月经过少、月经后期甚至闭经，男子则出现排精不
畅等症状，皆为不通而郁的表现。

十、肝气虚

肝气虚是指肝气升发之力不足，温煦、调畅之力下降所引
起的一系列证候表现，而肝阳虚则是在肝气虚的病理基础上发
生肝阳渐衰之证。此二证在历代医典中已有收录，并阐述了其
证候表现及其治法。然而，自宋金元时期之后，受朱丹溪提出
的"阳常有余，阴常不足"观点的影响，后世医家鲜有人知晓
肝气虚及肝阳虚，并将肝病的病机常归结于"肝常有余""肝
无补法"等。直至近代，张锡纯在其医案中明确记载肝气虚之
证，并将之应用于临床，进而提出"补肝气非黄芪不能"的观
点。至此，肝气虚及肝阳虚之证才逐渐被近代医家们重视。现
具体阐述如下。

1. 五脏阴阳统一，肝虚不可缺 《内经》奠定了中医学理

论基础，整体观念和辨证论治被视为其核心。整体观又以五脏一体观为重点，通过阴阳五行理论阐明五脏的生理功能和病理机制，并以此作为中医辨证论治的依据。《素问·阴阳应象大论》云："阴阳者，天地之道也，万物之纲纪，变化之父母，生杀之本始，神明之府也。治病必求于本。"本者，本于阴阳，则阴阳为纲，虚实为纪，故五脏之中有阴阳，亦有虚实。五脏虚实之证早在《内经》中已有论述，如《素问·通评虚实论》云："何谓虚实？岐伯对曰：邪气盛则实，精气夺则虚。帝曰：虚实何如？岐伯曰：气虚者肺虚也，气逆者足寒也……余脏皆如此。"肝虽为刚脏，但亦有"精气夺"之时，故"肝常有余"之说过于片面。因此，应该充分认识到，肝确有虚证，非独实证。

2. 五脏气血相应，肝非独血虚　肝虚之证既已明了，然后诸多医家认为肝若有虚证，则独有肝血虚，而无肝气虚。其实不然，既然阴阳已分，气血已定，正如《素问·阴阳应象大论》中所云："阴阳者，血气之男女也。"气血同属于人体基本物质，气属阳，主动；血属阴，主静。阴阳互根互用，气血亦互相依赖。因此，阴阳有虚实，何以只有血虚而无气虚之理？《内经》中早已记载肝气虚之候，如《素问·方盛衰论》曰："肝气虚，则梦见菌香生草，得其时则梦伏树下不敢起。"又如《灵枢·本神》云："肝气虚则恐，实则怒。"此皆说明肝气虚之存在，并与癥瘕、情志息息相关。再者，如《素问·六节藏象论》云"肝者，罢极之本"。罢者，疲也，人有疲惫之感多与肝有密切联系。肝之生理特性为体阴而用阳，肝气的升腾，赖以肝血以滋养；肝血亦需肝之升发之气，输注五脏六腑、官窍经隧，以濡养全身，充沛心神。正如《素问·五脏生成》中所云："故人卧血归于肝，肝受血而能视，足受血而能步，掌受血而能握，指受血而能摄。"肝主疏泄，在体合筋，肝气虚则筋脉虚，易受寒邪发生拘挛。血者，阴也；气者，阳也。肝气虚则血无以化生，在女子则为月经稀少、淡薄，经期更感疲劳。气虚无以运血，则会致气虚血瘀之证。瘀血不去，则新血不生，而肝气无以复，则久病迁延不愈。故肝气虚之证确客观存在。

3.肝气虚及肝阳虚的病因病机 肝气虚及肝阳虚实则同属一类，仅以程度别之。其病性为虚寒证，病位于肝。如《素问·通评虚实论》云"精气夺则虚"。肝气虚及肝阳虚之证多为先天禀赋不足、屡犯寒邪、情志不遂，日益月累而成。其一，先天禀赋不足，脏腑娇弱，脾胃功能虚弱，气血生成不足，肝所藏之血匮乏，无以助阳以升，致肝气虚及肝阳虚。其二，屡犯寒邪。《灵枢·经脉》云："肝足厥阴之脉……上出额，与督脉会于巅……上注肺。"肺主皮毛，督脉主一身之表。若寒邪屡犯体表，又未及时驱散，加之人体素本阳虚或久伤于寒，阳气渐弱，则寒邪遂可循经入里，传于肝，更伐肝之阳气，轻者肝气虚，重则肝阳虚之证。其三，情志不遂。《素问·本神》曰："肝藏血，血舍魂，肝气虚则恐，实则怒。"长期处于低沉、失落的情绪之下，悲则气消，恐则气下，皆可导致肝升发之气不足，久之导致肝气虚及肝阳虚。

4. 肝气虚及肝阳虚的证候特点　肝气虚本属气虚证，因此具备气虚证的一般临床表现，如精神倦怠、少气懒言、纳呆、月经量少、色淡、面色萎黄、恶风怕冷、自汗等。除此之外，因部位在肝，则又具有其特殊的表现。正如《内经》中所云"肝者，罢极之本"，因此肝气虚的患者常感疲劳，尤以不耐疲劳为特征。如《素问·六节藏象论》云："肝者……魂之居也。"《灵枢·本神》云"随神往来者谓之魂"。肝气虚则魂无以居，而游荡于外，患者则多为白天郁郁寡欢，夜晚多梦，且为噩梦，或恐或悲等一系列肝气虚所致的睡眠、情志改变。肝主筋，又与女子月经息息相关，如《素问·上古天真论》云"肝气衰，筋不能动，天癸竭，精少，肾脏衰，形体皆极"。因此，肝气虚时，患者会出现关节屈伸不利，软弱无力，常常拘挛，爪甲苍白，月经稀少，痛经或久久未孕等。又如《素问·五脏生成》云："故人卧血归于肝，肝受血而能视，足受血而能步，掌受血而能握，指受血而能摄。"当肝气虚时，气虚无力以运血，则会出现上述的一系列表现。《灵枢·经脉》云："经脉者，所以能决死生，处百病，调虚实，不可不通。"五脏六腑、形体官窍皆通过经脉彼此相连，共同维持人体气机的正常运行。肝气虚时，亦会出现沿肝经分布上的病变。《灵枢·经脉》云："肝足厥阴之脉，起于大指丛毛之际……布胁肋，循喉咙之后……上出额……其支者，复从肝，别贯膈，上注肺。是动则病，腰痛不可以俯仰，丈夫癀疝，妇人少腹肿，甚则嗌干，面尘脱色。是主肝所生病者，胸满，呕逆，飧泄，狐疝，遗溺，闭癃。"五脏相依，经脉相连，肝气虚，则心火衰，患者则会出现惊悸、怔忡等不适，而"心主不受邪"则传之于脾土，则出现纳呆、大便时溏时干、小便混浊、脏器下垂等清阳不升，脾土运化失司的表现，然此皆由于肝气虚所致，因此前人称之为"肝不疏土"。从舌象上看，肝气虚的患者在舌苔上多表现为舌质淡白或淡胖，边有齿痕，苔白滑或腻或干。若久病致瘀，则表现为血瘀证的表现，如舌质暗淡，有瘀点，舌体瘦薄，苔白腻，舌下筋脉瘀青。若气虚日久，可致气郁化火，则舌质多为略红而不鲜，苔薄黄腻或黄白相兼。脉象为虚证之象，按之沉缓无力，或结代，或涩，若日久亦可见弦脉、芤脉等。

　　肝气虚及肝阳虚之证临床上确有，加之当今社会工作压力大，生活快节奏，其常常表现在一些患有慢性病的人群中，如慢性疲劳综合征、抑郁症、睡眠障碍等，其中不乏属于肝气虚证者。

十一、肝阳虚

（一）肝阳的概念与生理意义

　　肝阳，乃相对于肝阴而言，是人体阳气在肝脏内的存在，是肝主升发、疏泄、温煦、藏魂、藏血等的动力。它在气血的调畅、情志的表达，乃至人体的生长发育方面起着非常重要的作用。"阴在内，阳之守也；阳在外，阴之使也。"肝阴和肝阳也同样存在相互联系、相互制约的关系，共同维护着人体的平衡。《金匮要略·脏腑经络先后病脉证》曰："冬至之后，甲子夜半少阳起，少阳之时，阳始生，天得温和。"即肝禀春生之气，为阳生之始，阳始盛而生万物。肝主疏泄，肺司呼吸，协调升降，是全身气机调畅、气血调和的一个重要环节；心主行血，肝主藏血，动则听命于心，卧则血复归于肝，共同完成人体生理的血液运行。肝阳旺则疏泄及，气得升而降；肝气舒则土气疏，气血化生有源；肝血行则心得养，君主明则五脏安，身体康健。

（二）肝阳虚的历史渊源

宋代钱仲阳谓："肝为相火，有泄无补。"朱丹溪指出："阳常有余，阴常不足。"李中梓在《医宗必读》中亦认为："东方之木无虚，不可补，补肾即可以补肝。"受肝为刚脏、肝体阴而用阳思想的影响，历代前贤多认为"肝气肝阳常有余"，"肝有泻无补"；肝气易逆，肝阳易亢；其病理变化多热，或为实热或为虚热；肝虚主要在于阴血亏虚。然五脏皆有气血阴阳，气血阴阳互相维系，互相依存，密不可分，肝脏亦不例外。肝之气血阴阳互根互用，肝之虚，既有肝阴肝血之亏虚，亦有肝气肝阳之亏虚。多数中医典籍以肝气郁滞、气滞血瘀、肝火炽盛、肝阳上亢、湿热阻滞、阴血亏虚、脾气亏虚、脾肾阳虚论肝病，较少提及肝气虚及肝阳虚。肝气（阳）虚的论述散见于历代中医典籍。

早在《内经》就有肝气虚的相关论述。《素问·上古天真论》曰："丈夫……七八肝气衰，筋不能动……"《灵枢·天年》称："五十岁，肝气始衰，肝叶始薄，胆汁始灭，目始不明。"《灵枢·本神》曰："肝藏血，血舍魂，肝气虚则恐……"这是最早关于肝气虚的论述。隋代巢元方在《诸病源候论·五脏六腑病诸候》中论肝气虚云："肝气不足，则病目不明，两胁拘急，筋挛，不得太息，爪甲枯，面青，善悲恐，如人将捕之，是肝气之虚也，则宜补之。"唐代孙思邈在《备急千金要方·肝虚实》中指出肝虚寒的临床表现有："左手关上脉阴虚者，足厥阴经也，病苦胁下坚寒热，腹满不欲饮食，腹胀悒悒不乐，妇人月经不利，腰腹痛。名曰肝虚寒也。"宋代严用和在《重订严氏济生方·五脏门》云："夫肝者，足厥阴之经……虚则生寒，寒则苦胁下坚胀，时作寒热，胀满不食，悒悒不乐，如人将捕，眼生黑花，视物不明，口苦头痛，关节不利，筋脉挛缩，爪甲干枯，喜怒悲恐，不得太息，诊其脉沉细而滑者，皆虚寒之候也。"明代张景岳在《类经图翼·类经附翼·求正录·真阴论》中论肝阳虚："或拘挛痛痹者，以木脏之阳虚，不能营筋也。"清代孙星衍在《华氏中藏经》中论肝虚之证："肝虚则如人将捕之……肝虚冷，则胁下坚痛，目盲臂痛，发寒热如疟状，不欲食，妇人则月水不来，而气急，其脉左关上沉而弱者，是也。"秦伯未在《谦斋医学讲稿》中论肝虚证候："懈怠、忧郁、胆怯、头痛麻木、四肢不温等，便是肝气虚和肝阳虚的证候。"

（三）肝阳虚的病因

肝阳虚，即肝阳不足失其温升之性，或血虚有寒所形成的虚寒性病证。其证成因包括本脏病变和他脏传变两方面。

1. 本脏病变所致　其一，先天不足，肝脏失养：素体禀赋不足，脏腑柔弱，肝阳虚馁；或年高体弱之人，肝阳自衰，脏器虚寒。其二，产后失血，损及肝阳：气血互为根本，互相滋生。若肝血亏损，气随血脱，血去则血中温气消亡，终致肝阳不足。其三，肝气郁结，情志内伤：情志不遂，气郁日久，升发不及，其气渐衰而出现肝阳虚之证。其四，寒邪直中，损伤肝阳：寒邪伤人，日久不解，内传脏腑，必损肝阳，虚寒内生。

2. 他脏传变影响　五脏之间生理上相互联系，病理上相互影响。其一，肾脏虚衰，水不涵木：肾阳虚衰，失去对肝阳的资助，肝失温养而使肝阳衰惫。其二，脾土虚弱，土不养木：脾运失健，生血无源，则肝体失养，阴损及阳，肝阳亦虚。其三，心肝血虚，阴病及阳：心血久虚，累及于肝，肝体失养而致肝血不足，无以滋养化生肝用，阴损及阳，肝寒内生。

（四）肝阳虚的临床诊断

肝气虚是形成肝阳虚的基础，肝气不足进一步发展，则形成肝阳虚。肝阳虚的主要临床表现，既包括肝气虚及一般虚寒证的临床表现，还包括肝脏生理功能异常出现的临床表现、肝脏系统（肝经、筋、爪、目）异常出现的临床表现。归纳起来，其主要有如下表现：动作迟缓，不耐劳作，膝胫酸软，筋无力，善惊惕，意志消沉，多疑善虑，恶风，畏寒肢冷，胁肋怕冷，男子囊冷或寒疝，妇女漏下，月经不调，腰骶、少腹冷痛，水肿，䐜胀，纳呆，便溏，黄疸，颠顶空痛冷痛，胁肋痞硬或隐痛绵绵不止，诸症遇寒尤甚，得热则舒，舌质淡白或紫暗胖嫩，苔白润或滑，左脉沉迟或微弱。

（五）肝阳虚的治法治则

1. 暖肝散寒，温补中焦　《金匮要略·呕吐哕下利病脉证治》曰："呕而胸满者，茱萸汤主之。""干呕，吐涎沫，头痛者，吴茱萸汤主之。"肝阳不足，升降疏泄失常，寒邪循经上冲犯胃，上踞胸阳，故呕吐、胸满；脾胃虚寒，浊阴犯胃，当降不降而反上逆，故干呕、吐涎沫；阴寒之邪循经上冲，抵颠顶，故头痛。方中吴茱萸主入厥阴，既散肝经之寒邪，又疏肝经之瘀滞，乃肝寒气滞诸痛之主药；配生姜和中降逆以止呕；人参、大枣固元气以补中土。诸药共用，暖肝温中，肝阳得温，疏泄如常，诸症自消。

2. 温补肝阳，降逆平冲　《金匮要略·奔豚气病脉证治》云："发汗后，烧针令其汗，针处被寒，核起而赤者，必发奔豚。气从小腹上至心，灸其核上各一壮，与桂枝加桂汤主之。""发汗后，脐下悸者，欲作奔豚，茯苓桂枝甘草大枣汤主之。"过汗伤阳，又复烧针，针处被寒，乘虚而上，引发奔豚。阴寒内盛，逆上冲心，则心阳受损。心为肝之子，心阳不足，子盗母气，则肝阳亦虚。肝阳虚，制约无权，寒饮循经上犯。方中重用桂枝，入肝经，补肝阳，调木气，散郁遏，气行寒散，则气之上冲诸症自愈；配白芍，补肝体以助肝用，且防桂枝过燥伤阴；配生姜，以助桂枝温肝阳、行肝气；配大枣、甘草，调中缓急，补脾阳以制肾水，防止冲逆太过。全方以求温补肝阳，降逆平冲之效，则奔豚之证消矣。

3. 温补肝血，散寒止痛 《金匮要略·腹满寒疝宿食病脉证》曰："寒疝腹中痛，及胁痛里急者，当归生姜羊肉汤主之。"肝血亏损，阴损及阳，阳虚生寒。阴寒之气客于厥阴肝经，使其失去血的濡养和气的温煦，则见疼痛，以虚为主。治疗以养血散寒、温复肝阳为法，方选当归生姜羊肉汤。其中当归、生姜温血散寒；血肉有情之品羊肉补虚生血，既能养其血，又可复其阳。肝阳得复，血虚得养，则症自除。

4. 暖肝养血，调补冲任 《金匮要略·妇人杂病脉证并治》曰："妇人年五十所，病下利，数十日不止，暮即发热，少腹里急，腹满，手掌烦热，唇口干燥……当以温经汤主之。"肝主疏泄，司血海；冲、任二脉调节月经、妊养胎儿，以血为用。肝主疏泄有序，则血脉之路通畅，经水正常，胞宫能孕；若肝寒不疏，血脉瘀阻，则冲任失调。温经汤以吴茱萸、桂枝、生姜温肝散寒、通利血脉以助肝用；阿胶、当归、芍药养血和营以充肝体；川芎、牡丹皮活血祛瘀调肝；人参、甘草补益中气。肝阳得温，肝血得养，则瘀祛经通。

十二、肝郁血瘀

肝主疏泄，调节全身气机，使条达舒畅。《素问·五脏生成》王冰注云"肝藏血，心行之，人动则血运于诸经，人静则血归于肝脏……肝主血海故也"，说明肝具有疏泄和藏血两大生理功能。肝之疏泄可协调脏腑功能，且可调畅情志。若情志所伤，肝失条达舒畅之性，疏泄失司，则首先发生肝气郁结，气逆气滞。《临证指南医案·郁证》记载"情怀失畅，肝脾气血多郁"，接着又进一步指出，其滞或在形躯，或在脏腑。因此，肝郁气滞或犯胃，或上逆兼痰郁、食郁等证；或干于心，心脉不通，诱发心痛；或气滞导致血瘀。肝藏血之功在于调节血脉之用，它与肝的疏泄正常与否密切相关。若疏泄正常，则血行循脉；若疏泄异常，则血溢脉外，或血行缓慢，停滞而为瘀血。

在病理状态下，由于湿热、情志、劳倦等多种原因，导致肝郁气滞，血行不畅，血脉瘀阻，形成肝病血瘀证。正如叶天士所说，"初病在气，久病入血"，"初病在经，久痛入络"，"大凡经主气，络主血，久病血瘀"。

气为血之帅，气行则血行，气滞则血积。郁怒伤肝，思虑气结，以致肝脾失调或湿热蕴结肝胆不化，以致气机不畅，血行受阻，久则气滞血瘀，脉道痹阻。其发于腹中则为癥积，如肝脾肿大、肝癌、腹腔或盆腔肿瘤；阻于食管则发为噎膈，如食管癌等；瘀阻胸阳则为胸痹，如冠心病等。治疗则以理气活血化瘀为主，以气滞为主者则偏重行气，血瘀明显者偏于活血化瘀，有气虚者补其气，病位在腹部者用膈下逐瘀汤加减，肝脾肿大者加服鳖甲煎丸以软坚散结，病在胸中者可用血府逐瘀汤加减，在食管者用通幽汤加减。

第四章

治肝法

一、疏肝理气法

疏肝理气，即疏散肝气郁结的治法。按五行而论，肝属木而性喜条达，主疏泄，为藏血之脏。设若情志不遂，肝木失于条达，肝体失于柔和，以致肝气横逆、郁结，则呈现种种病变。疏肝理气具有疏理肝脏气机，恢复肝脏功能的作用。

"木郁达之"之理论属运气学说概念。运气学说是基于五行学说的指导及五运六气理论的背景，加之当时天人相应的宇宙观，从而构建的一个岁气运行与人体疾病关系的理论体系，这是中医"木郁达之"之理论导源。五行之特性与五脏之生理功能相属，木即肝，故"木郁"即肝郁，所谓"达之"即畅达之义，疏利肝胆、理气解郁是"木郁达之"的主要含义。《素问·六元正纪大论》有曰："帝曰：善。五运之气，亦复岁乎？岐伯曰：郁极乃发，待时而作者也……木郁之发，太虚埃昏，云物以扰，大风乃至，屋发折木，木有变。故民病胃脘当心而痛，上支两胁，膈咽不通，食饮不下，甚则耳鸣眩转，目不识人，善暴僵仆。"其阐述了五运六气中木气被郁导致的一系列异常气候变化，同时这些异常变化又对人体生理病理产生了深远的影响，如木运太过可致胃脘痛、胁痛、膈咽不通、食饮不下等，木运不及可致耳鸣、眩晕、目不识人、僵仆等。故治疗上，当选疏肝理气。

《金匮要略·五脏风寒积聚病脉证并治》谓："肝著，其人常欲蹈其胸上，先未苦时，但欲饮热，旋覆花汤主之。"又《金匮要略·妇人杂病脉证并治》谓："寸口脉弦而大，弦则为减，大则为芤，减则为寒，芤则为虚，虚寒相搏，此名曰革，妇人则半产漏下，旋覆花汤主之。"旋覆花汤中旋覆花能疏肝理气，通脉化瘀；葱白能通经气之滞；绛帛新染者为新绛，凡丝帛皆能理血，绛帛为红花所染，能入血分而活血。因此，本方能疏肝理气化瘀。

周学海《读医随笔·平肝者舒肝非伐肝也》云："肝之性，喜升而恶降，喜散而恶敛。"若因精神刺激、恼怒伤肝等原因造成肝气不疏，常表现为一派肝郁气滞的症状。如《素问·六元正纪大论》说"木郁之发……故民病胃脘当心而痛，上支两胁，膈咽不通，食饮不下"，情绪上常表现为"默默寡言，忽忽不乐"，皆是肝郁不伸所致。此时应根据《内经》"肝欲散，急食辛以散之"的原则，选用辛味药为主，疏肝理气解郁。临床常选用柴胡、香附、郁金、青皮、橘皮等药以疏肝理气解郁，使"木郁达之"。

王旭高曰："如肝气自郁于本经，两胁气胀或痛者，宜疏肝。""如疏肝不应，营气痹窒，络脉瘀阻，宜兼通血络，如旋覆、新绛、归须、桃仁、泽兰叶等"。疏肝理气法主治肝气自郁于本经,病在气分,尚未及血分。肝气郁结者用此法不效时,其人不仅肝气郁结,更有营气痹窒,络脉瘀阻,治疗除疏肝理气外,宜兼通血络,即用疏肝通络法治之。

叶天士提出初病气结在经,久病血伤入络的理论,并在此基础上创立了"辛润通络法",也属疏肝理气的治法。如《临证指南医案·胁痛》沈案:"……渐及胁肋脘痛……久病已入血络……白旋覆花,新绛,青葱管,桃仁,归须,柏子仁。"此亦是疏肝理气法之运用。

疏肝理气法是临床上常用的治疗肝气为病的首选治法,适用于肝气为病的初起,因郁怒伤肝,气机阻滞所致的胁肋或胀或痛,可伴见精神抑郁、闷闷不乐、胸闷太息、脉弦或沉弦,发病前可有情志刺激因素。若肝病日久,病不全在气分,而为情志因素所诱发或致加重者,本法仍然适用。清代著名医家黄元御在《四圣心源》中指出了"风木者,五脏之贼,百病之长。凡病之起,无不因于木气之郁"的观点,所以疏肝理气法可作为基本治法进行论治。

二、滋阴潜阳法

肝为刚脏,体阴用阳,主升主动。故阴液不足,阴不潜阳,阳亢于上,阴亏于下,可形成阴虚阳亢证。

《临证指南医案·肝风》云:"倘精液有亏,肝阴不足,血燥生热,热则风阳上升,窍络阻塞,头目不清,眩晕跌仆,甚则痉痉痉厥矣。"临床上常表现为"头目时常眩晕,或脑中时常作疼发热，或目胀耳鸣，或心中烦热，或时常噫气，或肢体渐觉不利，或口眼渐形歪斜，或面色如醉，甚或眩晕，至于颠仆，昏不知人，移时始醒，或醒不能复原，精神短少，或肢体痿废，或成偏枯"《医学衷中参西录》。治疗宜采用滋阴潜阳法。如林珮琴《类证治裁》说："凡肝阴不足，必得肾水以滋之，血液以濡之，味取甘凉，或主辛润，务遂其条畅之性，则郁者舒矣。凡肝阳有余，必需介类以潜之……"李文荣《知医必辨·论肝气》亦说："肝阳太旺，养阴以潜之。不应，则用牡蛎、玄武版介类以潜之，所谓介以潜阳。"故临床常选用龙骨、牡蛎、生地黄、玄参、女贞子、白芍、阿胶等药滋养肝阴，以阴养阳，使肝阳不上扰。现代有学者研究表明，滋阴潜阳法可用于高血压的治疗。

三、滋阴疏肝法

肝阴虚主要由情志不遂，气郁化火，或温热病后期，耗伤肝阴，或肾阴不足，水不涵木所致。养肝阴，即用滋养肝阴的方药改善肝阴不足、失于柔润的治法，适用于肝阴虚证。

情志不遂，气郁化火，肝属木，主疏泄，主调畅气机和情志，促进着气机升降出入的有序运动和气血运行。若肝失疏泄，可以致肝气亢奋或肝气郁结；反之，若情志不遂，如抑郁或恼怒，亦可导致肝疏泄失常，气血不调，恼怒抑郁日久化火，灼伤阴液即可导致肝阴不足。《素问·阴阳应象大论》中云肝为刚脏，为"将军之官"，其性喜条达而恶抑郁，内寄相火，主升主动，故肝之疏泄失常，日久化火，火热易伤及肝阴。温热病，如风热、暑热、燥热等，均为阳邪，易灼伤阴液。热邪炽盛，高热不退时，阴液损伤尤甚。正如吴鞠通在《温病条辨》中所言，"温热，阳邪也，阳盛伤人之阴也"，而肝脏体阴而用阳，易致肝阴耗伤。"肝肾同源"，又称"乙癸同源""精血同源"，即肝藏血，肾藏精，精能生血，血能化精。肾精与肝血，荣则同荣，衰则同衰。肝属木，肾属水，肾水可以滋养肝木，加之肾阴为一身阴液之根本，故肾阴不足，水不涵木，则导致肝阴不足从而导致肝阴亏虚。《类证治裁》说："凡肝阴不足，必得肾水以滋之，血液以濡之，味取甘凉，或主辛润，务遂其条畅之性，则郁者舒矣。"现代学者研究表明，滋阴疏肝法是治疗肝硬化的重要治法，可用于治疗肝郁化火型失眠，能够明显改善患者的睡眠时间、睡眠效率，改善患者日间功能障碍，提高患者的工作学习效率，适宜推广；滋阴疏肝法中药汤剂可以提高机体胰岛素分泌，降低血糖，且价格低廉，无明显不良反应，为治疗阴虚气滞型糖尿病的首选方法。

四、滋水涵木法

滋水涵木法是指滋养肾阴以养肝阴从而涵敛肝阳的治疗方法，又称滋肾养肝、滋补肝肾，适用于肾阴亏损而肝阴不足，以及肝阳偏亢之证。此法涉及的病证包括肾和肝两脏，本病是肾阴虚在先，肾阴不足导致的肝阴不足，甚至肝阳偏亢，肾阴不足是根本原因，所以需要滋肾阴以养肝阴。方如一贯煎，重用生地黄滋阴养血、补益肝肾为君，内寓滋水涵木之义。

有研究表明滋水涵木法可用于治疗绝经综合征、围绝经期睡眠障碍、白内障术后干眼症（肝肾阴亏型）、原发性肝癌（肝肾阴亏型）及卵巢癌术后伴发绝经综合征。

五、养肝清肝法

清代名医叶天士《临证指南医案》中有一则梁某病案，该患者"木火体质，复加郁勃，肝阴愈耗，厥阳升腾。头晕。目眩，心悸……又左脉弦，气撑至咽，心中愦愦，不知何由，乃阴耗阳亢之象。议养肝之体，清肝之用。九孔石决明一具，钩藤一两，橘红一钱，抱木茯神三钱，鲜生地三钱，羚羊角八分，桑叶一钱半，黄甘菊一钱"。这个患者梁某，素来肝阴亏损，肝火易动，这是木火体质。近因情绪郁结，每发勃怒，致使肝阴更加耗损，肝风肝火无以维系而升腾为患，于是出现了头晕、目眩、心悸等临床病象。气撑至咽是肝气升发的形象描述，弦脉是肝的病脉。据此，叶天士治以养肝阴、清肝火、息肝风的方法，并把这个治法名为养肝体清肝用。肝体就是肝阴，肝用就是肝火、肝风。叶天士的医案中经常提到"厥阳内风""肝风厥阳""厥阳升腾"等名词。本来肝经属于足厥阴，为什么足厥阴肝会有厥阳呢？所谓"体"是指形体，属阴；所谓用，指功能，属阳。"体"是"用"的物质基础，"用"是"体"的功能表现。阴阳互根，体用同源。因此，体和用是统一体的两方面，它们互相依存，互相影响，相辅相成，各自不能独立存在。阳是一种气，主动，向外而为阴的功能表现，无疑，人体各个脏器都包含着体和用这两方面。但是，以体用学说来论述生理病理者，习惯上多运用于肝，其原因是肝具有特殊的生理功能和病理现象。肝藏血，内寄相火，是风脏，属木，性喜条达升发，主疏泄，主动，肝气以舒畅为快，故常说"肝之体为阴，其用为阳"。在异常的情况下，肝体虚损，肝用则表现为功能低下或呈虚性亢奋。事实上，由于生理上的需要，肝阴时刻都在不断的消耗之中，又因肝气最易郁结化火伤阴，因此，对于肝来说，阳有余、阴不足的阴虚肝阳上亢病证以阴虚为根，其根在肾阳亢为变，其变在肝。根据肝肾同源的道理，应以治肝治肾为主。在养肝体、清肝用方中，临床多用生地黄养血凉血、滋水涵木以养肝体。桑叶、菊花、钩藤、羚羊角和石决明都是入肝经的药物，合用具有清肝平肝、泻热解毒、息风潜阳的功效，可直折肝阳腾突之势，并可使肝阳潜藏归位，这就是所谓清肝之用。风动容易夹痰，本方用橘红行气化痰以防痰浊为患，而且橘红性味辛温，可以配合桑叶、菊花上浮辛散以遂肝木条达之性。茯神性味甘平，入心、脾两经，具有健脾渗湿、宁心安神的作用。脾土能生万物，心可主神明。本方之用茯神，是取其补而不燥、渗湿而不伤阴的优点，可以协助生地黄滋养肝肾之阴。

六、柔肝法

1. 柔肝解郁法　肝喜条达，嗔怒悲忧皆能使肝气郁结，多用辛香流气之品疏理之。然而若肝郁日久，或素禀木火之人，郁必化火，火必伤阴，"若再香燥劫夺"，病必难痊。对此，叶天士用柔肝解郁法治之。如《临证指南医案》记载："因抑郁悲泣，致肝阳内动，阳气变化火风，有形有声，贯膈冲咽……《内经》以五志过极皆火，非六气外来，芩、连之属不能制伏，固当柔缓以濡之，合乎肝为刚脏，济之以柔，亦和法也。生地、天冬、阿胶、茯神、川斛、牡蛎、小麦、人中白熬膏。"

案中所述朱某因抑郁悲泣致腹内瘕聚有形，气不降而上逆有声，胸脘不舒，咽喉不利。叶天士指出"肝为刚脏，非柔润不能调和"，故其不用黄芩、黄连之属以清火，亦不用枳实、厚朴、赭石等味降气，而是以柔肝解郁、滋水清热法治之。徐灵胎评注也认为此是对证好方，故在方首画一圆圈。又如《临证指南医案》中赵案："郁勃日久，五志气火上升，胃气逆则脘闷不饥。肝阳上僭，风火凌窍，必旋晕咽痹。自觉冷者，非真寒也，皆气痹不通之象。"其因肝郁化火致脘闷不饥、眩晕、咽塞不利、畏冷等，叶氏认为此乃气痹不通所致，药用"生地、阿胶、玄参、川斛、丹参、黑稆豆皮"，也是柔肝解郁，滋水清热之方。

2. 柔肝通络法　肝易抑郁，叶氏以络脉主血，首先提出"久必入络"之观点。笔者认为，仲景之旋覆花汤及大黄䗪虫丸已开此法之先河。旋覆花汤不用枳实、厚朴、青皮、陈皮等香燥之品，而用旋覆花之咸寒、青葱管之辛通，便无耗阴伤血之弊。大黄䗪虫丸取杏仁一味，行气而不伤阴。重用地黄、芍药养血，又取诸“异类飞升灵动之品”专入血分去瘀生新，以达缓中补虚之目的，用以治疗因劳伤、忧伤等所致内有干血之证，忧伤致内有干血，即久病入络也。叶氏善体仲景之意，用药既能去瘀，又能生新而不伤及气血。例如《临证指南医案》中胁痛门程案：“诊脉动而虚，左部小弱，左胁疼痛，痛势上引，得食销安。此皆操持太甚，损及营络，五志之阳，动扰不息。嗌干，舌燥，心悸，久痛，津液致伤也……《内经》肝病不越三法：辛散以理肝，酸泄以体肝，甘缓以益肝。盖肝为刚脏，必柔以济之，自臻效验耳。炒桃仁、柏子仁、新绛、归尾、橘红、琥珀。痛缓时用丸方：真阿胶、小生地、枸杞子、柏子仁、天冬、刺蒺藜、茯神、黄菊花……”痛甚时用药虽略偏于通络，然亦选诸柔润入血之品如柏子仁、当归、新绛，既能养血柔肝，又能辛润通络。桃仁既能化瘀通络，又能润血舒肝。叶氏在此案中绝不用香燥行气之味，待痛势稍缓，以生地黄、阿胶、枸杞子、柏子仁、天冬等养血柔肝之品以调和之。徐氏亦在其方首画圈，表示嘉许。

3. 柔肝舒筋法 肝主筋，肝血不足，筋脉失养则拘挛疼痛。肝血虚则风易动，叶氏有“怒动肝风，筋胀胁板”“内风烁筋，跗臁痹痛”等论述，对此，叶氏采用柔肝舒筋法。

七、治肝实脾法

肝病实脾法是治疗肝病的一个重要治则，包括预防和治疗、抗邪和防变。肝病传脾及其未病先防的思想源于《难经》。

《难经·七十七难》曰："所谓治未病者，见肝之病，则知肝当传之与脾，故先实其脾气，无令得受肝之邪，故曰治未病焉。"其后《金匮要略》言："夫治未病者，见肝之病，知肝传脾，当先实脾。""夫肝之病，补用酸，助用焦苦，益用甘味之药调之……此治肝补脾之要妙也。"此即是肝病实脾法之义。《金匮要略·血痹虚劳病脉证并治》谓："虚劳里急，悸，衄，腹中痛，梦失精，四肢酸疼，手足烦热，咽干口燥，小建中汤主之。"《金匮要略·妇人杂病脉证并治》："妇人腹中痛，小建中汤主之。"可以看出其病机是脾胃虚弱，肝气过旺，脾虚不能生化气血，阴阳两虚，木旺犯土，故两者均为腹中痛，治疗以小建中汤培土抑木。方中桂枝汤补虚祛邪，调和营卫，倍用白芍以敛肝止痛，用饴糖为君，是甘以补脾之法。

王旭高云："肝气乘脾，脘腹胀痛，六君子汤加吴茱萸、白芍、木香。"本法适用于肝气乘脾之证。土虚木贼，木乘土位，故胀痛见于脘腹，并可伴见嗳气不舒、食少纳呆，或腹痛即泻，泻后痛减，或心烦易怒，怒则痛作，脉弦，苔白。此证常由情志因素所诱发，或因情志变动而加重。治宜健脾土之虚，泻肝木之郁。其健脾用六君子汤，疏肝用吴茱萸、白芍、木香，用药恰到好处。

《仁斋直指方》载："肝亦主血，脾亦主痰，以其脉之虚实而益损之，以其病之关系而对治之。"所谓"实脾"，应广义地来理解，不单纯指补脾。"实"，充实、调补之义，"调其中气，使之和平"，蕴含多法在内，含有扶正、祛邪两方面内容。扶正可补脾，如补脾气、温脾阳、滋脾阴、养脾血等，祛邪可用清脾、开脾、醒脾、运脾等法。此外，脾胃同属中焦，构成表里关系，皆属五行之土：胃主受纳，脾主运化；胃气主降，脾气主升；胃为腑，属阳土，性喜润而恶燥，脾为脏，属阴土，性喜燥而恶湿。二者关系密切。"实脾"包括脾胃同调，对于健脾与和胃，必须分清主次，有所侧重，以求治本。总之，只要是能使脾升胃降生理功能正常、不受邪气侵犯的措施，都是"实脾"，即所谓"四季脾旺不受邪"。脾胃之气健旺有利于化生气血，滋养肝血，肝体阴而用阳，肝体得养，则肝主藏血和主疏泄的生理功能得以正常发挥，对血液的蓄泻调节才能顺畅。脾胃之气健旺还有利于水湿的运化，胆汁的输送、排泄，使湿邪无以郁阻熏蒸肝胆而形成黄疸。

　　根据传变规律，现将常用法介绍如下：①培土疏木法：湿热毒邪侵扰肝胆，木不疏泄，症见胁肋胀痛、郁闷多虑、纳呆乏力，此属肝郁脾虚，柴胡疏肝散加减。药用柴胡、郁金、香附疏肝理气，焦白术、云茯苓、枳壳健脾利湿，白芍、甘草柔肝缓中，郁金、丹参疏肝化瘀。若心下痞满者加黄芩、黄连、半夏降逆和中。②疏土达木法：肝病传脾，多见脾虚积滞，症见脘腹胀满、嗳腐吞酸、大便热臭，为湿热食积结于胃肠。偏胃脘者，治宜保和丸合茵陈蒿汤消食导滞以实脾；偏大肠积滞者，治宜枳实导滞丸清热导滞以实脾。③养阴实脾法：肝病传脾，气血化源不足，脾阴受损，肝血不足，进而肝病及肾，症见胁隐痛、咽干口燥、腹胀纳差或大便秘结、舌红少苔、脉细数或数。治用沙参麦冬汤合一贯煎加减。药用沙参、麦冬、枸杞子、生地黄、何首乌滋养肝肾之阴；郁金、当归、川楝子疏肝和脾以顺其性；薏苡仁、扁豆、山药、陈皮扶脾利湿以防滋阴之品碍胃。④气阴双补实脾法：此法多用于恢复期，症见胁隐痛、少气无力、舌淡红、脉细或细无力。治以补肝汤合五味异功散加味。药用黄芪、生地黄、当归、丹参、白芍益气养血；党参、茯苓、白术、甘草、陈皮健脾补中。

八、益脾养肝法

益脾养肝法是以顾护脾土、调理脏腑气血关系为核心思想。如张仲景在《金匮要略》中言："见肝之病，知肝传脾，当先实脾。"

（一）益脾养肝法的内涵

益脾养肝法即通过调理脾脏，助脾运化，培土植木，涵养肝脏，从而濡养肝体、助肝用、固毒邪，以达到肝脾二脏之间气机与功能的协调。

1. 益脾 按照"实则泻之，虚则补之"的指导原则，结合脾脏的藏象特点，益脾的范畴包括补脾、运脾、温脾、醒脾、滋脾等不同方面。

（1）补脾：《内经》直接或间接地将脾与其他四脏精微虚损与不藏的病理现象责之于脾，认为脾气虚损导致多脏腑功能的紊乱，故脾虚证的治疗也当以补脾为主要法则。脾气健旺，才能运化水谷，化生精微，并将精微物质转运至其他脏腑以发挥濡养功能。脾气虚损，水谷不化则停积，不运则虚而无所藏。在津液的运化方面，脾病不能为胃行其津液，四肢及全身肌肉得不到水谷精微的濡养，所以表现为四肢痿弱不用，肌肉不得营养而大肉陷下，形体消瘦，故慢性肝炎发展至肝硬化期即出现形体消瘦、痿弱无力、肌肉松软。一旦发展为中晚期肝癌，加之手术介入及化疗等产生的不良反应，患者多有乏力、纳差、脘腹胀满、便溏、脉缓弱等脾虚症状。脾气衰败，运化虚羸，气血衰微，机体失养，加之癌毒耗损，纳食不馨，消瘦更加明显；脾气虚损，水饮内聚，湿浊下流，则见腹胀、腹泻；脾失统摄，血运失常，瘀于脉道，甚者血行脉外，《血证论》云"离经之血，虽清血鲜血，亦是瘀血"，故腹胀而脉络瘀阻或呕血、便血；脾虚而浊毒壅滞者，常常侵犯他脏，出现肠道麻痹，甚者上犯脑络。

（2）运脾："运脾"一词最早见于张志聪的《本草崇原》："凡欲补脾，则用白术；凡欲运脾，则用苍术。"运脾者以行气助运、转动中气为目的，亦即"走而不守"。

（3）温脾：《素问·生气通天论》指出："阳气者，若天与日，失其所，则折寿而不彰，故天运当以日光明。"自然界以阳气为生命力的源泉，万物得阳光温和，则生根、发芽。天人合一，人体脏腑亦是如此。脾阳不振，则中焦虚寒，脾失运化而凝滞，精微失布而停滞，则为痰、为瘀，久病必将损及肾阳。肝脾二脏有密切关系，脾土因虚而壅滞，则肝阳生发不足，故温中暖土则有助于暖肝阳，发挥肝木生升的特性。脾阳衰败者，往往中焦虚冷，腹部触诊可扪及皮肤不温，或心下硬满而有抵抗感，或腹诊可闻及心下有震水音，腹部叩诊并非皆有腹水停聚，或可见面色晦暗、四肢不温、舌体淡胖，此皆为中焦脾阳虚损之象。中焦得以温煦，则温化痰饮，鼓舞气血化生，推动气血运行。

（4）醒脾：脾为中央土，喜燥恶湿。若外感湿邪，内侵于脾，或因饮食、久病伤及脾气，或因癌毒积聚，败伐脾土，脾虚生湿，湿性重滞，则阻碍脾气的运化而使脾胃呆滞，治当以醒脾之法，芳香悦脾，化湿除滞，恢复脾运。脾为太阴之脏，燥则脾之清阳之气上升，以上煦心肺、下济肝肾。因此，脾宜升则健，从而斡旋中焦，调一身气机之升降。临床上，肝硬化、肝癌患者往往出现脾气衰败，湿邪困阻脾气，水液内停之证，或由于湿浊内停，蒙蔽神窍，神机失用，而出现肝性脑病，表现为神机呆钝、反应迟滞、语速缓慢、睡眠倒错等。其治疗当予醒脾之法，芳香悦脾，恢复运转功能，运化是升清的前提，中焦大气旋转，气机升降调和，湿浊除、脾气运、肝气畅，津液布散如常。

（5）滋脾：从《内经》始，自古医家皆重视阳气。金元四大家之李东垣在《脾胃论》中亦强调"百病皆由脾胃衰而生"，同样是重视脾胃之阳气。《血证论》中也指出："脾阳不足，水谷固不化；脾阴不足，水谷仍不化也。譬如釜中煮饭，釜底无火固不熟，釜中无水亦不熟也。"《素问·太阴阳明论》曰："脾脏者，常著胃土之精也……故为胃行其津液。""脾所藏之精"

即是"脾阴"。脾脏阴津亦参与转运水谷精气，滋养其他脏腑。由于癌毒内踞，损伐阴津，脾土干涸，失却濡养，或因介入治疗术中使用化疗药物，损伐脾阴，进而肝阴亦不足，譬如土地干涸，缺乏生机，草木不生，故滋补脾阴之法可荣养肝木。

2. 养肝 养肝之法，既蕴含通过益脾来涵养肝木，又包括调肝而直接养肝之体，恢复肝木生升之机，解毒化瘀，散结止痛。

（1）养肝血：肝为藏血之脏，储藏和调节脏腑血量的分配，然《素问·六节藏象论》载"肝者，罢极之本……以生血气"，《理瀹骈文》中也记载"肝生血气，木喜条达"，即肝脏化生血气而自我充养的证明。故疏与藏相协调，化生血气，涵养肝木。藏血是肝主生发的物质基础，肝有所藏，得以滋养，肝气冲和条达，生升之机旺盛，而肝木疏泄如常，故称之为"肝主敷和"。关于血虚之证，唐荣川认为："补血者，总以补肝为要。"这是对肝生血气的直接阐述，也从临床角度提供了"补肝生血"的治疗法则。肝藏血则有助于涵养肝木，疏调肝气。

（2）疏肝气：《素问·五常政大论》中载"发生之纪，是谓启陈，土疏泄，苍气达"，故而肝之气机以疏泄、生发为主，这是对肝脏生发和疏泄生理功能的高度概括。《中西汇通医经精义》记载："肝属木，能疏泄水谷。脾土得木之疏泄，则饮食化……"由于久病脾胃亏虚，气血生化不足，肝气失于涵养，或情志抑郁，气机不畅，瘀毒内结，肝木失荣，疏泄失常，或因疾病的外在因素，如社会、家庭和经济压力，往往导致肝失疏泄，气机郁滞。基于肝脏与脾脏之间的气血关系，疏肝气有助于脾土健运，则气血生化有源，使肝有所藏，肝木柔和，气机调畅。

（3）暖肝阳：肝主春，应木象，其气主于生发，以阳气为用，"阳化气，阴成形"（《素问·阴阳应象大论》），养肝之法仍需调养肝阳。同时，肝脾二脏在功能方面气机相关，养肝阳，暖肝木，即有助于脾脏阳气的升腾和脾脏运化功能的发挥。《诸病源候论》中载："肝气不足，则病目不明，两胁拘急，筋挛，不得太息，爪甲枯，面青，善悲恐，如人将捕之，是肝气之虚也，则宜补之。"这是对肝气虚证临床表现较为详细的论述。肝阳虚者，失去温煦功能，脏腑功能失于条达舒展，寒邪凝滞。如《类经图翼》中提出"或拘挛痛痹者，以木脏之阳虚，不能营筋也"，木脏即肝脏，此处虽然是对筋脉拘急挛痛而言，却打开了肝阳虚之名的先河，为后世研究中医脏腑理论和临床诊治给出了新的落脚点。

（二）益脾养肝法的临床指导意义

益脾养肝法的内涵较为丰富，旨在通过调理中州脾土以达到治肝的目的，这是调和肝脾系统思维的体现，是肝脾相关辨治思路的具体应用，其核心是对五行生克制化和脏腑理论的灵活应用。在临床中，益脾养肝法具体体现为益气养血、健脾疏肝、养阴化瘀、运脾和胃、益气化瘀等治疗的具体靶点，多靶点之间具有相关性，往往是多靶点相结合，共同发挥作用。但中焦为气机升降的枢纽，益脾法实为调运中焦气机升降，重视脾阳的升腾，通过调理脾脏化生血气来滋养肝木、祛瘀解毒。

九、疏肝止血法

疏肝，系和法之一，也称疏肝解郁、疏肝理气，是疏散肝气郁结的方法。肝郁症见两胁胀痛或窜痛，胸闷不舒，或恶心呕吐，食欲不振，腹痛腹泻，周身窜痛，如有外感，可见寒热往来、舌苔薄、脉弦等，常用药物有柴胡、白芍、青皮、枳壳、陈皮、延胡索等。止血，以制止体内外出血为主要作用。止血药根据其药性及作用特点可分为凉血止血、化瘀止血、收敛止血、温经止血四类。

1. 凉血止血药　能清血分之热而止血，适用于血热妄行之出血证。常用药有大蓟、小蓟、地榆、槐花、侧柏叶、白茅根、苎麻根、羊蹄等。

2. 化瘀止血药　能消散瘀血而止血，适用于因瘀血内阻而血不循经之出血证。常用药有三七、茜草、蒲黄、花蕊石、降香、血余炭、卷柏、莲房等。

3. 收敛止血药　主要用于各种出血证而内无瘀滞、外无实邪者。常用药有白及、仙鹤草、棕榈炭、藕节、刺猬皮、鸡冠花等。

4. 温经止血药　能温内脏，固冲脉而统摄血液，适用于脾不统血，冲脉失调之虚寒性出血证。常用药有炮姜、灶心土、艾叶等。

肝主疏泄是维持气血、津液运行的基本条件。肝的疏泄功能直接影响气机的调畅。气为血帅，包含气能生血，气能行血，气能摄血。若肝失疏泄，气滞血瘀，则可见胸胁刺痛，甚至癥积、肿块，女子还可出现经行不畅、痛经和经闭等。肝有贮藏血液和调节血量的功能，当人体在休息或情绪稳定时，机体的需血量减少，大量血液贮藏于肝；当劳动或情绪激动时，机体的需血量增加，肝则排出其所储藏的血液，以供应机体活动的需要。肝的生理功能异常，则会引起血虚或出血的病变。肝郁日久易耗伤气血，气虚不固易致出血。

《古今名方》中亦有疏肝止血汤的记载，组成药物有柴胡、黄芩、白芍、黑栀子、牡丹皮、金铃子、侧柏叶、地榆、枳壳、黄连（吴茱萸炒）。该方通过疏肝解郁、凉血止血的治法而达到止血的目的。

何志平曾在崩漏中运用疏肝止血法。患者主诉：阴道不规则出血 2 年，腹部胀痛 2 个月。患者 2 年前无明显诱因出现阴道不规则出血，时有大下或淋漓不断，色紫暗，或夹有血块，乳房胀痛，少腹胀满，烦躁易怒，心悸，腰膝酸软，舌质红绛，舌边瘀斑，脉弦细。B 超示：子宫内膜厚 1.3cm。血常规白细胞 4.8×10^9/L，红细胞 3.2×10^{12}/L，血红蛋白 70g/L。此由郁怒伤肝，疏泄失度，气滞则血瘀。肝藏血，体阴而用阳，肝喜条达，若肝阴不足则肝阳偏盛，血热妄行，从而引起出血不止。所以治法以疏肝止血为主，佐以益气补肾。

十、培土泻木法

培土泻木法是选用补脾与泻肝的药物如党参、白术、茯苓、陈皮、砂仁、白芍、柴胡、川楝子、郁金等组成方剂，以治疗脾虚肝旺，乘克脾土所致诸证。故凡脘腹胀痛、食少便溏、吐酸厌食、胸闷脘胀、脉缓而弦者，皆可使用本法治疗。

在正常情况下，肝主疏泄，脾主运化，肝阳（气）是疏泄的动力，而肝血（阴）则是肝脏功能活动的物质基础。肝血充足，涵养肝阳，阳气不亢，自能阴阳调和，刚柔相济，肝的这种阴阳关系称为体和用的关系。这种体阴而用阳的正常活动对脾胃来说，则表现在木能疏土，脾土得肝木之疏泄，则升降协调，纳化有权，气血能生，化源有继。此即《内经》"木能疏土"之义。然肝血的来源又赖脾胃化生气血的濡养，脾胃功能正常，气血充足，则肝血充足，阳不偏亢，肝赖之以发挥正常的生理活动，此即"木赖土以培之"之义。肝和脾的这种关系，无论在肝或在脾，一旦遭到破坏，即发生疾病。其临床上常表现为两种情况：一是脾胃虚弱，纳化无权，化源不继，气血不充，则肝失濡养，肝血不足，体用偏亢，木横乘土，形成临床上所称的脾虚肝旺证，其病机要点在脾病及肝；二是肝气不和，肝用太强，疏泄太过，横逆乘土，影响脾胃，形成肝旺脾虚之证，其病机要点在肝病及脾。可见同是肝气乘脾，均为气分病证，而病机不同，故治法有异。前者宜培土泄木，柴芍六君子汤化裁；后者宜泄木扶土，柴胡疏肝散合四君子汤加减。王旭高曰："肝气乘脾，脘腹胀痛，六君子汤加吴茱萸、白芍、木香。即培土泄木之法也。""肝气乘胃，即肝木乘土，脘痛呕酸，二陈加左金丸，或白蔻、金铃子。""如肝气上冲于心，热厥心痛，宜泄肝，金铃、延胡、吴萸、川连……盖苦、辛、酸三者，为泄肝之主法也。"培土泄木法为治疏泄太过，一犯脾土，一犯胃土，治脾用木香，治胃用黄连、白豆蔻，一升一降，即《临证指南医案》中"脾宜升则健，胃宜降则和"之义。王氏此论，详言肝病本证，确是临证有得之言。

十一、平肝降逆法

平肝降逆法适用于肝气过亢，气机上逆者。此法在《金匮要略》中用于治疗奔豚气病。所谓奔豚气病，如《金匮要略·奔豚气病脉证治》所谓："奔豚病，从少腹起，上冲咽喉，发作欲死，复还止，皆从惊恐得之。"又谓："奔豚气上冲胸，腹痛，往来寒热，奔豚汤主之。"奔豚气为肝经病，与情志有关，由于情志不适，肝气冲逆，上冲腹、胸及咽喉；肝气通于少阳，故亦出现寒热往来。故宜用奔豚汤平肝解郁，降逆平冲。

肝属木而主升发，肺属金而司肃降，正常情况下，肝气得肺气之肃降而不致太过，方能得其柔和之常。若因暴怒伤肝，肝气暴涨，肺金制约无权，肝气无制而上逆，直犯肺金，使肺失肃降，肺气上逆而作喘。其发甚暴，其势甚猛，必兼胁痛，是其特点。本证常有明显的情志因素可追寻。

十二、平肝息风法

该法是用于治疗肝肾阴虚，水不涵木，阴不潜阳，肝阳化风之证的方法，为治疗内风病证方法之一。其可见眩晕欲仆，头痛如掣，肢麻震颤，手足蠕动，语言不利，步履不稳，舌红，脉弦而细，或猝然昏倒，舌强不语，口眼歪斜，半身不遂等。

《素问·至真要大论》病机十九条中有"诸风掉眩，皆属于肝"，指各种具有类似风动的眩晕、昏仆等症，皆与肝有密切的关系。因肝为刚脏，具有刚强急躁的生理特性。《素问·灵兰秘典论》曰："肝者，将军之官，谋虑出焉。"又肝在五行属木，木性曲直，肝气具有木的冲和条达、伸展舒畅之能，即肝有主疏泄的生理特性，是调畅全身气机运行的一个重要环节。《临证指南医案·中风》曰："肝为风脏，因精血衰耗，水不涵木，木少滋荣，故肝阳偏亢，内风时起。"又曰："倘精液有亏，肝阴不足，血燥生热，热则风阳上升，窍络阻塞，头目不清，眩晕跌仆，甚则瘛疭痉厥矣。"王旭高曰："如肝风初起，头目昏眩，用熄风和阳法，羚羊、丹皮、甘菊、钩藤、决明、白蒺藜。即凉肝是也。""如熄风和阳不效，当以熄风潜阳，如牡蛎、生地、女贞子、玄参、白芍、菊花、阿胶。即滋肝是也。"息风和阳法用于肝风初起，阳亢所致，用此法不效时用息风潜阳法。肝体阴而用阳，为刚脏而主升发，肝阳易亢于上而出现头痛、头胀、头晕耳鸣、面红目赤、急躁易怒，甚则血随气逆而见呕血、昏厥等肝阳亢于上的症状，治疗当以潜镇平肝泻火，方如天麻钩藤饮之类。对于息风法，《临证指南医案·肝风》有梁案："养肝熄风，一定至理……议养肝之体，清肝之用。九孔石决明一具，钩藤一两，橘红一钱，抱木茯神三钱，鲜生地三钱，羚羊角八分，桑叶一钱半，黄甘菊一钱。"

陆案："肝风阳气乘阳明之虚上冒……议和阳熄风。"对于息风潜阳法，叶氏有酸甘化阴法，如《临证指南医案·肝风》某案："内风，乃身中阳气之动变，甘酸之属宜之。生地，阿胶，牡蛎，炙草，萸肉炭。"此案取萸肉之酸，地、胶、草之甘。又有以水涵木法，如曹案："……缓肝之急以熄风，滋肾之液以驱热……生地，阿胶，天冬，玄参，川斛，小黑豆皮。"

十三、清肝泻火法

肝体阴用阳，性喜条达而恶抑郁，若情志不遂致肝气郁结，日久可以化热、化火而形成肝火炽盛，表现出一派肝火炽盛的症状。如《医醇賸义·卷二》："肝胆火盛，胁痛耳聋，口苦筋痿，阴痛，或淋浊溺血……"又如《西溪书屋夜话录》云："肝火燔灼，游行于三焦，一身上下内外皆能为病，难以枚举。如目红颧赤，痉厥狂躁，淋秘疮疡，善饥烦渴，呕吐不寐，上下血溢皆是。"肝胆内寄相火，火性炎热，上下攻窜，肝火游行，上下内外无处不到。所谓五志过动，皆令相火动燔。朱丹溪云"气有余便是火"。肝气郁积日久可化火，气火上逆，可致肝胆实火上炎证、肝火内郁证等。《类证治裁》云："木郁则化火，为吞酸胁痛……皆肝火冲激也。"火性炎上而攻窜头目，故见头痛眩晕、耳鸣、面红、目赤；若病在肝经则胁肋灼痛；口苦咽干为胆气上溢之象；冲逆无制可致发怒或狂越，或者迫血妄行；津液灼伤，则便秘尿赤。肝体阴而用阳，性喜条达而恶抑郁，若火邪内郁，则肝胆之气无以抒发；肝主藏血，若其被实火之邪所伤，阴血亦随之耗伤，治疗时清泻肝胆火之余亦需养血滋阴，使邪去而不伤及阴血，既可防其抑制肝胆之气，又可防止其生发之机中折。方用龙胆泻肝汤、泻青丸之类加减治疗。

　　肝火证应当分清实火、郁火、虚火、夹湿等不同类型。肝经实火证，多见烦躁易怒、头痛头晕、耳鸣、目赤肿痛、口苦咽干、目眩、两胁胀痛、吐血、咯血、胸痛、疮疡肿毒、舌边尖红、苔黄、脉弦数有力等，治宜清肝泻火，方如龙胆泻肝汤、当归龙荟丸之属。肝经郁热，则热势不扬，症状表现不剧烈，呈亚急性或慢性病程，烦躁易怒、情志异常等症状明显，多兼胁胀、纳少、胸闷、嗳气等，多见于情志所伤和妇科疾患，治疗除应清肝泻热外，并须配合疏肝解郁之药，方如丹栀逍遥散。肝经湿热者，多见黄疸，湿疮浸淫，小便黄赤，带下（以黄带为主），下肢红肿溃疡，淋证，男子睾丸炎、副睾炎、前列腺炎，女子盆腔炎、阴道炎、外阴炎症等。其治宜清肝泻火，配以清热渗湿之药，方如龙胆泻肝汤之类。火性弥漫，往往不拘一经，各脏腑之间可相互影响，治疗当在清肝泻火的同时亦注意兼清他经之火，如兼清肺热用黄芩、桑白皮等，兼清胃热用生石膏、芦根等，兼清心火用莲子心、黄连、竹叶等，兼清肾火用知母、黄柏等。釜底抽薪也为常法，如大承气汤、凉膈散之类。清泻肝火虽以苦寒之品为主，但应注意配合甘寒的生石膏、寒水石、生地黄、玄参、麦冬、石斛、芦根等药物，因苦寒之品有化燥伤阴之弊，对于肝喜柔润是不利的，苦寒与甘寒配合可相得益彰。

在运用清肝泻火法时需注意以下几点：一是肝热多由肝郁发展而来，故在清肝时常须配以疏肝；二是肝热肝火有轻重程度的不同，用药时应注意分寸，肝热不可过用苦寒直折泻火，而应以凉肝清火为主；三是泻肝多用苦寒之剂，应中病即止，不可过投，否则反会伐肝伤胃。

十四、清金制木法

王旭高云："肝火上炎，清之不已，当制肝。"肝火上炎，当然是用清肝、泻肝。但"清之不已"，其主要原因是肝火已外发犯肺，单纯用苦寒清泻已不适宜，应用"清金制木法"。

肝气上逆犯肺可用抑肝法，肝火上炎犯肺则不宜采用抑散，必须清金制木法，药用沙参、麦冬、石斛、枇杷叶、天冬、玉竹、石决明等清金养肺以平肝。

肝火上炎常夹心火，形成二火刑金的局面，因此临床上除有肺燥咳嗽、胸膈、闷热、鼻干、口舌干燥等症外，尚可出现心火灼金的心中烦热、咯血等症。若益以两胁胀闷、脉弦数，则辨证为"木火刑金"无疑，故木火刑金者，除清金制木外，每兼以泻心火，或兼滋水涵木。

十五、柔肝软坚法

此法是《金匮要略》治疗癥瘕之法则，如《金匮要略·疟疾脉证并治》谓："……此结为癥瘕，名曰疟母，急治之，宜鳖甲煎丸。"

王旭高云："如肝气胀甚,疏之更甚者,当柔肝。当归、杞子、柏子仁、牛膝。兼热,加天冬、生地;兼寒,加苁蓉、肉桂。"朱丹溪说:"气血冲和,万病不生,一有怫郁,诸病生焉。"肝为风木之脏,其性升发而主藏血,故其体阴而用阳。若在素体阴虚血亏之人,肝阴不足,肝气偏燥,肝失濡养,疏泄失职,肝气郁结,愈郁愈燥。此等肝气之为病,以胁肋胀甚为特征。若单以疏肝理气法治之,辛香温燥更伤阴血,故疏之其胀更甚,此时宜改用柔肝之法。所谓柔肝者,柔以制刚之义。肝为刚脏,赖阴血以滋养,而肝阴以肾阴为化源,所谓乙癸同源者是也。故柔肝法选用善能滋水涵木的当归、枸杞子、柏子仁、牛膝。若兼有热象,如出现烦热口干,可加天冬、生地黄以滋阴清热;若兼见下元虚寒,则加肉苁蓉、肉桂以温补下元。

十六、疏肝和胃法

疏肝和胃法是用具有疏肝理气健胃作用的方药治疗肝胃气滞证、肝胃不和证等的治法。

王旭高云:"肝气乘胃,即肝木乘土,脘痛呕酸,二陈加左金丸,或白蔻、金铃子。"本法适用于肝气郁结,郁而化火,横逆犯胃。胃受木乘,失其和降,发为脘痛呕酸,或兼中脘灼热,嗳气频频,心烦急躁,口苦口渴,便秘溺赤,舌红苔黄,脉弦或弦数。治宜泄肝和胃。此证病位在胃,病机在肝,泄肝和胃,缺一不可。复胃脘之和降,选用二陈汤,此为基础;泻肝之火横逆,用左金丸辛开苦降,内有吴茱萸,善能泻肝木之实，黄连苦寒，泻心火之要药，用于此，乃实则泻其子之义。
若证偏于气滞，呕逆较甚者，治宜二陈汤加白豆蔻、金铃子，
白豆蔻理气机而定呕，金铃子泻肝火而止痛。以上足见王氏选
药的特点是少而精。关幼波所谓肝胃不和指肝气不舒，横逆犯
胃导致的胃失和降，以嗳气吞酸、胁腹胀满为主要表现。其治
疗上以平肝降逆和胃为主，药用旋覆花、代赭石、生瓦楞子、
藿香、白豆蔻、炒黄连、白芍、当归、香附、郁金等。关老偏
爱以旋覆代赭汤加瓦楞子降逆制酸。

　　《素问·举痛论》云："寒气客于肠胃之间，膜原之下，血
不得散，小络急引故痛。"胃主受纳，腐熟水谷，其气以和降
为顺，肝为刚脏，性喜条达，主疏泄，忧思恼怒，情志不遂，
肝失疏泄，肝郁气滞，横逆犯胃，以致胃气失和，胃气阻滞，
即可发为胃痛。所以清代沈金鳌在《杂病源流犀烛·胃病源
流》中谓："胃痛，邪干胃脘病也……惟肝气相乘为尤甚，以木
性暴，且正克也。"肝郁日久，又可化火生热，邪热犯胃，导
致肝胃郁热而痛。

十七、疏肝化瘀法

　　本法适用于肝气郁结，气滞血瘀之证候，见于《金匮要
略》之肝著病。如《金匮要略·五脏风寒积聚病脉证并治》
谓："肝著，其人常欲蹈其胸上，先未苦时，但欲饮热，旋覆
花汤主之。"又《金匮要略·妇人杂病脉证并治》谓："寸口脉
弦而大，弦则为减，大则为芤，减则为寒，芤则为虚，虚寒相

搏，此名曰革，妇人则半产漏下，旋覆花汤主之。"旋覆花汤
中旋覆花能疏肝理气、通脉化瘀，葱白能通经气之滞，新绛活
血，因此本方能疏肝化瘀。

《血证论》云"木气冲和条达，不致遏郁，则血脉得畅"。
张介宾命名曰之化肝法，适用于郁怒伤肝，气郁化灭，火盛动
血，症见胁肋胀满，甚或疼痛，心烦急躁，或见诸般出血之证，
脉弦，舌红苔黄。此证多由情志不遂，抑郁气恼所诱发，有明显
的情志因素可察。其方化肝煎以疏肝解郁、理气活血、清热化痰
之品相配伍，气分、血分兼顾，化解肝经之郁火，故名曰化肝。

十八、调肝安神法

《金匮要略·妇人杂病脉证并治》说："妇人脏躁，喜悲
伤欲哭，象如神灵所作，数欠伸，甘麦大枣汤主之。"本证为
"肝虚而肺气并之"，《素问·宣明五气》也说"并于肺则悲"，
所以发为脏燥，变为悲哭，悲动于中；心不得静而藏神，故躁
扰不宁，以致昏乱，而有如心神所作；肝气被郁，筋骨拘束，
所以连续欠伸。故治以甘麦大枣汤，以调肝安神，可以止躁缓
急，以安脏气。

《医学正传》云："夫怔忡惊悸之候，或因怒气伤肝，或因
惊气入胆，母能令子虚，因而心血为之不足……故神明不安，
而怔忡惊悸之证作矣。"《明医杂著·医论》中曰："凡心脏得
病，必先调其肝肾二脏，肾者心之鬼，肝气通则心气和，肝气
滞则心气乏。此心病先求于肝，清其源也。"心主血，肝藏血，

两者配合，共同促进血液的运行；心主神志，肝主疏泄，两者协调，气血和平，才能精神饱满，情志舒畅。因此临床此类症状的治疗，多以调肝安神为主。

十九、养血补肝法

肝主藏血，以血为体，肝血充盈，不仅能濡养肝体，还可制约肝用，防止疏泄功能亢进。如《临证指南医案》言："肝为风木之脏，因有相火内寄，体阴用阳，其性刚，主动主升，全赖肾水以涵之，血液以濡之……"

东汉张仲景《金匮要略·妇人杂病脉证并治》指出："妇人腹中诸疾痛，当归芍药散主之。"方中当归、川芎补血止痛，重用芍药柔肝利滞，白术、茯苓、泽泻益脾渗湿。诸药共用，养血调肝，健脾渗湿，体现了肝脾两调，血水同治的特点。若气郁胁胀者，加柴胡、枳实以疏肝理气；若气郁不食者，加香附、麦芽以行气消食；若气郁有热者，加栀子以清热；若血虚者，加阿胶、熟地黄等以养血补血。本方现常用于妊娠腹痛、痛经、习惯性流产、妊娠羊水过多、胎位不正、不孕症、妊娠贫血、功能性子宫出血、子宫内膜炎、盆腔炎、子宫肌瘤、更年期综合征等属肝脾失调，气血郁滞湿阻所致者。

明代张景岳在《质疑录》中说："足厥阴肝为风木之脏，喜条达而恶抑郁，故经云木郁则达之是也。然肝藏血，人夜卧则血归于肝，是肝之所赖以养者，血也。肝血虚，则肝火旺……"明代李中梓十分重视医学理论的研究，他发展了"乙癸同源"

之说并提出"肝气不可犯，肝血自当养"的学术观点。

　　清代著名医家叶天士《临证指南医案》明确提出"女子以肝为先天也"，说明肝与月经有着密不可分的关系，治法以养血居多，推崇张景岳的"三本"学说，即冲脉为月经之本，阳明为冲脉之本，心脾为生化统摄血脉之本。叶氏并在此基础上提出养血调肝的观点，认为冲脉为血海，经水由血液所化，且女子以肝为先天，所以妇人化源充沛，冲任盈满，情志舒畅，气血通调，经水自能常至。反之，若是化源不足，血海一亏损，心脾不能统摄，便可影响冲脉而致月经不调。若是肝血不足，或者肝的调血功能障碍，亦可直接影响胃气、心脾、冲脉而导致月经不调。所以，调经不但应重视调治心脾、胃气、冲脉"三本"，而且要重视调肝。肝气顺，气机调，脾胃健，化源充，血海盈，气血和畅，月事当调，此为叶天士养血补肝法在临床中的应用。

　　王旭高所谓"补肝血"法，常用当归、川芎、川续断、牛膝补肝血。运用此法时，需注意两点：一是肝阴肝血同源，临床上血虚常伴阴虚，因此补血时常配伍少量养阴药，如生地黄、白芍等，但是养肝与柔肝又有不同，养肝兼用偏温药补之，而柔肝则取偏凉之味滋阴；二是血之来源全赖于脾气的健运生化，脾气虚衰则化源不足，肝血亦亏，因此肝血虚时应注意结合补脾益气之药。

二十、抑木扶土法

　　抑木扶土法是中医学中依据五行相克规律制定的以疏肝

健脾或平肝和胃治疗肝脾不和或肝气犯胃病证的治法，又称疏肝健脾法、调理肝脾法。中医学应用五行生克乘侮关系来阐明脏腑的生理病理机制。在生理上，肝木通过疏泄作用对脾土起着调节其运化的功能，这一功能作用于脾胃的受纳、运化、吸收的每一个过程。脾之湿土必须得到条达活泼之性的肝木的制约，才能正常地运化水谷，摄取精微。在病理上，肝脾两脏之间的相克关系失调，一者为肝木过于亢盛，肝气横逆乘脾对脾土克制太过，致脾土不足，即为木旺乘土；二者为脾土亏虚，肝木虽然处于正常水平，脾土仍难以承受肝木的克制，导致脾土的损害，即为土虚木乘。而抑木扶土法是治疗这种"木乘土"的方法，临床可用于治疗小儿功能性便秘及慢性非萎缩性胃炎等。

《素问·玉机真脏论》指出肝病可传之于脾，肝木克土，抑木和中以达之；若郁怒伤肝，肝气横逆，则肝用太过，而"制己所胜"，根据五行相生相克之理，将其称为"木克土"或"木乘土"，亦即"亢则害"之谓，症见胁胀或痛，嗳气频作，腹部胀痛，肠鸣腹泻，大便溏泄，多发矢气，性情暴躁易怒，饮食不佳等。脾之先病是肝郁的常见原因，肝郁既成又易损伤脾气。仲景指出："见肝之病，知肝传脾，当先实脾。"若脾未虚可防其虚，若脾已虚可使其实，可见实脾亦有预防和治疗两种重要作用。肝郁及脾，脾气已虚，以"木郁达之"治疗肝脾、肝胃不和者，临床极为常见，方用痛泻要方、逍遥散之类加减治疗。

二十一、疏肝养胃法

《内经》并无郁证病名，却有关于五郁之论述，即"郁之甚者……木郁达之……所谓泻之"，并有较多关于情志致郁的论述。明代《医学正传》首先采用"郁证"作为病名。郁证是由于情志不得疏解、气机郁滞不得运所致，以情志不顺等为主要临床表现的一类病证。明代之后，医家渐将以情志为因之郁作为郁证的首要内容，故其有广义与狭义之分。广义范围之郁，包含因感受外来之邪及情志内伤等所致之郁；狭义范围之郁，仅指因情志不舒所导致的郁证。情志所伤为郁证之常见病因，故其发病当与肝脏联系密切。七情过极，持续过久，超越机体所能适应的调整范围，则致情志失常，尤以悲忧愤怒最易致病。郁证之因始于肝失调畅疏达，故以气郁不运为先。理气并使情志舒达调畅为郁病之基本治则，即木郁达之。与"木郁"有关的证型主要有气郁化火证和肝气郁结证。若肝郁气滞不运，脾胃失和，则症见精神抑郁、情志不佳、胁肋胀痛、痛无定处、脘闷嗳气、大便不调等，当用柴胡疏肝散加减以疏肝理气、活血止痛。方中以行气之品柴胡、香附、枳壳、陈皮理气以疏解肝郁；以郁金、青皮、紫苏梗、合欢皮理气解郁；以川芎理气活血；以芍药、甘草柔肝缓急。若肝郁化火，横逆犯胃，则症见性情急躁易怒、胸胁胀痛满闷、口苦而干，或头项僵痛、耳目异常，或感嘈杂吞酸、大便秘结不通等，当用丹栀逍遥散加减以疏肝郁、泻肝火。方中以柴胡、薄荷、郁金、制香附疏肝解郁；以当归、白芍养血柔肝；以白术、茯苓健脾祛湿；以牡丹皮、栀子清泻肝经火热。

二十二、木郁达之

"木郁达之"首见于《素问·六元正纪大论》，"木郁达之……以其畏也，所谓泻之"，即五行对应五脏，因其气失和，当顺其性而利导之。陈无择提出了因情志内伤致五脏生郁，其在《三因极一病证方论》中云"岁金太过，燥气流行，肝木受邪"，是针对岁运治疗五郁，此仍为运气学说范畴。及至朱丹溪创立"六郁"学说，其认为"一有怫郁，诸病生焉"，此时其"六郁"已有了不同于《内经》之"五郁"的含义，两者在核心思想的内涵上及临床诊治的应用范畴上存在根本差异。"木郁"为五郁之先导，而"达之"正是针对木郁之证提出的临床诊疗法则，即通过升发条达、疏利肝胆之气以顺应木性，调畅气机。

"木郁达之"中"木郁"所指主要为肝脏，但其不仅为肝之一脏，凡能影响肝之生理功能和受其影响传变而导致的脏腑病变均可引起木郁。五行之中，木有阴阳之分，且两者相为表里，即肝胆同具疏泄之职，可相间为病，然临床以肝郁合乎实际。孙一奎倡五脏"本气自郁"论，并且首创"肝郁"之名，其在《医旨绪余》中指出"木郁者……当条而达之，以畅其挺然不屈之常"。而五行之风木、人体气机升降出入以及肝之生理、病理特点皆与"木郁"相关。今世对"木郁"内在的理解已渐为丰富，包含五脏六腑、内因外因、气血以及七情等多方面。《医碥》曰："郁者，滞而不通之义……病斯作矣。"其认为百病皆生于郁，若人体气机逆乱，导致构成人体的诸多物质如阴、阳、精、气、血、津、液等结聚不得发越，则为"郁"。"郁"反映的是闭阻、壅滞、不通、停滞等状态，责之于人体应五脏，则为闭塞不畅之病理现象。

"达之"为木郁证的重要治法治则，历代医家也在临床医疗实践中不断总结，对其的理解逐渐深入完善。王冰首对木郁之诊疗原则进行注解，具有开创意义，其将"达"之一字理解为使用宣吐之法以令其通畅条达。后金元四大家及至明清之前的医家亦在王冰的基础上有所发展与深入，然多不离"宣吐"之则，即以"吐"训"达"。《内经》之后的医籍中鲜少提及"疏肝"一词，明确指出疏泄为肝的生理功能者应在明清时期。木曰曲直，性喜条达。"木郁"并不仅指肝气郁积，亦包含肝之气、血、阴、阳等运行不舒，故亦有血郁、肝火内郁等证。木郁当以气郁为先，若肝脏气机郁滞，则木性无以条达而沉降，病证由生。气郁可导致血运不畅，可逐渐发展为血郁之证；气机不舒，郁久则可化热，最终发展为肝火内郁之证。张景岳曰"但使气得通行，皆为之达"，然"达之"为法，不应局限于宣吐、升发、疏泄等某一种治疗方法，它是一条总的诊治原则，当先辨明病因而后采取与之相应的治则治法，以使"郁"得解。基于"木郁达之"之治法有以下几点：

1. 肝郁气滞以疏肝行血 肝主疏泄，又藏血，血舍魂，其主要通过疏泄之职对气机的舒畅条达作用以调整人的精神及情志活动。《七松岩集》曰："郁怒伤肝,肝木之气不能调达则气郁。"《素问·生气通天论》云："大怒则形气绝……使人薄厥。"情志不畅使周身气机滞涩不运,导致肝之疏泄功能失常而生肝郁。《柳州医话》曰："七情之病,必由肝起。"若肝脏疏泄功能不及或太过,则容易导致人体情志活动甚至精神失常。由此可见,肝主疏泄功能失职与精神及情志异常可相为因果,常表现为"因郁致病"或"因病致郁"。肝郁之证多以气郁、血郁为其病理基础,并贯穿病程始末,临床诊疗中常出现胸胁或少腹胀满疼痛、胸闷、嗳气频发、心烦易怒等情志疾病,在妇女则表现为月经不调、乳房胀痛等症状。此特点决定了理气以行血为解郁之重要治则,当疏利肝气,调理肝血,方用柴胡疏肝散、逍遥散之类加减治疗。

2. 郁久化火以清肝泻火 朱丹溪云"气有余便是火"。肝气郁积日久可化火,气火上逆,可致肝胆实火上炎证、肝火内郁证等。《类证治裁》云："木郁则化火,为吞酸胁痛……皆肝火冲激也。"火性炎上而攻窜头目,故见头痛眩晕、耳鸣、面红、目赤;若病在肝经则胁肋灼痛;口苦咽干为胆气上溢之象;冲逆无制可致发怒或狂越,或者迫血妄行;津液灼伤,则便秘尿赤。肝体阴而用阳,性喜条达而恶抑郁,若火邪内郁,则肝胆之气无以抒发;肝主藏血,若其被实火之邪所伤,阴血亦随之耗伤,治疗时清泻肝胆火之余亦需养血滋阴,使邪去而不伤及阴血,既可防其抑制肝胆之气,又可防止其生发之机中折。其方用龙胆泻肝汤、泻青丸之类加减治疗。

3. 木乘脾土以抑木扶土 《素问·玉机真脏论》指出肝病可传之于脾，肝木克土，抑木和中以达之；若郁怒伤肝，肝气横逆，则肝用太过，而"制己所胜"，根据五行相生相克之理，将其称为"木克土"或"木乘土"，亦即"亢则害"之谓，症见胁胀或痛，嗳气频作，腹部胀痛，肠鸣腹泻，大便溏泄，多发矢气，性情暴躁易怒，饮食不佳等。脾之先病是肝郁的常见原因，肝郁既成又易损伤脾气。仲景指出："见肝之病，知肝传脾，当先实脾。"若脾未虚可防其虚，若脾已虚可使其实，可见实脾亦有预防和治疗两种重要作用。肝郁及脾，脾气已虚，以"木郁达之"治疗肝脾、肝胃不和者，临床极为常见，方用痛泻要方、逍遥散之类加减治疗。

4. 湿热蕴结以疏利肝胆 肝胆互为表里，同具疏泄之职，肝病常牵连及胆，若感受湿热邪毒，则肝胆气血郁滞，导致胆汁分泌、排泄不利。内湿与痰均为机体津液代谢障碍的病理产物。若情志内伤，肝胆之气郁结，不能行气以布水，致郁热与积水相蒸，由此湿浊内生，郁久化热，最终湿热蕴结肝胆致病；若外来湿热之邪侵入机体，或嗜酒及甘脂而化生湿热致病。痰湿两者均为阴邪，其性皆重浊黏滞，易致气机不运，症见胁痛、口苦，甚则目肤俱黄、小便黄赤、大便秘结等，当清泻肝胆实火、清利肝经湿热，方用龙胆泻肝汤、茵陈蒿汤等加减治疗。

5. 内风实证以平肝息风 《素问·至真要大论》云"诸风

掉眩，皆属于肝"，肝为风木之脏，若其疏泄功能失常，则易伤阴耗血，使气无所制，故亢而生风。内风之产生主要与肝有关，其证亦有虚实之分。内风之实证，或因肝经热盛，热极生风；或因肝阳上亢，风阳上扰；或因肝肾阴虚，肝风内动所致。《类证治裁》云："风依于木，木郁则化风……为类中，皆肝风震动也。"风邪煽动，火气浮亢，故头痛眩晕欲仆；风动则肢麻震颤，手足蠕动，语言不利；风动于上，阴亏于下，故步履不正，行走飘浮；甚或风阳夹痰上蒙清窍则猝然昏仆；风痰阻塞经隧则半身瘫痪。治当以平肝息风为法，方用羚角钩藤汤、镇肝熄风汤、天麻钩藤饮等加减。

二十三、《内经》治肝三法

《素问·脏气法时论》指出："肝苦急，急食甘以缓之。""肝欲散，急食辛以散之，用辛补之，酸泻之。"寥寥数语，便指出了甘缓、辛散、酸收三项治肝大法，为后世肝病的治疗开辟了蹊径。《难经·十四难》指出"损其肝者，缓其中"。

《金匮要略》指出"夫肝之病，补用酸，助用焦苦，益用甘味之药调之"的原则，创制了辛散的四逆散、小柴胡汤、半夏厚朴汤，甘缓的芍药甘草汤、甘麦大枣汤，酸收的酸枣仁汤、乌梅丸等重要方剂。《临证指南医案》指出："考《内经》治肝，不外辛以理用，酸以治体，甘以缓急。""考《内经》肝病主治三法，无非治用治体。""《内经》肝病三法，治虚亦主甘缓。"现将"三法"临床应用总结于下：

一曰：辛散理用。肝主疏泄，以行气为用，倘肝气失疏，流行郁滞，则肝失所用，出现胸闷嗳气，善太息，胁肋胀痛，甚则引及胸背部，或疼痛走窜不定，或妇女月经不调等症。治疗宜使用辛散理气的药物疏通气机，调肝用，即叶天士所谓"辛以理用"法。药用柴胡、川楝子、郁金、枳壳、香附、生麦芽等，方如柴胡疏肝散、天台乌药散、逍遥散等。

一曰：酸以治体。肝藏血，以阴血为体，气为血帅，血为气母，气郁则血瘀，气泻则伤阴。倘肝血不足，肝失所养，则肝气不收，风阳妄动而致眩晕目涩，心神不宁，肢体抖颤，脘腹胀满，胁肋隐痛等症。酸能补阴血而敛肝气，通过治体而使用有所归，故酸敛虽有补泻之分，而叶氏通称为"酸以治体"。药如白芍、酸枣仁、乌梅、木瓜、五味子、枸杞子等。代表方如芍药甘草汤、酸枣仁汤、调营敛肝饮（《医醇賸义》）、加味一贯煎（章真如）。

一曰：甘以缓急。肝为刚脏，其气多刚烈燥急。经云："肝苦急，急食甘以缓之。"正如张介宾所认为：甘缓乃柔，能制刚。"肝苦急"，往往有肝血（阴）虚失濡，肝气过急则易上亢，出现头目眩晕，肝阳化风则见动风。故叶氏所云"甘以缓急""治虚亦主甘缓"，明确了甘缓理虚法则，用于肝血失濡，亦可用于肝用不足，疏泄不及之证。甘缓如大枣、沙参、麦冬、阿胶、枸杞子、生地黄等，益气如人参、黄芪、甘草之属。代表方为甘麦大枣汤。

补肝方法，前人有"用辛补之""补用酸""治虚亦主甘缓"等论，其说不一。《血证论》指出"以酸甘补肝体，以辛甘补肝用"，可谓明确指出补肝体肝用之法，此为直接补肝法。如无营血亏虚，肝失所养，而肝气过急，使用甘缓药物，调补五脏，以缓肝急。

二十四、张仲景治肝法

伤寒六经辨证，其病理变化主要是落实在脏腑之上，而脏腑病变又以六经概括，因而六经辨证与脏腑的关系是不可分割的。论中有关治肝大法，有方可循，有法可效。

1. 温肝散寒 肝属厥阴，寒邪侵袭于肝，则为厥阴肝寒之证。原书说："干呕，吐涎沫，头痛者，吴茱萸汤主之。"此即厥阴肝寒，浊阴上逆之候，故用吴茱萸汤以温肝散寒。论中用吴茱萸汤温肝散寒法有三：一为阳明"食谷欲呕"；一为少阴吐利（按：应以吐为主）；一为厥阴干呕、吐涎沫、头痛。笔者认为，原书虽在阳明、少阴、厥阴病篇皆列有吴茱萸汤证，但三者的共同点都是由于寒伤厥阴，下焦浊阴之气上逆于胸胃而产生干呕、吐涎沫等症。深究其所吐之物为清冷涎沫，乃厥阴寒邪犯胃，胃阳不布，故产生涎沫，与脾虚湿胜所生之痰相比，病理产物不同，病所亦殊有别。临床上吴茱萸汤证的干呕多有气机冲逆，嘈杂并见，头痛则在颠顶（按：厥阴经脉上会颠顶）为甚，且有空虚之感。同时，与胆胃实热之证比较，彼则为实热，此则属虚寒，不难鉴别。

2. 柔肝缓急 肝属刚脏，肝性强急。原书中治伤寒脉浮，自汗出，小便数，心烦，微恶寒，脚挛急，并治腹中不和而痛等症，皆取柔肝缓急之剂，如芍药甘草汤即是。本方长于滋养阴血、和营止痛，作用专一，是缓肝之急的首选方。因于土虚木旺，肝木乘脾则腹痛，用白芍酸收苦泄，能行营气而泻肝木，甘草甘缓，能和逆气而补脾土，甘缓相合，故可主治腹痛。同时，由于芍药和营益阴，功专止烦，故论中反烦、更烦、心悸而烦者，皆主以芍药。再则，论中用芍药甘草汤主治的脚挛急，是肝主筋，营阴不足，不能濡养筋脉所致，用酸甘缓急而收捷效。临床上用本方加味治溃疡病、痢疾、痛经等，其所治不同，但假芍药酸以柔肝，合甘草之甘以缓急，作用机制乃是同出一辙。

3. 抑肝培土 肝木横逆乃克害脾土，土虚又可招致木克，两者互为因果，其为病多腹中挛急作痛，治则抑肝培土、缓急止痛。原书说："伤寒，阳脉涩，阴脉弦，法当腹中急痛，先与小建中汤……"又说："伤寒二三日，心中悸而烦者，小建中汤主之。"本方以桂枝汤为基础，变辛温调和营卫为甘温建中补虚。方中以甘药为主，甘味守中，有缓中补虚之功。论中前后两条所述之症虽不同，一为阳脉涩，阴脉弦，病在肝脾不和，一为心悸而烦，病在心脾两虚，但两者均以小建中汤获益，此乃甘药能资养脾胃，生长营血，肝得之木气疏畅，心得之火用复明，故腹中急痛、心中悸烦均可收效，一方两用，异曲同工。

4. 养肝通络　肝主藏血，肝血虚寒不能温煦经脉，则手足厥寒而脉细欲绝。原书说："手足厥寒，脉细欲绝者，当归四逆汤主之。"本证乃因素有血虚，复感外寒，气血被寒邪所遏，流行不畅所致。王晋三认为本方"寓有治肝四法，以桂枝之辛以温肝阳，细辛之辛以通肝阴，当归之辛以补肝，甘枣之甘以缓肝，白芍之酸以泻肝，复以通草利阴阳之气，开厥阴之络"。当归四逆汤的主要功用，概而言之，即温运血行，散寒通络，临床用于痹证、冻疮、痛经等，取其养肝通络，颇具卓效。

5. 疏肝理脾　肝性疏泄喜条达，肝郁则气滞影响及脾，导致肝脾不和，产生腹痛泄利下重等症，正是木邪侮土，肝气不舒的表现。原书说："少阴病，四逆，其人或咳，或悸，或小便不利，或腹中痛，或泄利下重者，四逆散主之。"此即阳郁不伸，气机不宣的证治。李士材说："此证虽云四逆，必不甚冷，或指头微温，或脉不沉微，乃阴中涵阳之证，惟气不宣通，是为逆冷。"诚然，本条原文虽出自少阴病篇，究其病机，以方测证，着眼点是肝郁不伸，气机滞涩，影响及脾。四逆散方以疏肝理脾擅长，临床用于肝郁气滞者多验。

6. 清肝止利　肝经湿热下注，内迫肠道而下利，其症可见少腹急结，肛门坠胀，下利便脓血。此时须清肝以止利。原书说："热利下重者，白头翁汤主之。"《内经》谓"暴注下迫，皆属于热"，故用白头翁汤加味主治。白头翁为肝经专药，配合黄连苦以清湿热、厚肠胃，黄柏泻下焦之火，秦皮苦寒收涩。

二十五、叶天士治肝法

叶天士为清代著名医家，擅长治疗温病，是温病四大家之首。叶天士对肝之调理和用药颇有见解，其方现代临床应用效果甚佳，现探讨如下。

（一）叶天士调治肝病的学术特点

叶天士认为肝体阴而用阳。"体阴"，一指肝为藏血之脏，血属阴；二指肝脏位居于下，故属阴。"用阳"，一指肝性喜条达，内寄相火，主升、主动；二指肝阳易亢，肝风易动，从而导致各种阳性症状，故"用阳"。鉴于肝脏体阴而用阳的生理特点，叶天士治肝病常区分体、用。肝体不及者宜柔之、养之、补之、益之，肝用太过者宜平之、清之、潜之、镇之、抑之，临证运用须根据具体病情，或治体为主，或治用为先，或体用同治。

（二）调肝方法

盖肝主疏泄，喜条达而恶抑郁，对情志、气机、脏腑的气血功能都起着疏导、调畅的作用。若情志抑郁，肝失疏泄，则变生诸证。所以要想调理肝脏使其具有正常的生理功能，必须先调畅其气机。观《临证指南医案》，会发现其提倡"郁不离肝"的思想，认为六郁之始为气郁，气郁之始为肝胆木郁，这与赵献可的观点颇为相似。邵新甫在《临证指南医案》中按语云："肝者将军之官，相火内寄，得真水以涵濡，真气以制伏，木火遂生生之机……盖因情志不舒则生郁，言语不投则生嗔，谋虑过度则自竭。斯罢极之本，从中变火，攻冲激烈，升之不熄为风阳，抑而不透为郁气。脘胁胀闷，眩晕猝厥，呕逆淋闭，狂躁见红等病，由是来矣。古人虽分肝风、肝气、肝火之殊，其实是同出一源。"此语精辟地总结了叶氏论肝郁之病机。

二十六、王旭高治肝法

王旭高《西溪书屋夜话录》中概括肝病大致分类有三，即肝气、肝风、肝火，可谓至当之论。

（一）肝气证治八法

1. 疏肝理气 如肝气自郁于本经，两胁气胀或痛者，宜疏肝，药用香附、郁金、紫苏梗、青皮、橘叶之属，寒加吴茱萸，热加牡丹皮、栀子，痰加半夏、茯苓。

2. 疏肝通络 如疏肝不应，营气痹滞，络脉瘀阻，宜通血络，药用旋覆花、新绛、当归须、桃仁、泽兰。

3. 柔肝 如肝气疏之不应而反剧，乃肝失柔顺之常，当柔肝，药用当归、枸杞子、柏子仁、怀牛膝，兼热加天冬、生地黄，兼寒加肉桂、肉苁蓉。

4. 缓肝 如肝气甚而中气虚者，当缓肝，药用炙甘草、白芍、大枣、橘饼、淮小麦，经所谓"肝苦急，急食甘以缓之"。

5. 培土泄木 如肝气乘脾，脘腹胀痛者，六君子汤加吴茱萸、白芍、木香。

6. 泄肝和胃 即肝气犯胃或肝木乘土，症见脘痛呕酸，二陈汤加左金丸，或白豆蔻、金铃子，以疏肝和胃降逆。

7. 泄肝　如肝气上冲于心，热厥心痛，药用金铃子、延胡索、吴茱萸、川黄连，兼寒加川花椒、肉桂，寒热俱有加白芍。此苦辛酸三者乃泄肝主法也。此证颇类厥阴病，乌梅丸可用之。

8. 抑肝　如肝气上冲于肺，症见猝然胁痛、暴上气而喘，宜抑肝（即抑制肝气上冲以保肺金），药用吴茱萸汁炒桑皮、紫苏梗、杏仁、橘红之属；可直接用吴茱萸 6g 暖肝下气，加灵磁石镇逆抑肝平喘，五味子增强敛肺平喘之功；或小柴胡汤加北沙参 20g，天冬、麦冬各 15g。总之，肝气为病，或上逆，或郁结，或疏泄太过，故治疗除疏肝一法外，尚有柔、缓、敛三步：柔肝必用血分药，缓肝必以甘药培中，敛肝亦不可太过，而是敛中有散，如乌梅丸中的花椒、桂枝，痛泻要方中的白芍配防风。

（二）肝风证治五法

1. 息风和阳　如肝风初起，头目昏眩者，以羚羊（角）、牡丹皮、菊花、钩藤、决明子、白蒺藜凉肝。"和阳"即调和平息之义，肝热上扰清空，可以引动肝阳，但不一定阴虚，故用药以凉散为主。息风和阳法适用于肝风内动之轻者。

2. 息风潜阳　如息风和阳法不应，当用此法，以牡蛎、生地黄、女贞子、玄参、白芍、菊花、阿胶等。"潜阳"者，潜纳、潜敛阳气归于肝肾之阴，用贝壳类重镇之品加滋阴之药。潜阳分平肝潜阳和滋阴潜阳两种，阳亢肝经实证主用平肝潜阳，如张锡纯的镇肝熄风汤；虚中夹实证主用滋阴潜阳，如杞菊地黄汤加生龙骨、生牡蛎，或据证选用大定风珠滋液息风。

3. 培土宁风　王旭高说："肝风上逆，中虚纳少，宜滋阳明，泄厥阴，如人参、甘草、麦冬、白芍、甘菊、玉竹。"培土宁风法即滋养阳明气阴，缓泄厥阴风木。这里王旭高吸纳了叶天士《临证指南医案》中的治法，肝为刚脏，胃为盛阳（多气多血），肝气上冲，阳明胃失和降，故滋养胃阴补益胃气，兼顾平降肝热。

4. 养肝　如肝风旁窜四肢，经络牵掣或麻木者，宜养血息风，以生地黄、当归身、枸杞子、牛膝、天麻、制何首乌等。此即"治风先治血，血行风自灭"之义。注意：养肝阴于滋阴药中必加养血药，养肾阴于滋阴药中必加养精药，不可不知。

5. 暖土御风　如《金匮要略》载《近效方》之白术附子汤，治风虚头重眩苦极，不知食味，此非治肝，实补中也。此指中焦虚馁，阳气不升，髓海不足，虚风内动。白术附子汤药用白术、炮附子、炙甘草、生姜、大枣，温中暖土振奋阳气，以抵御风寒。此法与"肝风"似无直接联系，但头重眩晕似风，从中焦虚寒论治者，临床并不少见，王旭高补此风证一法，实为经验之谈。

总之，肝风一证多上冒颠顶，阳亢居多；亦能旁走四肢，筋脉掣引，肢体麻木，血虚为多。其中培土宁风与暖土御风是其特色，丰富了临床对风证的治法。

（三）肝火证治十七法

肝火为病繁多，《西溪书屋夜话录》中写道："肝火燔灼，游行于三焦，一身上下内外皆能为病，难以枚举。如目红颧赤，痉厥狂躁，淋秘疮疡，善饥烦渴，呕吐不寐，上下血溢皆是。"肝内寓相火，病则相火妄动，游行于三焦腠理，充斥一身上下内外，无所不至。

1. 清肝　药用羚羊（角）、牡丹皮、炒栀子、黄芩、竹叶、连翘、夏枯草。

2. 泻肝　方如龙胆泻肝汤、泻青丸、当归龙荟丸之类。

3. 清金制木　肝火上炎，清之不已，当制约肝木，取清金以制约木火之亢逆也，如沙参、麦冬、石斛、枇杷叶、天冬、玉竹、石决明。

4. 泻子　木生火，心火乃肝木之子，肝火亢逆，泻肝不效，当泻心火，于泻肝药中加生甘草、黄连，乃"实则泻其子"也。

5. 补母　水生木，水亏而肝火盛，清之不应，当益肾水，所谓"壮水之主，以制阳光"，方如六味丸、大补阴丸之类，乃"虚则补其母"也，亦取"乙癸同源"之义。

6. 化肝　郁怒伤肝，气逆动火，烦热胁痛，胀满动血，方如化肝煎，药用青皮、陈皮、白芍、牡丹皮、栀子、浙贝母、泽泻，清化肝经之郁火。

以上六法乃清泻肝火之常，王旭高主治肝火的思路非常清晰：清肝泻肝是首选，在此基础上，用五行生克制化，即肝与五脏的生克关系入手：先考虑肺金，金克木，清金制木，先声夺人，夺其亢逆之势；继而取我生之子——心，实证以泻心火;再继取生我之母——肾。这几条思路治肝火可谓至精且备,然王旭高又从源头上加一条思路——化肝。前已述及,肝病以肝气郁滞为起始病因,郁久可以化火,化火进而生风,故火郁为病临床多见,清化肝经郁火又是一法。宣发郁火大可借鉴《伤寒论》栀子豉汤思路。

7. 温肝 如肝有寒,见呕酸上气,胃中寒冷,宜温肝,药用肉桂、吴茱萸、蜀椒。如兼中虚胃寒加人参、干姜,即大建中法也。

8. 补肝 此法是针对肝血不足而立,如制何首乌、菟丝子、枸杞子、酸枣仁、山茱萸、沙苑子。

9. 镇肝 此法即重镇潜阳以息风,多用介类金石之品,如石决明、牡蛎、龙骨、龙齿、金箔、青铅、代赭石、磁石之类。

10. 敛肝 此法即以酸收生津养阴之品潜敛肝阳,如乌梅、白芍、木瓜。

王旭高说:"此三法,无论肝气、肝风、肝火,相其机宜,皆可用之。"观此三法,实乃息风潜阳之细化也。息风必补肝血,柔养筋脉,如肝肾精血不足见视物昏蒙、两目干涩、精神萎靡、腰酸膝软、少寐神疲等;而阴虚易生阳亢,阳亢又进一步耗散阴津,故以酸味敛肝是为必用之法;镇肝法适用于阳亢重证,眩晕如坐车船、头目胀痛、面赤如醉、口咽干苦、急躁易怒、肢麻震颤等,必须镇之以威武,用金石贝壳类重镇潜阳,以防脑中风之变。

11. 平肝　平肝药如金铃子、白蒺藜、钩藤、橘叶。

平者，平复、平降上冲也。观镇肝、平肝、凉肝，镇肝平肝多见于肝风内动，凉肝即凉散肝经风热，以外风为主，故镇肝为重，平肝次之，凉肝又次之。

12. 散肝　"木郁达之"，如逍遥散是也。"肝欲散，急食辛以散之"，即散肝是也。

13. 搜肝　王旭高说："凡人必先有内风而后外风，亦有外风引动内风者。故肝风门中，每多夹杂，则搜风之药，亦当引用也。如天麻、羌活、独活、薄荷、蔓荆子、防风、荆芥、僵蚕、蝉蜕、白附子。"

搜者，搜风也，亦是针对肝风而设。搜风通络之品适用于络脉空虚，风邪入络，见口眼歪斜者。然其药多风燥，仅为治标而设，临证必须明标与本，酌情加减运用。尝言：肝病大风宜息，小风宜搜。不可不知。

14. 补肝阴　如地黄、白芍、乌梅。

15. 补肝阳　如肉桂、川花椒、肉苁蓉。

16. 补肝血　如当归、川续断、牛膝、川芎。

17. 补肝气　如天麻、白术、菊花、生姜、细辛、杜仲、羊肝。

此补肝四法，离不开气血阴阳。在临床应用上，气血阴阳是相互依存的，也就是说，补血离不开补气药，典型的是当归补血汤，名字叫"当归补血"，却是黄芪与当归用量比为5∶1，道理很简单：气能生血。联系到肝，于大队滋养肝阴药中加入少量补阳药（如肉桂、菟丝子），可以启动肝之阳气来达到养肝阴补肝血之目的。正如《素问·阴阳应象大论》所云："水为阴，火为阳。阳为气，阴为味。味归形，形归气，气归精，精归化。精食气，形食味，化生精，气生形……"

二十七、张元素治肝法

张元素治肝有五法：缓肝，散肝，补肝，养肝，泻肝。此五法是《内经》三法的延伸。缓肝，常用甘草，方如芍药甘草汤。散肝，常用川芎之类，方如柴胡疏肝散。补肝与养肝可融为一体，是针对肝之虚证而言，虚者补其母，水为木之母，苦润养肝，方选地黄丸。肝以条达为顺，顺其性为补，用药选细辛、陈皮、生姜之类，方用九味羌活汤。泻肝是针对肝之实证，实则泻其子，火为木之子，泻心，用生甘草，逆其性为泻，药选芍药。张元素泻肝用芍药，与《内经》酸以敛之实则异曲同工。《内经》之酸敛寓有养肝体、平肝阳之义，因酸药除能收敛之外，亦能泻，"气味辛甘发散为阳，酸苦涌泄为阴"。张元素的弟子李杲最重脾胃，但于肝胆的论述也非常有特点。他认为，脾气之升与肝胆之气的升发有着极密切的关系，"故凡脏腑十二经之气化，皆必藉肝胆之气化以鼓舞之"，将升发肝胆之气提到了非常重要的地位。用药方面，他习惯在方中加入升发肝胆之气的药物，如升麻、柴胡最是常用。方如治疗内伤热中证的补中益气汤，其目的是借肝胆之气的升发以鼓舞脾胃清阳之升、一身元气的生化。李氏治脾胃又兼治肝的用药方法值得我们思考。张元素和李杲在治肝的过程中，所习用的药物于今天大不相同。以散肝为例，张氏习用川芎、细辛、防风、生姜、羌活、白芷之类，李杲在升发肝胆之气时亦常用川芎、防风、羌活，另外习用升麻、柴胡，与今天我们一说散肝即想到柴胡大相径庭。今人在发展中药学的同时，可能因古今文字的差异导致视野范围缩小，不自觉地缩小着某些中药的应用范围。

二十八、关幼波治肝法

《金匮要略·脏腑经络先后病脉证》曰："见肝之病，知肝传脾，当先实脾。"又云："实脾则肝自愈，此治肝补脾之要妙也。"方隅在《医林绳墨》中提出："人以脾胃为主，而治疗以健脾为先。"故在肝病的治疗中，古今医家均非常重视顾护脾胃之气。肝病"实脾"是治疗肝病的一个重要治则，其思想源于《内经》"风气大来，木之胜也，土湿受邪，脾病也焉"。《难经》指出："所谓治未病者，见肝之病，则知肝当传之与脾，故先实其脾气，无令得受肝之邪，故曰治未病焉。"《金匮要略》又进一步指出"夫治未病者，见肝之病，知肝传脾，当先实脾"，指出肝病"实脾"谓之上工之举。关幼波强调治病求本，注重人体内在因素，重视气血化生之源、运湿之枢纽的后天之本——脾胃功能，不仅在肝病的治疗中提出了"调理肝、脾、肾，中州要当先"的治则，在各科杂病的辨证施治中也极为重视健脾运化，以固后天之本。关幼波治疗一些危重疾病，如肝癌，强调以扶正为主，祛邪为辅，而不宜予以破血消癥之品以及苦寒伤胃之剂，认为注意调理脾胃，此乃"有胃气则生"也。

（一）治肝经验

1.在慢性病毒性肝炎的治疗中，通过长期的临床实践，关幼波提出：①扶正祛邪，调理气血：慢性病毒性肝炎多以正气虚（包括肝、脾、肾、气血、津液）为矛盾的主要方面，开始是由于湿热之邪缠绵羁留损伤正气，造成"因病而虚"，逐步形成脏腑气血功能失调和机体防御能力减弱，以致正不抗邪，招致湿热内侵，造成"因虚而病"。②调理肝脾肾，中州要当先：关幼波对慢性病毒性肝炎的辨证施治基本上是以脏腑、气血论治为原则，且以扶正治其本，祛除余邪治其标。治疗中注意调理中州，稍佐祛邪，使湿热余邪无处藏身，更无由以生。若湿从寒化，以致脾肾阳虚，中气不运，当以健脾助阳，温化寒湿，仍以调理中州为要。

2.对于早期肝硬化（肝硬化代偿期）之病机，关幼波认为，气虚血滞是早期肝硬化之本，湿热毒邪稽留血分是标，所以在治疗上应以补气活血、养血柔肝为基础，以益气健脾养血治中州为关键。中州运化，后天得养，水谷充沛，五脏六腑得充；继而养血柔肝，肝脏阴血充盈，则坚自消而得柔润，功能始恢复。关幼波在治疗中重视健脾化痰，兼以清除余邪。在肝硬化晚期（肝硬化失代偿期）阶段，关幼波认为，本病有痰血瘀阻、腹水等邪实的一面，又有肝脾肾虚损、气血大亏的一面，虚中夹实，实中夹虚，虚实夹杂。其正虚为本，邪实为标。因此，在治疗上以扶正为本，逐水为标，以扶正为常法，逐水为权变。水的代谢，因"其源在脾"，故要在中焦上下功夫。气为血帅，气旺血生，气帅血行，恶血久蓄，正气大伤，血失其帅，故应补气扶正，健脾化痰，以平和之品行血利水，再加以软坚柔肝之品，以求全面之效。见水不治水，见血不治血，气旺中州运，无形胜有形，健运脾胃，以无形之气而胜有形之水、血。

关幼波治疗肝硬化腹水的基本方：生黄芪50g，当归10g，白术10g，茵陈30g，杏仁10g，橘红10g，茯苓30g，赤芍15g，白芍15g，泽兰20g，香附10g，藕节10g，车前子15g，木瓜10g，厚朴15g，生姜3g，大腹皮10g，丹参15g。方中以当归补血汤为君，白芍、赤芍、泽兰、丹参、香附、藕节佐之。君药中重用生黄芪补气扶正以帅血行，更能走皮肤之湿而消肿，可重用30～150g，无任何副作用。白芍、赤芍味酸入肝，凉血活血，为缓急止痛养肝之要药。丹参功同四物，能养能行。泽兰善通肝脾之血脉，活血不伤正，养血不滋腻，胎前产后均可应用，药力在中焦，横向运行，与桃仁、红花不同。香附、藕节为血中气药，气血兼行，藕节还兼有开胃之长。白术、茯苓健脾运湿。本方以杏仁、橘红、木瓜、厚朴、腹皮、茵陈、车前子为佐。其中杏仁、橘红辛开苦降，醒脾开胃通利三焦，化痰和中。木瓜味酸，调胃不上脾，舒肝不伤气，柔肝止痛，为调和肝胃之要药。厚朴、腹皮行气利水而消胀。茵

陈、车前子清热祛湿、利水消肿而不伤阴，有无黄疸均可使
用。少佐生姜辛温醒脾，为方中之使药。此方药性力求平和，
无峻猛之品，立意于"疏其血气，令其条达，而致和平"。方
中包括了补气养血扶正、行气活血、健脾利湿、清热化痰、利
水消肿等诸法，临证加减化裁，用之得心应手。

3.关幼波善用黄芪。在中医学中，黄芪具有补气升阳、固
表止汗、托毒排脓、利水消肿、敛疮生肌之功效。现代药理研
究表明，黄芪中的黄芪多糖有明显促进淋巴细胞分泌白细胞介
素 –2 的能力，能增强自然伤杀细胞、巨噬细胞等的免疫杀伤
作用；黄芪皂苷具有抗肝损伤的作用，能减轻肝中毒引起的病
变。黄芪能提高机体非特异性和特异性免疫功能，增强抗御病
原体感染的能力。黄芪有益气升阳的作用，可改善血液流变
学，改善肝脏血液循环，并有一定的抑制 HBV–DNA 复制的
作用。黄芪能促进肝细胞合成白蛋白，抑制间质胶原细胞合
成，促进细胞免疫，增强网状内皮系统和巨噬细胞的吞噬功
能，提高淋巴细胞的转化率，诱导干扰素的生成增加，保肝及
防止肝糖原减少。黄芪可有效清除氧自由基，有抗氧化的作
用，能促进肝细胞的再生。

（二）常用药对配伍

1.醋柴胡、酒黄芩 临床上，关幼波运用此药对，每用每
验，常用剂量为 10～15g。本药对出自《伤寒论》之小柴胡
汤。小柴胡汤为古之名方，为寒热并用、攻补兼施、升降协调
之剂。

关幼波治疗肝病在此基础上进一步发挥，专用醋制后的柴胡，酸而入肝，配伍酒黄芩以解表退热，可疏肝理气、开郁泻火解毒。二者一升清阳，一降浊火，升清降浊，调和表里，和解少阳，清少阳三焦之邪热甚妙，泄肝胆之热益彰，能调转阴阳升降之枢机。诸凡肝胆胰脾之疾皆可用，正所谓少阳百病此为宗。

2. 旋覆花、生代赭石　此药对出自《伤寒论》旋覆代赭汤，关幼波常用剂量为 10～15g。诸花皆升而旋覆独降，旋覆花为降气之灵药，味甘、辛、咸，性微温，入肺、脾、胃、大肠。本品苦降辛散，咸以软坚消痰，温以宣滞，善于下气散结、宣肺平喘、行水消痰、降逆止呕。生代赭石味苦，性寒，入肝、心经，苦寒质重，苦能清热，寒能泻火，重以降逆，善走心、肝血分，可镇逆降气止呕、平肝息风、凉血止血、降气平喘。

旋覆花以宣为主，代赭石以降为要，二药伍用，一宣一降，宣降合法，共奏镇逆降压、镇静止痛、下气消痞、豁痰开胸之功。据气为血之帅，气升血亦升，气降血亦降之理，旋覆花、代赭石伍用，可用于治疗气血并走于上，以致面红耳赤、头晕目眩，以及吐血、衄血诸症，还可以用于常欲蹈其胸上的肝著之证。关幼波经过多年的临床经验认为，二药合用可以治疗一切气机不畅、在中上焦的病证。

3. 生黄芪、党参　关幼波常用党参 10～30g，生黄芪15～120g。关幼波认为，生黄芪能补一身之气，兼有升阳、固表止汗、利水消肿的作用，对于贫血、水肿、体虚多汗、气血两亏、阴虚不足等均有卓著的疗效，可治身体困倦、无力、气短。党参补气兼能养血，用于气血两虚之气短心悸、疲倦乏力、面色苍白。二者共用，可健脾益气，调补肝肾。

《内经》云肝为罢极之本，肝病患者多有乏力、纳差等气虚症状。气为生命活动的基础，气血失调则百病生，故关幼波多用大剂量生黄芪补气利水，配伍党参健脾益气。元气充足，才可抗病邪，气不虚方可理气，否则气愈虚，这体现了关幼波注重补益元气的学术观点。

4. 酒黄芩、炒白术 二药关幼波常用剂量均为 10 ～ 15g。酒黄芩苦、寒，归肺、胆、脾、大肠、小肠经，可清热燥湿、泻火解毒、止血安胎，常用于湿温、暑温胸闷呕恶，湿热痞满泻痢、黄疸，肺热咳嗽、高热烦渴，血热吐衄。炒白术苦、甘、温，归脾、胃经，功于健脾益气、燥湿利水、止汗安胎，用于脾虚食少，腹胀泄泻，痰饮眩悸，水肿，自汗，胎动不安。关幼波将二药伍用，清热燥湿，健脾益气，治疗肝病之肝热脾虚证。

5. 杏仁、化橘红 二药关幼波常用剂量均为 10 ～ 15g。杏仁祛痰止咳，平喘润肠，下气开痹。化橘红味苦、辛，性温，归肺、脾二经，化痰理气，健脾消食，消痰利气，宽中散结。杏仁、化橘红配伍，辛开苦降，醒脾开胃，通利三焦，化痰和中。

关幼波曾言："用杏仁，不单因其治咳嗽、化痰，这里适合化痰，并且开胃作用非常好，还有润大便的作用；橘红也是化痰，并且讲究七爪红（大柚子），化痰开胃比陈皮好得多。"
关幼波治疗肝病时十分注重评论理论，认为百病日久多有痰
瘀，故遣方用药强调应用化痰开郁之药，并指出化痰之药种类
繁多，有的偏于寒凉泻下，有的燥热伤阴。关幼波喜用杏仁配
伍化橘红，性质平和，理气化痰解郁，治疗肝病气郁痰阻证效
果甚佳。

6. 丹参、泽兰 二药关幼波常用剂量均为 10 ～ 30g，用于
治疗肝病瘀血证，特别是肝硬化瘀血阻络证。关幼波认为，丹
参可以养血活血，泽兰能够通肝脾之血，二药配伍而用，活血
而不伤于血，养血而不逆于血，畅通肝脾血络，化瘀通络。治
疗肝硬化腹水时，重用泽兰通肝脾之血，不单纯利尿消除腹
水，而通过活血利尿、扶正化瘀为法，使瘀血去、经络通、小
便利。

7. 炙鳖甲、煅牡蛎 二药关幼波常用剂量均为 15 ～ 30g，
用于治疗肝病日久，深入血分，瘀血阻络的肝病中晚期者，如
肝硬化、脾肿大的患者。二药伍用，对于肝硬化腹水的患者可
以起到活血、化痰软坚的作用。关幼波认为，炙鳖甲配伍煅牡
蛎，可以软肝散结、活血化瘀，且有养护阴精正气的作用。牡
蛎咸寒涩，入肝、肾经，贝壳之属，质体重坠，煅后入药，可
以软肝散结，制酸止痛，平肝潜阳，收敛固涩，重镇安神。鳖
甲咸平，入肝、脾、肾经，能滋肝肾之阴而潜浮阳，养阴清
热，散结消痞，清骨间邪热。

第五章

肝与其他脏腑的关系

一、肝与脾的关系

(一) 生理相关

肝、脾同处大腹之中，解剖位置相近。其生理方面的关系主要体现在肝主疏泄与脾主运化相互为用，共同促进饮食物的消化及气血的生成运行；其次为肝主藏血与脾主生血统血的相互调配，以调节统摄血液的正常运行。

1. 饮食物的消化 脾主运化，胃主受纳，饮食水谷经过胃的受纳腐熟，在脾气推动激发的作用下，化生精微，在小肠吸收，再由脾气输送到其他脏腑；脾主升清，散精以濡养全身；胃主降浊，驱糟粕自下而出。肝为刚脏，体阴用阳，性喜条达而恶抑郁，主疏泄。另肝之余气泄于胆，聚而成精，共同协助脾胃升清降浊。《黄帝内经》云"土得木而达"，肝疏泄有度，气机调畅，有助于脾胃升降，促进精气血液的运行输布；并疏利胆汁，输于肠道，促进饮食物的消化及精微物质的吸收和传输。脾气健旺，运化正常，水谷精微充足，气血生化有源，肝体得以精血濡养而肝气冲和条达，更有利于疏泄功能的发挥。

2. 血液的运行 清代沈明宗《金匮要略编注·下血》说："五脏六腑之血，全赖脾气统摄。"脾主统血实际上是一身之气固摄作用的体现。脾气是一身之气分布在脾的部分，一身之气充足，脾气必然旺盛；而脾气健运，气化有源，一身之气自然充足。《素问·五脏生成》中提到"人卧血归于肝"，王冰注解说："肝藏血，心行之，人动则血运于诸经，人静则血归于肝脏。何也？肝主血海故也。"肝主藏血，肝血充足，藏泄有度，则肝血化生涵养肝气，而使之冲和畅达，发挥正常的疏泄功能，使气血得运，津液输布、运行无阻。而肝藏血的前提必须是脾气健旺，生化有源，统血有权，使肝有所藏；肝脾互相协作，才能共同维持血液的正常运行。

（二）病理相关

肝脾病理上亦相互影响。《素问·五运行大论》说："气有余，则制己所胜而侮所不胜；其不及，则己所不胜侮而乘之，己所胜轻而侮之。"以五行生克之论曰，如肝有余，则乘脾侮肺；肝不及，则被脾侮而被肺乘。同理，脾有余，则制肾而侮肝；脾不足，则被肾侮而被肝乘。

《读医随笔·承制生化论》中讲脾，谓"其性镇静……静则易郁……故脾之用主于动，是木气也"，认为脾性易郁，需借木气以疏之。叶天士亦云："肝为起病之源，胃乃传病之所……凡醒胃必先制肝。"脾胃疾病多是肝郁发展而来，情志不畅是脾胃疾病的重要的致病因素。

当人体经受如六淫、情志、劳倦、食饮等内外各类刺激因素，体内气机的正常运行运转被打乱，当这些干扰因素超出人体的自我调节能力，机体会表现出各类疾病征象，具体体现为气机失调的一系列临床症状。

1.肝病传脾　肝主疏泄，以气为用。疾病之初，多从本脏本经之气病开始，故肝病多由情志抑郁或愤怒，情绪失于调和而引起，最终导致肝气逆乱，失于疏泄。以五行生克理论为先导，临床上以肝郁克脾较为常见，如《素问·气交变大论》说"岁木太过，风气流行，脾土受邪。民病飧泄食减，体重烦冤，肠鸣腹支满，上应岁星。甚则忽忽善怒，眩冒巅疾。"此因肝气郁滞，失于疏泄，横逆克伐脾土，使得脾胃气机逆乱，功能受损而出现纳差、恶心呕吐、胁痛郁怒、腹泻等痛泻要方证。除此之外，张锡纯言："人多谓肝木过盛可以克伤脾土，即不能消食；不知肝木过弱不能疏通脾土，亦不能消食。"即所谓"岁木不及，燥乃大行，生气失应，草木晚荣，肃杀而甚，则刚木辟著，柔萎苍干，上应太白星。民病中清，胠胁痛，少腹痛，肠鸣溏泄。"是则因肝木气虚，疏泄不及，脾气凝滞，纳运失常，清浊失降，而见腹部满胀、不欲饮食等逍遥散证。

2.脾病及肝　张锡纯云："肝气宜升，胆火宜降，然非脾气之上行则肝气不升，非胃气之下行则胆火不降。"脾胃为气机升降之枢纽，对调节全身的气机升降出入起着重要的作用，而肝为人身气机之总司，故对肝气的调畅尤为突出。若邪气闭阻，脾壅气滞，则可致肝失疏达，又因脾气失运，不能助肝疏泄，最终导致肝郁。王旭高对此提出疏运其中法，即中气健运则肝气自疏。再则除土壅木郁之食滞外，以湿热、痰浊之邪内阻致病者亦不少见。因太阴脾土，病多以湿邪为患，外湿易犯且内能生湿；而胃为阳明燥土，使湿从化热，湿热之邪胶着如面裹油，最易阻滞气机。故在肝胆发病因素上，除情志外，有形之湿热邪气当首推之。正如《金匮要略·黄疸病脉证并治》之"谷疸""酒疸"，皆因饮食失节，脾胃自伤，湿热内蕴，熏于肝胆所致。故缪希雍在《先醒斋医学广笔记》中说："怒则气并于肝，而脾土受邪之证也……脾家有积滞，则郁为黄疸。"

（三）治疗原则

"肝脾同治"之说首载于《难经·七十七难》，其论曰："经言上工治未病，中工治已病者，何谓也？然，所谓治未病者，见肝之病，则知肝当传之与脾，故先实其脾气，无令得受肝之邪，故曰治未病焉。中工者，见肝之病，不晓相传，但一心治肝，故曰治已病也。"其明确提出"肝病实脾"的治法。东汉医圣张仲景临证颇为重视肝脾二脏，认为无论是在外感还是在内伤杂病中，肝实可及脾，肝虚亦可及脾，故在治疗上无论肝脾一脏病或两脏病，均应重视肝脾同调，或治肝兼调脾胃，或补脾胃于疏肝，最终达到脾运肝和的目的。

二、肝与胃的关系

（一）生理相关

位置上，肝与胃同在中焦，生理上的位置相近注定其联系密切。《灵枢·经脉》云："肝足厥阴之脉，起于大指丛毛之

际……挟胃，属肝络胆……"故经络循行上肝胃亦相连。《素
问·经脉别论》提到"食气入胃，散精于肝，淫精于筋"，张
景岳《类经》解释说："精，食气之精华也。肝主筋，故胃散
谷气于肝，则浸淫滋养于筋也。"《素问·宝命全形论》又提到
"土得木而达"，胃土营养肝木，肝木得生，肝木来疏胃土，胃
气得发，二者相辅相成。

（二）病理相关

肝与胃具有五行相克的基础属性，正如《素问·五运行大
论》所云："气有余，则制己所胜而侮所不胜；其不及，则己
所不胜侮而乘之，己所胜轻而侮之。侮反受邪，侮而受邪，寡
于畏也。"当相克太过成相乘，则产生疾病，如《素问·六元
正纪大论》云："木郁之发，太虚埃昏，云物以扰，大风乃至，
屋发折木，木有变。故民病胃脘当心而痛，上支两胁，膈咽
不通，食饮不下，甚则耳鸣眩转，目不识人，善暴僵仆。"胃
脘痛是由于木郁疏泄失常，克土太过，导致胃土发病，叶氏所
说的"肝为起病之源，胃为传病之所"便是此理。又如《素
问·阳明脉解》云："黄帝问曰：足阳明之脉病，恶人与火，闻
木音则惕然而惊，钟鼓不为动，闻木音而惊何也？愿闻其故。
岐伯对曰：阳明者胃脉也，胃者土也，故闻木音而惊者，土恶
木也。"胃土发生疾病时，最怕再受到木气的相克，从而加重
病情。可见，木易实，土易虚；土越虚，木越实，盖无土之侮
也。叶氏在《临证指南医案》中多处提到"阳明脉络空虚，内
风暗动""胃虚，肝风内震""阳明胃虚，肝阳化风愈动""土

气衰弱，木风愈动""胃汁竭，肝风动"，《难经》"虚虚实实"
之戒可见一斑。

（三）治疗原则

清代叶天士力倡"肝胃同治"。《临证指南医案》中明确指
出"肝为起病之源，胃为受病之所"。"肝木宜疏，胃府宜降；
肝木肆横，胃土必伤，胃土久伤，肝木愈横。故治胃必佐泄
肝，泄肝必兼安胃，治肝不应当取阳明。"

1. 苦辛酸化阳益阴，泄肝安胃法　胃脘久痛，寒热错杂，
气上撞心，饥不能食，恶心，呕吐涎沫，腹痛泄泻，法当苦辛
酸化阳益阴，泄肝安胃，乌梅丸加减。叶氏说："肝病入胃，上
下格拒，考《内经》诸痛，皆主寒客。但经年累月久痛，寒必
化热……"厥阴篇"云："气上撞心，饥不能食，欲呕，口吐
涎沫。夫木既犯胃，胃受克为虚，仲景谓制木必先安土，恐防
久克难复。议用安胃一法。川连，川楝子，川椒，生白芍，乌
梅，淡姜渣，归须，橘红。"

2. 辛通温化泄浊，制肝和胃法　肝寒胃冷，浊阴内聚，四
肢厥冷，口吐涎沫，头痛干呕，或胃脘痛，法当辛温通阳泄
浊，吴茱萸汤合金铃子散加减；或清浊逆乱，脘腹胀满，时作
疼痛，厚朴温中汤加减。叶氏云："舌白恶心，涎沫泛溢，病在
肝胃，以通阳泄浊。"

3. 辛开苦泄，清肝和胃法　肝藏魂，调情志而主疏泄，性
喜条达而恶抑郁。疏泄失常，气郁化火，呕吐泛酸，脘闷不
适，胁痛肋胀，法当清泄肝火，降气和胃，左金丸合金铃子散

加减；或呃逆胀满呕吐，旋覆代赭汤主之；或痰火上逆，苔黄口苦，头晕恶心，夜寐不安，黄连温胆汤。叶氏云："木火郁而不泄，阳明无有不受其戕。呃逆恶心，是肝气犯胃。食入卧著，痛而且胀，夜寐不安，亦是胃中不和。泛酸灼心，亦属火化。自宜肝胃同治，肝木宜泄，胃府宜降，乃其治也。"

4. 咸苦甘润，柔肝息风养胃法　下元水亏，风木内震，或过虑扰动五志之阳，阳化内风，眩晕呕吐，胁痛口渴，舌绛咽干，法当咸苦甘润入阴和阳，柔肝息风养胃，复脉汤合甘麦大枣汤加减。叶氏云："肝风内扰，阳明最当冲犯。真阴不足，木失滋荣，或五志过极，阴火上逆。非芩、连所能制伏，法当柔缓以固之，合乎肝为刚脏济之以柔，亦和法也。"

5. 清热解郁，益肝扶脾和中法　肝郁化热，脾益湿蕴，温热蕴蒸，变现黄疸，腹满目黄尿赤，烦渴等，当用清热解郁，益肝扶脾和中法，以丹栀逍遥散加减。叶氏云："目黄、尿黄，此络脉中凝痰蕴热与水谷之气交蒸所攻；腹满为中气不行，虚热内蕴。木亢而不宁，土困而不舒，法当清肝胆相火，扶土之虚，兼解郁热，以清气道，除湿热而和中气。"

6. 潜阳泄肝，息风化痰安胃法　胃虚，肝风内震，呕痰咳逆，头痛眩晕，肢麻，汗出寒热，法当潜阳泄肝，息风化痰安胃法，二陈汤加天麻、钩藤、蒺藜、桑叶。叶氏云："痰多眩晕，治痰须建中，熄风可缓晕。身心过动，皆主火化。夫吐痰冲气，乃肝胆之火犯胃过甚。纳食自少，阳明已虚。解郁和中，两调肝胃。节劳戒怒，使内风勿动为上策。"

7. 益气活血，化瘀止痛法　胃痛久，气虚馁，又情志郁勃，致络中血瘀，呕吐肢冷，大便反秘，法当益气活血化瘀通其胃络，常用苏木、桃仁、当归、郁金、人参。叶氏认为：肝病久，脾胃必虚。宿病，病必入络。痰因气滞，气阻血瘀，络虚则痛，故凡久病从血治为多。宿病无急攻之法，或寓攻于补，或攻补兼施，但立法必系丸以缓之，非此骤攻暴邪之比，当用稳法。故寒温消克、理气逐血，总未讲究络病功夫。

三、肝与胆的关系

（一）肝胆相照，荣辱与共

《素问·灵兰秘典论》中对肝胆的论述为"肝者，将军之官，谋虑出焉。胆者，中正之官，决断出焉。"《类经》有云："胆附于肝，相为表里。肝气虽强，非胆不断。肝胆相济，勇敢乃成。"肝胆是一对相表里的脏腑，二者相互协作，以肝为主，以胆为辅，共司疏泄，同主决断。肝主疏泄，胆主通降，肝疏泄有度，胆汁就可以正常分泌排泄，从而帮助脾胃消化吸收。肝主情志，胆主决断，肝调畅气机，则胆气充足，胆气足则决断有力，情志不易受外界干扰，从而保证肝主疏泄功能的正常运转。有观点认为胆汁乃"肝之余气，溢入于胆，积聚而成"，也从侧面说明了肝胆二者之间的关系，乃是以肝为主，以胆为辅。在生理上二者相辅相成，在病理上二者则是相互影响。近年来，胆病从肝论治的说法越来越多见。如朱培庭教授治疗胆石症多从疏肝利胆、健脾和胃入手，倡导"胆病从肝论治"。赵志强教授总结胆石症的发病与情志、饮食、脾胃虚弱、体质及虫积等相关，故治疗上将疏肝利胆排石贯穿始终。邵明教授总结出"三期四法"针对性治疗胆系疾病，治法上多以疏肝理气为主。由此可见，肝胆发病多相互影响，故治疗上多肝胆同治。

（二）肝气条达，脾升胃降

位置上，肝与脾胃同在中焦，生理上位置相近，注定其联系密切。功能上，一方面，肝主一身的气机升降出入，脾胃则是气机升降出入的枢纽，肝主疏泄，脾主升清，胃主和降，升降有序则人体各脏腑运转正常，各司其职又彼此协助，对于胆汁分泌贮藏、脾胃运化饮食精微均有重要意义。肝气条达，升降有序，则脾胃纳食消化功能正常，水谷精微因此充足，从而使肝得以濡润，如此循环往复，生生不息。另一方面，肝脾在血液的生化贮藏中也相互影响相互作用，肝主藏血，脾主生血，肝血充足则藏泄有度，脾气健旺则生化有源，二者共同起到调摄血液的作用，维持人体血液正常运行。

病理上，《读医随笔·承制生化论》中讲脾，谓"其性镇静……静则易郁……故脾之用主于动，是木气也"，认为脾性易郁，需借木气以疏。正如叶天士所说："肝为起病之源，胃乃传病之所……凡醒胃必先制肝。"这是我们从肝论治脾胃疾病的重要理论基础。脾胃疾病多是由肝郁发展而来，情志不畅是脾胃疾病的重要致病因素，当人体经受如六淫、情志、劳倦、食饮等内外各类刺激因素，体内气机的正常运行被打乱，当这些干扰因素超出人体的自我调节能力时，机体会表现出各类疾病征象，具体体现为气机失调的一系列临床症状，如气机失调则肝脾胃升降失序，阴阳失衡，肝气横逆犯胃，胃失和降，发为痞满、胃脘痛等病。反过来，脾胃损伤或胃气不足则会导致精气生化乏源，后继无力，进而使肝的气机调节能力受损，危害机体的健康。脾胃疾病多由肝郁所致，肝郁则气机失调，津血不畅，变生痰、湿、瘀等阻滞于内，日久虚实夹杂。在辨证分型方面，我们多将脾胃疾病分为气滞、痰湿、血瘀、脾虚、寒凝、阴虚等不同证候，分型论治。

四、肝与肾的关系

"肝肾同源"理论属于中医学藏象理论的内容之一。根据天干、地支和五行、五脏的配属关联，肝属"乙木"，肾属"癸水"，故"肝肾同源"亦称"乙癸同源"。该理论源远流长，其哲学思想源于《易经》，医学基础源于《内经》，发展丰富于汉唐金元时期，明确提出并形成体系于明代，至今仍有重要的指导意义。

"肝肾同源"理论从不同角度揭示了同居下焦的肝、肾在生理上互相联系，病理上相互影响，在其理论指导下的"肝肾同治"法成为神经退行性病变等疾病的治疗大法，体现出该理论重要的临床指导作用。厘清该理论的发展脉络，从生理、病理、治法等方面认识理论内涵，对于更好地继承发展经典理论，有效指导其现代研究，以及最大限度地发挥临床价值大有裨益。

（一）肝肾同源，母子相生

五行理论认为，肝属木，肾属水，水生木，故肾为肝之母，肝为肾之子，正如明代张景岳在《质疑录》中所云："肾者，肝之母；肝者，肾之子。肾肝同病，乙癸同源之义也。"清代医家怀抱奇在《古今医彻》中阐释乙癸同源曰："北方者，水也，水乃生木，乙癸同源。"可见肝、肾的母子相生关系是乙癸同源理论的重要基础。此外，亦有医家从不同角度深入阐释肝与肾的五行关联。清代陈士铎在《石室秘录》中提道："肾生肝也，肾之中有火存焉，肾水干枯，肾不能生肝木矣；火无水制，则肾火沸腾，肝木必致受焚烧之祸……水足而火息，肾不克木，而反生木矣……至于肝为木脏，木生于水，其源从癸。"说明肝与肾的母子关系密切，犹如水为木之源，水源不竭才可根深叶茂。早在宋代即有医家详细论述肝肾的五行生化关联，如《圣济总录》中记载："肾开窍于耳，肝开窍于目，肾肝二脏，水木之相生者也。若肾经不足，肝元自虚，水木不能相生，其窍俱不利……"同时"肾主腰，肝主筋，筋聚于膝。若肾脏虚损，肝元伤惫，则筋骨受病，故腰膝为之不利。"其不仅说明了肾与肝的水木相生关系，更以两脏所对应机窍与肢体为例，阐释肝肾的相生关系被打破，水木不能相生后的诸多不利，为肝肾的临床病理关联打下了基础。

（二）肝肾同源，精血互化

中医学认为，精与血均是人体重要的物质基础。《灵枢·经脉》篇曰"人始生，先成精"。《灵枢·决气》篇曰："中焦受气取汁，变化而赤，是谓血。"中医藏象理论认为，肝主藏血，肾主藏精，肝与肾的生理关联亦体现在精血互化方面，肝肾同源亦称为"精血同源"。《素问·六节藏象论》云："肾者，主蛰，封藏之本，精之处也。"《灵枢·本神》云"肝藏血，血舍魂"。《素问·五运行大论》云："北方生寒，寒生水，水生咸，咸生肾，肾生骨髓，髓生肝。"可见肾主封藏，主藏精，主骨生髓，而精髓可进一步化血，精血互化，体现了肝肾在生理功能方面的滋生关系。正如《类经》所云："肾之精液入心化赤而为血。"明代孙一奎在《赤水玄珠·调经门》中认为："夫血者，水谷之精气也，和调于五脏，洒陈于六腑，男子化而为精，女子上为乳汁，下为经水。"诸多记载明确了精血可互为转化的关系。清代张璐在《张氏医通·诸血门》中明确提出"气不耗，归精于肾而为精；精不泄，归精于肝而化清血"。徐文弼在《寿世传真》中提到"人身液化为血，血化为精"。其说明精血同源于水谷精微，肝血有赖于肾中精气的气化，肾精亦有赖于肝血的滋养。此则精足血自旺，血旺精自足，精血可相互资生转化，进一步体现肝肾同源的理论。亦有医家认为肾主骨生髓，精血互化是通过"溪谷"和"孙脉"的互相渗注而实现的。《灵枢·痈疽》曰："中焦出气如露，上注溪谷，而渗孙脉，津液和调，变化而赤为血。""溪谷"属骨，肾亦主骨。《素问·上古天真论》所云"丈夫……七八肝气衰，筋不能动，天癸竭，精少，肾脏衰，形体皆极"。《病机沙篆》云：

"血之源头在乎肾。"由此可窥精血互化之机,亦可知肝肾的精血互化关系体现在筋骨方面。

（三）肝肾同源,藏泄互用

肾藏精,肝主疏泄,藏泄互用即为肝肾在机体生殖功能方面发挥协同作用。元代朱丹溪在《格致余论·阳有余阴不足论》中提出:"主闭藏者,肾也;司疏泄者,肝也。"肾中精气是促进人体生长、发育、生殖能力的重要基础。肝主疏泄,调畅全身气机,亦是女子经行通畅以及男子精液排泄通畅的重要保证。因此,中医学认为,男性与女性的正常发育、生殖功能实为肝肾疏泄与闭藏功能协调互用的结果。还有研究认为,肝肾藏泄互用的生理意义除了体现在生殖功能方面,还体现在人体先天之精气化促进机体疾病或损伤后的修复方面,贯穿于维持人体生、长、壮、老、已的全过程。可见肝肾同源理论中体现出肝肾藏泄互用的生理联系,是机体在各个时期保持正常生理状态的重要基础。

（四）肝肾同源,阴阳互滋

《证治准绳》云:"一气之中而有阴阳、寒热、升降、动静备于其间。"肝肾之间除了五行相生、精血互化、藏泄互用的关系之外,阴阳的互滋互制亦是其生理功能正常发挥的重要保证。

1. 肾阳温煦肝阳 《景岳全书·传忠录·命门余义》云:"然命门为元气之根,为水火之宅。五脏之阴气非此不能滋,五脏之阳气非此不能发。"中医学认为,肾为先天之本,内寓真阴真阳，肾阴肾阳分别为五脏阴阳之本。肾水又为肝木之母，肝阳根于肾阳，肾阳温煦肝阳，肝木得荣，可防肝脉寒滞。

2. 肝阳资助肾阳 肾阳温煦肝阳，肝阳对于肾阳亦有资助作用。《石室秘录》曰："肝木不能生肾中之火，则肾水日寒。"明代周慎斋在《慎斋遗书》说道："木者，火之母也，木浮则火亦在上，木沉则火自降，火降在下而肾水亦温矣。"可知木为火之母，肝木性温，肝气温和，肾水获得补给；而若肝阳不足，功能减退，肾水亦虚寒。

3. 肾阴滋养肝阴 肾阴为五脏之阴的根本，肝藏阴血，更是有赖于肾阴的滋养。清代石寿棠在《医原·五行生克论》中提及："而肾中真阴之气，即因肾阳蒸运，上通各脏腑之阴。阳助阴升，以养肝木，则木气敷荣，血充而气畅矣。"可见肝阴、肝血对于头目、爪甲、络脉以及全身濡养功能的发挥，与肾阴的滋养密不可分。

4. 肾阴制约肝阳 中医学认为，阴阳互根互用，且相互制约。所以肝肾阴阳除了互相滋养之外还互制关联。肾阴滋养肝阴，肝阴充养，可使肝阳不升发太过，即肝阳不亢。反之，若肾阴亏虚，阴不制阳，水不涵木，则易致肝阳上亢，阳气亢逆无所制，甚至会引动肝风导致肝风内动，即阴虚风动的病理机制，因此肝肾阴阳之间的互滋互制维持着肝肾之间正常的平衡关系。

5. 肝肾同居下焦，共寄相火 李中梓在《医宗必读·乙癸同源论》中曰:"相火者,处乎下而主动。君火惟一,心主是也;相火有二,乃肾与肝……泽也,海也,莫非水也,莫非下也。故曰乙癸同源。"肾在卦象为坎卦,在形象为龙,龙藏于海底,肝在卦象为震,在形象为雷,雷寄于泽中。泽与海均为水,而位居于下,同时内藏龙雷之火,是故肝肾同居下焦,共寄相火,而此亦是肝肾同源之义。同一时期的秦景明有类似的认识,如他在《症因脉治》中说:"古人以肝肾之火喻之者,以二经一主乎木,一主乎水,然皆有相火存乎其中,故乙癸同源。"龙火起于肾,雷火起于肝,龙雷之火实质即为相火。相火乃水中之火,宜"潜",宜"伏",水不制火则火亢为害,肾水不足常导致相火妄动。可见,肝肾内寄相火是肝肾同源的重要内涵之一。而金元四大家中的朱丹溪也认为肝肾内寄相火,受制于心之君火,其在《格致余论·阳有余阴不足论》中提道:"主闭藏者,肾也;司疏泄者,肝也。二脏皆有相火,而其系上属于心。"而其创制的大补阴丸、知柏地黄丸等是在肝肾同源、肝肾同治理论指导下的方药组合。一般认为,肝肾同源理论自明代开始形成较为完整的体系,李中梓在《医宗必读》中专列乙癸同源论篇,在前世医家认识的基础上,对肝肾同源、肝肾同治理论从相火角度进行详细阐释,认为"古称乙癸同源,肾肝同治,其说为何?盖火分君相。君火者,居于上而主静;相火者,居乎下而主动。君火惟一,心主是也;相火有二,乃肾与肝……故知气有余便是火者,愈知乙癸同源之说矣",为解释肝肾同源理论的内涵夯实了基础。

明代李中梓在《医宗必读·乙癸同源论》中曰："血不足者濡之，水之属也，壮水之源，木赖以荣。水既无实，又言泻肾者，肾阴不可亏，而肾气不可亢也。气有余者伐之，木之属也，伐木之干，水赖以安。夫一补一泻，气血攸分，即泻即补，水木同府。"其指出了肝肾密切相关，并提出了"乙癸同源，肾肝同治"的学术思想。

1. 肝肾母子相生 《类经》云："肝肾为子母，其气相通也。"清代陈士铎在《石室秘录》中提道："肾生肝也，肾之中有火存焉，肾水干枯，肾不能生肝木矣；火无水制，则肾火沸腾，肝木必致受焚烧之祸……水足而火息，肾不克木，而反生木矣……至于肝为木脏，木生于水，其源从癸。"唐代孙思邈《备急千金要方》言："冬肾水王，其脉沉濡而滑曰平……反得弦细而长者，是肝之乘肾，子之乘母，为实邪。"以上论述皆讲明了肝肾两脏母子相生，水涵木荣的关系。若肝肾失调则母子相互影响而为病，如母病及子，肾阴亏耗，水不涵木，水失木疏，以致肝失养或肾阴不足，肝风妄动，液亏风动而致病；如子盗母气，肝阳上亢，下劫肾阴，则肾阴液益亏损，反之更难制肝阳。正如《圣济总录》中所记载："肾开窍于耳，肝开窍于目，肾肝二脏，水木之相生者也。若肾经不足，肝元自虚，水木不能相生，其窍俱不利……""肝肾同治"由李东垣首次明确提出："肾主骨，为寒；肝主筋，为风。自古肾肝之病同治，以其递相维持也。"《医宗必读》也有云："东方之木，无虚不可补，补肾即所以补肝；北方之水，无实不可泻，泻肝即所以泻肾……故曰：肝肾同治。"以上论述皆指出肝肾虚实相关，故可同治。从肝肾的密切关系上看，可将其运用于治疗中，如《石室秘录》所说："补肝必须补肾中之水，补肾中之水又不可不补肝。"又如《医学辑要·卷四》中说："肾为肝母，肝为藏血之地，故肝血受伤者，必借资于肾水也。"《本草述钩元》亦说："肝之化原在肾，而肾之资益在肝。"都可见补肾寓于补肝之中，肾水充盛，则肝血充盈，资肝则肾亦盛，母旺则子强。

2. 肝肾精血同源　肾藏精，肝藏血，《张氏医通》云"气不耗，归精于肾而为精；精不泄，归精于肝而化清血"，指出肝血与肾精相互资生，肾受五脏六腑之精而藏之，肝血的充盈滋养肾精，使肾精藏而化，促进肾阴肾阳的平衡，而化生肝血，肾气的充盛又促进肝血的运行疏泄及营养支持。也正如《病机沙篆》所云："血之源头在乎肾。"故肾精肝血休戚相关，同盛同衰。若肝血亏虚，导致肾精失养，打破肾阴阳的平衡，则滋生诸病；若肾精不足，不能濡养肝血，不仅肝气失疏，肝阳亦因难抑而上亢。在肝肾病理联系方面，《中藏经》云："阴走于下则冰肾肝，生其厥也，其色青黑……肝肾俱中风，则手足不遂也。"肝藏血而主筋，肾藏精而主骨，肝肾受损则筋骨失精血的滋养，筋骨不荣，人立身之本失矣。活血以补肝，同时温精以养肾，肝肾精血充，则机体阴阳安。《素问·五运行大论》记载"北方生寒，寒生水，水生咸，咸生肾，肾生骨髓，髓生肝"，讲明肾藏精而生髓，精髓又化生肝血以养肝。《灵枢·本神》记载"肝藏血，血舍魂，肝气虚则恐"，"恐惧不解则伤精，精伤则骨酸痿厥"，讲明肝血亏虚则肾亦失养，以致临床上则出现精伤的表现。

3. 肝肾同寄相火 肝肾共司相火，《格致余论》云"相火寄于肝肾两部，肝属木而肾属水也"，"天非此火，不能生物，人非此火，不能有生"，明确指出相火源于肝木及肾水且对万物尤为重要。《医宗必读》说："君火惟一，心主是也；相火有二，乃肾与肝。肾应北方壬癸，于卦为坎，于象为龙，龙潜海底，龙起而火随之。肝应东方甲乙，于卦为震，于象如雷，雷藏泽中，雷起而火随之。泽也，海也，莫非水也，莫非下也。故曰乙癸同源。""龙雷"定，肝得相火而肝血不寒，则气机升降有常，疏泄有度，将军之官任；肾得相火而肾精可布，则调节津液代谢，推动水谷运化，促进生殖发育，人身上下水火得济，阴阳平衡，生息不绝。"龙雷"潜藏，故相火亦是，肝血肾精足，则相火不妄动，守位司职，若相火妄动，变为"元气之贼"，亢而为害，则肝火上炎或虚火下灼，耗伤气血津液，生成、运行、输布为患，必致为病。如张景岳所说："夫相火者……炽而无制，则为龙雷之火，而涸泽燎原，无所不至。"

4. 肝肾各为先天 《素问·六节藏象论》云"肾者，主蛰，封藏之本，精之处也"，"肝者，罢极之本，魂之居也"。肾藏精，主封藏，主生殖发育，为先天之本；肝藏血，主疏泄，是运动功能的根本。无论男女皆赖先天精血滋养机体，女子的胎产孕育尤赖精血的滋养。而肝为血海，其功能正常，则气行血畅，月事以时下，胎孕无恙，是谓"肝为女子先天"。肝肾各为先天，又相互影响，如《素问·痹论》云"肝痹者……多饮，数小便"，《灵枢·经脉》亦云"肝所生病者……遗溺，闭癃"。肝肾经气相通，肝脏受邪可循经传于肾，影响肾的蒸腾，从而导致膀胱气化失司，进而使肝之病越难愈，恐有肝肾俱虚之风险。《难经》云："损其肝者，缓其中。损其肾者，益其精。"从肝肾入手，资先天，则人身之根本固，邪无从所侵。

5. 肝肾同居下焦　肝肾同属下焦，阴阳相互滋养制约。孙思邈在《备急千金要方》中提出了"热则泻于肝，寒则补于肾"的下焦病证治则。钱乙在《小儿药证直诀》中云"肝有相火，有泻而无补；肾有真水，有补而无泻"，提出泻肝火、滋肾水，肾水充盈当滋补肝木，分别用六味地黄丸和泻青丸治疗。肝肾同位下焦，但当邪气深入，同样因二者共致病者尤多，如《温病条辨》云："热邪深入，或在少阴，或在厥阴，均宜复脉……盖少阴藏精，厥阴必待少阴精足而后能生，二经均可主以复脉者，乙癸同源也。"温热之邪深入机体，耗阴而致肾水劫，肝肾亏虚则虚风妄动，必当补足肾精，则肝阳平。宋代《圣济总录》亦提出："肾藏精，肝藏血，人之精血充和，则肾肝充实，上荣耳目，故耳目视听不衰。若精血亏耗，二脏虚损，则神水不清，瞻视乏力，故令目暗。"可见肝肾稳居下焦，精血充沛，则耳聪目明，视听不衰。

6. 肝肾藏泄互用　朱丹溪在《格致余论·阳有余阴不足论》中云："主闭藏者，肾也；司疏泄者，肝也。"肝之特性为疏泄，肾之特性为封藏，肝肾在藏泄方面互用、制约、统一，肝气正常疏泄保持肾精、肾气的封藏有度，肾之封藏又给肝气的疏泄提供了源源不断的原动力，防止疏泄太过，二者共同维持机体气血津液阴阳的相对平衡。在调节机体生殖功能方面来说，肝主疏泄，肾两者，男子藏精，女子系胞。肝气正常疏泄调节，同时精血充盈有度，冲、任、胞宫各司其位，则女子月经按时来潮，适龄生殖；肝气疏泄正常，开阖适宜，则男子精关藏泄有度，肾精充盛以养肾阴肾阳。

7. 肝肾经气相通　肝肾经络相互贯通，《灵枢·经脉》载："肾足少阴之脉……其直者，从肾上贯肝膈，入肺中，循喉咙，夹舌本。"《类经·藏象类》云："肝肾为子母，其气相通也。"可见肝肾经之间相互联系，相互沟通，相互影响。而奇经八脉使肝肾两经的联系更加密切，足少阴和足厥阴共属奇经，均循行于下肢的内侧，交于足太阴脾经之三阴交穴。《灵枢·五音五味》云"冲脉、任脉，皆起于胞中"。李时珍在《奇经八脉考》中记载："督乃阳脉之海，其脉起于肾下胞中。"督、任、冲脉皆起于胞中，同出会阴，谓一源三歧。胞胎在男子为精室，在女子为胞宫，为肝、肾所主。正如叶天士所说："八脉丽于下，隶属于肝肾。"又吴鞠通言："八脉丽于肝肾，如树木之有本也。阴阳交媾，胎前产后，生生化化，全赖乎此。"肝肾不足，则冲任亏虚，甚至精亏血少，从而影响对人身之滋养。另外《灵枢·经脉》记载："厥阴者肝脉也，肝者筋之合也，筋者聚于阴器……"肝气不通血行不畅，影响人体之精的储藏及排泄，进而影响肾功能的正常发挥。

8. 肝肾阴阳互滋互温　肾阴、肾阳为五脏阴阳之根本，五脏之阴依肾阴的滋养，五脏之阳赖肾阳之温煦。肾阴能滋养肝阴，同时制约肝阳防止过亢；肾阳能温煦肝脉，防止寒从中生。《景岳全书·传忠录·命门余义》云："然命门为元气之根，为水火之宅。五脏之阴气非此不能滋，五脏之阳气非此不能发。"肝阳虚则凝敛不行，需肾阳温煦肝阳，否则易致肝寒。《医家秘奥》云："木者，火之母也，木浮则火在上而肾水寒，木沉则火在下而肾水温。"由此可知木生火，木为火之母，肝火可下资命门之火。正如陈士铎指出的："肝木不能生肾中之火，则肾水日寒。"肝之阴阳与肾之阴阳相互滋养、温煦，共同促进人体的平衡。

五、肝与肺的关系

（一）生理方面

1. 调节气机升降　《内经》中记载"肝生于左，肺藏于右"，"左右者，阴阳之道路也"。人之气，阳从左升，阴从右降，即肝升肺降，肝气从左上升，肺气从右降下，一升一降，一始一终，构成气机的回路，维持着人体阴阳气机的平衡。清代叶天士在《临证指南医案》中说："人身左升属肝，右降属肺，当两和气血，使升降得宜。"肝主疏泄，调畅气机，促进气血向上运行，肺主吸入清气，并输布津液于肾，二者共同调节气机的升降运动。

另外《灵枢·营气》云："谷入于胃……上行至肝，从肝上注肺", 经气是从肝经流注于肺经。十二经脉起于肺经, 终于足厥阴肝经, 气血从肝经"上注肺", 构成一个经脉气血运行的环。肝气向上升发, 肺气向下肃降, 一升一降对经脉的经气运行起着十分重要的调节作用。

2. 调畅气血运行 肝主藏血, 主疏泄, 调节一身之血液; 肺为气之大主, 主司气的运动。肝的疏泄有度, 血液贮藏和输布才能有序不乱, 全身之气才能依靠血液的濡养而正常运行。而血液的运行调节还有赖于气的推动才能布达全身, 维持机体正常。

3. 调节水液代谢 水液的正常代谢与五脏系统的功能正常及阴阳平衡密切相关。肾司开阖, 为主水之脏。脾主运化水液, 为水液代谢之枢纽。肺主行水, 为水之上源。肝主疏泄, 调畅气机, 气行则水行。心主血脉, 行血而利水运。其中, 肺为水之上源, 肺气得肃降可将津液输布至膀胱和肾, 而使水液排出体外。

4. 五行制化 肝主升发, 肺主肃降, 肝升肺降则气机调畅, 气血上下贯通。肺居膈上, 其位最高, 为五脏六腑之华盖, 其气以清肃下降为顺; 肝主疏泄, 调畅气机, 助脾气升清, 贮藏血液, 调节血量, 其经脉由下而上, 贯膈注于肺, 其气升发而上。肝木生火, 火能克金, 从而使木火不燃, 木气升发, 而金亦不亢不衰, 宣降如常。

5. 共主卫表 《灵枢·决气》云:"上焦开发, 宣五谷味, 熏肤, 充身, 泽毛, 若雾露之溉, 是谓气。"可见肺合皮毛,肺之精气具有润泽皮毛、固护肌表的作用。同时肺主宣发，司腠理的开阖，调节毛孔散气和汗液排泄。张介宾注《内经》说"肝者，将军之官，其气刚强，故能捍御而使之候外"，故肝具有升卫固表，捍卫机体防御外邪之功。由此可见，主表者，非独肺也。

肺属金，肝属木，五行之中金克木，若肝气升发太过，或肝阳偏亢，肝火至盛，则出现肝木侮金的病理现象。肝影响肺的正常生理功能，使肺不能正常肃降，则体内气机与气化发生异常，不能施行正常的升降出入。

6. 肝与大肠 《灵枢·经脉》记载："肝足厥阴之脉……抵小腹，挟胃，属肝络胆……其支者，复从肝，别贯膈，上注肺。"足厥阴肝经与手太阴肺经首尾相接，交于肺中，而肺与大肠相表里，这说明足厥阴肝经、手太阴肺与大肠在经络上相互关联。肝与肺升降相因，对维持大肠的生理功能至关重要。肝与大肠虽不为表里，但两者的经气可以通过肺经而发生联系。

《素问·灵兰秘典论》中载："大肠者，传道之官，变化出焉。"大肠主津及传化糟粕，其传化功能需要气的推动以及肠道内水液代谢的稳定，以共同维持大肠正常的排泄功能。而"肝气调达，助脾散津"，"木不敷和……脾病不能为胃行其津液"，均可致大肠津液不足，传导功能受损。

唐容川在《血证论·脏腑病机论》中写道："木之性主于疏泄，食气入胃，全赖肝木之疏泄之，而水谷乃化。设肝之清阳不升，则不能疏泄水谷，渗泻中满之证，在所不免。"明确指出大肠的传导有赖于肝气的疏泄正常。朱丹溪在《格致余论·阳有余阴不足论》提出："司疏泄者，肝也。"《四圣心源·厥阴风木》云："凡病之起，无不因于木气之郁。"《症因脉治·大便秘结论》中载："诸气怫郁，则气壅大肠，而大便乃结。"唐容川说："木之性主于疏泄，食气入胃，全赖肝木之气以疏泄之，而水谷乃化。设肝之清阳不升，则不能疏泄水谷，渗泄中满之证，在所不免。"若肝疏泄失常，易导致脾、胃、大肠、小肠的功能失常，酿生"浊气在上，则生膜胀"之疾。肝主疏泄，是一身气机的枢纽，调畅气机，大肠为传导之官，与肝的疏泄功能是相辅相成的。若气机郁结，则清气不升，浊气不降，大肠的排泄功能受到阻碍。反之，若大便秘结，气机的升降出入亦会受到影响。明代医家李梴于《医学入门》中提出"肝与大肠相通"一论，并注有"肝病宜疏通大肠，大肠病宜平肝经为主"。《董氏奇穴》记载："肝与大肠相通，由六经开阖枢理论推衍而来，实乃脏腑气化相通。"

由此可见，大肠系传道之官，主传导糟粕，是胃气降浊功能的延伸，且与肺气下达、肾脏气化的功能相关。肝为一身气机之总枢，上与肺升降相因，调节一身之气血；中与脾胃相邻，以助脾升胃降；下与肾脏精血相生，佐肾之气化。故肝气之畅达、肝血之充盈在大肠传导糟粕过程中至关重要。如果肝的疏泄功能减退，则气的升发、肃降亦相应减退，气机的疏通和调畅就受到阻碍，大肠气机的正常运行也会受到影响，从而出现传导不利、大便秘结的临床症状。

（二）治疗方面

1. 肝升肺降，佐金平木 《知医必辨》曰："肺为气之主，肝气上逆，清金降肺以平之。"平肝的同时佐以肃降肺气，可选用杏仁、川贝母、紫苏子等肃肺之药。肝属木，肺属金，重症肝病时肝脏气血瘀滞较为明显，气滞血瘀乃生热邪，"木火刑金"是肝经有热、肝火犯肺的现象，在临床上即使肺部没有明显的感染症状，患者也多有肺经郁热，可提前使用清肺、肃肺之药，先安未受邪之地，防其传变，合乎中医学"治未病"的思想。

2. 金水相生，滋水养肝 肺属金，肾属水，肺金与肾水为母子关系，生理上可以"金水相生"。而"肝肾同源"，因此补肺阴之品如桑白皮、地骨皮、天花粉等亦有助于滋养肝阴，而不至于助湿敛邪。

六、肝与目的关系

目，《内经》称其为"精明""命门"。其功能正如《素问·脉要精微论》所言，"精明者，所以视万物，别白黑，审短长"，即光觉、形觉、色觉功能。五脏均与目功能相关，但以肝与目最为密切。《神灸经纶·周身名位经脉骨度》曰："目者，司视之窍也，肝窍在目，故论目必首肝。"本文从理论溯源及临床运用两方面阐述"肝主目"的机制。

（一）理论溯源

肝与目的关系，首先是目为肝之外窍，两者由足厥阴肝经联系。其次，目的视物辨色功能，需要肝血的滋养以及肝气条达。最后，目为肝窍，故泪为肝液；且眼泪具有濡润眼球、保护眼睛的功能。

1. 肝之经脉上连于目　"肝开窍于目"源于《素问·金匮真言论》，文曰"东方色青，入通于肝，开窍于目"，认为目是肝与外界相通的窍道，且通过足厥阴肝经相连。《灵枢·经脉》证实："肝足厥阴之脉……上贯膈，布胁肋，循喉咙之后，上入颃颡，连目系……"《审视瑶函·内外二障论》也认为："五脏六腑之精华……皆从肝胆发源，内有脉道孔窍，上通于目，而为光明。"此则强调脏腑的精微物质均通过肝经玄府、脉道孔窍，上行濡于目。肝与目的关系，首先是目为肝之外窍，两者由足厥阴肝经联系。其次，目的视物辨色等功能需要肝血的滋养。更有研究显示，针刺光明穴（肝经穴位）可使大脑视觉皮层血氧饱和信号发生明显改变。而11种归肝经的明目中药均对芬顿反应所致的晶状体氧化损伤有不同程度的防护作用，也证实了"肝开窍于目"的理论。

2. 肝之藏血濡养于目　虽说"五脏六腑之精气皆上注于目而为之精"（《灵枢·大惑论》），但目为肝之窍，尤以肝血的濡养为重要。需要指明的是，肝血养目的功能是建立在肝经连目的生理关系之上的，也就是说，肝血由肝经上注于目。正如《宣明方论·眼目门》所说："目得血而能视……其证足厥阴之经络所生也。"肝藏血调节血量，肝血由肝经上注于目而养目。所以《素问·五脏生成》说"肝受血而能视"。《审视瑶函·目为至宝论》则进一步阐述说："真血者，即肝中升运于目，轻清之血，乃滋目经络之血也。此血非比肌肉间混浊易行之血，因其轻清上升于高而难得，故谓之真也。"因此，肝脏依其与目在经络和功能上的特殊关系，在目受血濡养发挥视瞻功能的过程中起到了举足轻重的作用。

3. 肝之气机升发于目　《灵枢·脉度》认为："肝气通于目，肝和则目能辨五色矣。"肝主疏泄，气畅则目明。医家多认为肝肾属下焦，如《笔花医镜》云"下焦，肝、肾、膀胱、大小肠居之"。那么肝气如何上养目？《瘴疟指南·瘴疟五脏俱病》明确指出："夫人身自胸膈至头为上焦，其气象天。自胸膈至腹为中焦，其气象人。自腹至足为下焦，其气象地。以五行论之，上焦属丙丁火，中焦属戊己土，下焦属壬癸水。在五脏，心肺阳也居上，脾阴坤土也居中，肾肝阴也居下必也。"周身气机源于肝肾，肝主生发，将肾中元气向上升于地即中焦脾胃用来腐熟水谷，水谷精微化为周身精血，借肝气向上滋养心肺头目。因此，肝气不舒则影响目的功能，诚如《太医局诸科程文格·大义五道·第一道》所言："色泽固易见也，气不通，则目不能以有见；黑白固易知也，气不和，则目不能以有知。"若肝气不能借助经脉向上升发，眼目失养则无法发挥正常功能。

4. 肝之泪液上注于目　肝主泪液，能湿润滑泽眼珠。《素问·脏气法时论》曰"五脏化液……肝为泪",而肝开窍于目,故泪从目出。正常情况下,泪液分泌适度不外溢;否则可见"肝风动则泪出,泪热肝实,泪冷肝虚"(《外科证治全书·眼部证治》)。阴血不足可见两目干涩,《万世传真·修养宜知要知忌知伤》则道"多泪伤血。血藏于肝,哭泣多则肝损目枯,故伤血",而流泪过度亦会致肝虚伤血。张振鋆在《厘正按摩要术·辨证》中也指出:"目属肝,肝气实则眵干硬,肝气虚则眵胶粘。"肝的功能会影响目眵的分泌及性状。因此,从肝与泪、目眵的关系亦可以证实"肝主目"。

（二）临床运用

1. 肝脏有疾,目病丛生　目之所以能别白黑而精明视物,全赖肝气之条达和肝脏精血之上荣。所谓"肝有病,则目夺精而眩"(《秘传眼科龙木论》),当肝主疏泄或藏血功能失调时,可见眼科的各类疾患。临床所见眼病因肝之病变而致者,可分为虚实两类。实证多是由于肝用偏亢导致,"凡气有余便是火。气从左边发者,肝火也"(《医学正传》)。肝经风热或肝火上炎者,多见双目红肿痒痛甚或目痛流泪,如《笔花医镜·脏腑证治》曰:"肝热之症……为目赤肿痛"或"赤痛泪出";肝经热毒炽盛,火毒上冲蒸灼膏液,溃蚀风轮可致黑睛四周骤起强障,甚则溃烂,如《银海精微·花翳白陷》云:"人之患眼生翳如萝卜花,或鱼鳞子,入陷如碎米者,此肝经热毒入脑,致眼中突然肿痛,赤涩泪出不明。"实证亦有实寒者,如《圣济总录纂要·眼目门》言"肝中寒则目昏而瞳子痛",若寒邪循肝经上犯，可见目昏痛。虚证多是因肝血不足或肝气亏虚导致，可见视物昏花、视力减退、两目干涩、夜盲等症。诚如《素问·脏气法时论》中写道："肝病者……虚则目䀮䀮无所见。"肝血不足，尤其是妇女产后，因"血虚，肝气不足，故目瞑也"（《诸病源候论·妇人产后病诸候下》），此目瞑即视物不清、昏花；同时，"肝血虚少……两目干涩"（《何氏虚劳心传·逍遥散》）。《医部汇考·肝虚雀目》曰："雀目者日落即不见物也，此属肝虚。"此雀目即指夜盲症。当然，虚证也见阴虚，如《银海指南·治验存参》云："肝肾阴虚，兼有郁热，两目玛瑙翳障。"肝阴不足累及肾阴，致内有郁热，使得目生翳障，即现代眼科的各类白内障等。

2. 眼科疾患，从肝论治　凡诸目疾，都可以调治肝脏及肝经，都会收到良好的疗效。眼科治疗可分内治、外治两大类，内障眼病以内治为主，外障眼病多须配合点眼、手术等。此外、针灸、按摩、推拿等方法，眼科亦配合应用。根据不同的肝病病机，治法如下：①疏风清热：如"目痛肝经风热，泻肝散是仙方，外用乳洗目清凉"（《万氏秘传片玉心书·清阳散火汤》）。②泻火解毒：如"肝经热毒入脑……宜服泻肝散加味修肝散主之"（《银海精微·花翳白陷》）。③补益精血：如"久病目生白膜，肝虚之症消详，虚则补母用地黄，养血养精为上"（《万氏秘传片玉心书·清阳散火汤》）。④补益肝肾：如"肝虚目不明，灸肝腧二百壮"（《备急千金要方·肝虚实》）。再如"目不见物，谓之雀目，由肝虚也。六味地黄丸，常以猪肝煮熟压药"(《幼幼集成·目病证治》)。⑤滋阴降火：如"一小儿目劄畏明年余矣，此肝经虚热，用地黄丸补肾而痊"(《薛氏医案·保婴粹要》)。

七、肝与心的关系

《内经》中的阴阳五行学说、藏象学说、经络学说以及体表内脏相关和形神脏腑合一等论述说明，中医学的特点是着重阐述人体动态功能的系统理论，这是辨证施治的理论基础。从宏观综合与微观分析入手，深入探索脏与脏关系的实质，可以更深刻地揭示其内在联系和客观本质，并得出规律性的认识，从而使理论研究与临床实践更加有机地联系起来。以中医学理论阐发肝与心的关系，结合国内现代研究加以深入探讨，对于印证脏腑学说的科学性以及开阔临床思维具有重要的意义。

（一）理论依据

1. 经脉相联 《灵枢·经别》曰："足少阳之正，绕髀入毛际，合于厥阴；别者，入季胁之间，循胸里，属胆，散之肝，上贯心……"其指出胆经经别在循行中汇合于肝经，其分支循胸胁入里，隶属胆腑，散行于肝并向上贯穿心系，说明肝脏系统与心脏系统有密切联系。《灵枢·经脉》则指出，肾经"从肾上贯肝膈，入肺中，循喉咙，夹舌本。其支者，从肺出络心，注胸中。"该论述进一步说明了肾、肝、肺、心四脏之间经脉上的贯通，这是肝与心在生理上相互联系、病理上密切相关的基础。

2. 五行相关　《素问·阴阳应象大论》提出："东方生风，风生木，木生酸，酸生肝，肝生筋，筋生心……"张景岳解释"筋生心"乃"木生火也"，间接说明了肝与心的相生关系。高士宗在《黄帝素问直解·五脏生成》中说："五行之理，制而后生，主者生之谓也，水受火制，则水有余，而木气旺，木旺则生火，制之乃所以生之。"其从五行制化关系的角度阐明了两脏的密切关系，倘若这种关系失去制约，则会出现"母病及子""子病犯母"的病理反应。

3. 功能相济　肝主疏泄、主藏血与心主血脉的生理功能密切相关。《素问·痿论》"心主身之血脉"，其"主"有主宰之意思，阐明了心脏具有主管和推动血液在脉管内运行的功能。而肝主疏泄能够疏通人体的气机，是保证本脏功能正常和其他脏腑功能协调的重要条件，直接影响着人体的气血运行、精神情志变化和饮食物的消化吸收。肝主藏血是指肝具有贮存血液和调节血量的功能。《素问·五脏生成》说"人卧血归于肝"，王冰解释说："肝藏血，心行之，人动则血运于诸经，人静则血归于肝脏……肝主血海故也。"阐明了肝贮藏血液、调节血量对血液正常运行的重要意义。肝与心二者在生理功能上是相辅相成的。肝的疏泄功能正常，气机调畅，则血随气行，流通无阻，而肝血的贮藏和血量的调节又与肝气的疏泄调畅密切相关。因此，肝的气血充盈可以使心与血脉得以濡养，肝的藏血与调节血量的功能正常又可使心与血脉得到充足的能量供给。所以，肝的疏泄调畅、藏血功能正常是心主血脉的根本保证。

4. 七情相系 肝与心在情志上密切相关。心主神志，为五脏六腑之大主，藏神，是精神活动的主宰；肝主疏泄，调畅情志，藏血而舍魂。人的精神活动虽由五脏生理功能所化生，但最主要的还是与心肝两脏关系密切。一般情况下，七情属于人体的正常精神活动，不会引起疾病，但过激的情志刺激引起强烈或持久的情绪反应，就会造成人体脏腑、气血的紊乱，导致疾病的发生。而"七情内伤"首先伤及于心，正如《灵枢·口问》所谓"悲哀愁忧则心动，心动则五脏六腑皆摇"。从临床实际情况来看，"七情内伤"首先伤肝而后及心者更为常见，因为肝的疏泄功能在七情活动的调节中占有非常重要的地位。正如《临证指南医案·郁证》所述："情怀失畅，肝脾气血多郁。"且血液是精神情志活动的物质基础，心主血而肝藏血，心肝血虚或心肝火旺均可表现为精神、情志活动的异常。

5. 病理关系 肝与心的关系必然体现在病理上的相互影响。肝的病变可以从多方面影响心的功能。《素问·玉机真脏论》"肝受气于心，传之于脾，气舍于肾，至肺而死"是说肝脏受病气于心又传行于脾，病留止于肾，传至肺脏而死，指出了肝与心在病理上的关系。从脏器的疾病传变上来看，病气的转移确有一定的规律可循。

（1）肝郁气滞，瘀阻心脉：精神情绪因素与血液循环系统疾病的发生有密切关联。若因情志所伤，肝失条达，疏泄失司，肝气郁结，则血行缓慢甚则停滞而为瘀血，常导致心脉不畅，所谓"气滞则血瘀"。临床上常见肝郁气滞而导致心主血脉功能失常者，其首先为情志抑郁或恼怒，继而出现胁痛、心悸、胸闷、手足麻木、脉弦或弦涩、苔薄黄，舌质紫暗等，甚至产生心绞痛、心肌梗死等症，情志异常常是主要病因。经肝郁造模大白鼠的动物实验研究进一步证实，肝郁可影响心主血脉的生理功能。由于长期恼怒、忧思、抑郁、精神紧张等因素可造成高级神经活动紊乱，直接引起交感中枢一系列情绪应激反应，使血管运动功能紊乱，促进瘀血的发生，而心肌电活动兴奋性变化又是导致血瘀证的重要环节。

（2）肝阴不足，心脉失养：劳欲太过，肾精耗损，或因久病体虚，可导致肝阴不足，而肝阴亏损可导致肝血不足，肝血不足则心血亏损，心脏失于濡养，最终导致心肝血虚，影响心主血脉的功能，临床上常以心胸隐痛、面色不华、失眠多梦、舌质淡暗、脉弦细或结代为主症。肝的阴血充盈是本脏和他脏维持正常生理功能的基础，只有肝的阴血充盈，才可使疏泄与藏血功能得正常发挥，而心主血脉的生理活动是以肝的阴血充足、疏泄功能正常为首要前提的。

（3）肝郁乘脾，痰阻心脉：痰阻心脉是临床心脏病变的常见证候，而肝郁脾虚，痰浊内生是发病的主要因素。肝脉循少腹夹胃，布于胸胁，若肝气郁结，疏泄失司，横逆中州，则使脾失健运，水湿内停，痰浊内生。痰湿内停，可阻遏胸阳，痹阻心脉，影响心主血脉的功能，发为胸痹心痛之证。在肝郁脾虚，痰阻心脉的证候中，肝郁是其主要的病因。若郁怒不解，化热化火，又可致肝火与痰浊互结，闭阻心脉，扰动心神，临床表现为心烦易怒、心胸灼痛、咽干口苦、痰多而黏、恶心呕吐、舌红、苔黄腻、脉弦滑或弦数。

（二）临床研究

1.古代肝心同治的文献渊源 《内经》中关于肝心相关的理论奠定了肝心同治的基础，历代医家均有所发挥。如《明医杂著·医论》中有"凡心脏得病，必先调其肝肾二脏，肾者心之鬼，肝气通则心气和，肝气滞则心气乏。此心病先求于肝，清其源也"之说。清代医家陈士铎在治疗中有独到见解。他提出：①心病治肝：如《石室秘录·偏治法》认为"人病心痛，不治心而偏治肝"，因为"肝属木，心包络属火，肝木生心火，治肝木之寒，则心火有养，而心包络之寒邪自散"。若属肝火扰心，则应"泻其肝木之旺而去其郁热之火，不必救心包之焚而心包之火自衰矣"。②心肝双治：《石室秘录·双治法》认为"心气虚"所致的心痛宜"心肝双治"，方用"心肝双解饮"，因为"心气之伤，由于肝气之不足，补其肝而心君安其位矣"。

2.现代肝心同治的临床应用

（1）疏肝解郁法：用于肝气郁结之心痹。症见心胸闷痛或窜痛，情志抑郁，善太息，发作多与情绪有关，或见心悸不寐，心烦口苦，舌苔薄白，脉弦。基本药物：柴胡、赤芍、白芍、炒枳壳、醋香附、红花、合欢皮、旋覆花、郁金、川楝子、延胡索等。

（2）凉肝泻心法：用于肝火内扰之心痹。症见胸部灼热疼痛，或心中烦热，心烦易怒，或见口舌生疮，头晕目赤，口干口苦，舌红苔黄，脉弦数。基本药物：栀子、牡丹皮、川楝子、黄芩、黄连、生地黄、白芍、丹参、郁金、珍珠母、龙骨等。

（3）柔肝养心法：用于心肝阴虚之心痹。症见胸部隐痛或灼痛，日久不愈，烦躁易怒，心悸不寐，头晕耳鸣，手足心热，两目干涩，或口干咽干，腰膝酸软。基本药物：丹参、赤芍、生地黄、川楝子、郁金、白芍、沙参、麦冬、炒酸枣仁、柏子仁、龟甲、栀子等。

（4）益肝养心法：用于心肝气虚之心痹。症见心胸隐痛或闷痛，劳累后或情志过激后发作，善恐易惊，抑郁寡欢，心悸气短，疲乏无力，自汗倦怠，或见食少纳呆，胸胁胀满，面色不华，舌淡暗，脉弦缓、细弱或结代。基本药物：茯苓、浮小麦、白芍、太子参、当归、木瓜、炒酸枣仁、合欢皮、郁金、生牡蛎、生龙骨、丹参等。

（5）升阳化瘀法：用于肝气不足型冠心病。肝主升发，敷布春生少阳之气，肝气不足与单纯气虚不同，不能单纯用党参益气，而应选用大剂量黄芪补气升阳，以助行气化瘀的药力，所谓"气化则血亦化"。另外，亦应佐以小剂量柴胡、香附等疏达肝气。

（6）通阳开窍法：用于肝气虚不能疏土，导致痰浊弥漫之心痹。可仿瓜蒌薤白半夏汤宣痹通阳，或拟温胆汤通阳开窍，祛痰除湿。另外，亦当佐黄芪、柴胡、升麻等补气升阳、疏肝理气之品。

肝心同治在临床上应用中又有主次之分，刚柔之别。肝气郁结者，疏肝解郁以行气血，治之以刚；心肝阴虚者，柔肝养心以养阴血，治之以柔。俾刚柔相济，气血调和，则胸痹自除。如对不稳定型心绞痛，应据其病机增强补益气营药，活血化瘀药宜稍峻猛，如三棱、莪术、乳香、没药、生蒲黄等每常选用；尤须重视疏肝行气、温阳散寒或清热豁痰药物的相兼应用；具有疏通经隧、舒缓络脉绌急特殊作用的药物，如地龙、九香虫、土鳖虫、水蛭、全蝎、白僵蚕等，每每功尤独擅。

八、肝与筋、爪的关系

（一）肝与筋的关系

肝与筋的关系特别密切，筋的功能活动隶属于肝，从筋的功能状态及其变化可以反映肝脏功能的盛衰。

1. "肝主筋"的理论渊源 "肝主筋"是中医五脏所主理论的重要方面，最早源于《素问·宣明五气》："五脏所主：心主脉，肺主皮，肝主筋……是谓五主。"《素问·痿论》又指出："肺主身之皮毛，心主身之血脉，肝主身之筋膜……"《素问·平人气象论》曰："脏真散于肝，肝藏筋膜之气也。"《素问·阴阳应象大论》有"东方生风，风生木，木生酸，酸生肝，肝生筋……在体为筋，在脏为肝"之说。由此可见，《内经》是"肝主筋"的理论来源，并明确指出"筋"与"筋膜"由肝所主。

2. 筋的含义及作用 中医学所谈的筋包括西医学所称的

肌腱、韧带和筋膜等。全身的筋按十二经脉的循行部位划分为十二个系统而称为十二经筋。筋有连接和约束骨节，主司运动，保护内脏等功能。《说文解字》对筋的解释是"肉之力也。从肉，从力，从竹。因竹多筋，故从竹。"筋附着于骨而聚于关节，在骨与骨的连接处，由筋加以包裹约束而形成关节，故《内经》云"诸筋者皆属于节"，"宗筋主束骨而利机关也"。人体的关节之所以能屈伸，主要是依赖筋的收缩和弛张。筋和骨、肉、皮共同组成躯壳，内盛五脏六腑，起到保护内脏防其损伤之作用。

3.肝与筋的生理联系　筋有赖于肝血的滋养才得以维持其约束骨节、联结肌肉和主司运动的功能。《素问·经脉别论》说："食入于胃，散精于肝，淫气于筋。"说明肝所获得的精气能布散到筋而发挥濡养作用以维持筋的坚韧刚强之性，使肢体关节屈伸自如，强健有力且能耐受疲劳。故《内经》中多次指出"肝生筋""肝主筋""肝合筋""肝主身之筋膜"。

4.肝与筋的病理变化　肝与筋在生理上关系密切，在病理上必然相互影响，其主要表现为：①肝病及筋：由于筋依赖肝之阴血濡养才能维持其正常的功能活动，所以当肝之阴血亏损不能供给筋以充足的营养时，就会造成各种筋的病变。《素问·痿论》指出："肝气热，则胆泄口苦筋膜干，筋膜干则筋急而挛，发为筋痿。"说明由于筋失濡养可出现各种牵引动摇之症。临床所见阴血生成不足或耗损太过，均可使肝所藏之阴血不足而导致筋膜病变，轻者可见筋惕肉𥆧、肢麻震颤，重者可致颈项强直、四肢抽搐，故《素问·至真要大论》说"诸风掉眩，皆属于肝"。②筋病及肝：筋病日久也将影响于肝引起肝脏病变。《素问·痹论》记载："筋痹不已，复感于邪，内舍于肝。"临床上常见阳痿、遗精、筋痹等筋病迁延不愈可致肝气郁滞、阴血亏耗，而见郁郁寡欢、善太息、胁肋不舒、夜卧易惊、腹膨大作胀等症状。③筋肝同病：各种病邪都可直接侵犯于肝和筋，造成肝与筋的病变。如寒邪侵袭，凝滞肝经，可致少腹牵引、睾丸坠胀冷痛，甚或阴茎、阴囊收缩引痛，肢体抽筋挛急。又如热邪炽盛，燔灼肝经，筋脉失养，可发生手足震颤、四肢抽搐，甚则牙关紧闭、角弓反张。其他痰、瘀、湿、食等各种原因，只要导致血脉瘀阻经气不利，筋膜失养，均可出现筋脉拘急、牵引动摇等动风症状。正是由于肝与筋的这种特殊关系，才将筋脉失养而出现的各种动风症状统称为"肝风内动"。

（二）爪为筋之余

张景岳在《类经》中指出："爪者筋之余，故其华在爪，其充在筋，肝属木……以生血气。"由此可见，爪甲是筋的延伸，属于中医学"筋"的范畴，属肝所主，由肝所养。爪甲赖肝血的濡养，因而肝血的盈亏可以影响到爪甲的枯荣，而观察爪甲的枯荣又可测知肝血是否充足，肝血充足则爪甲坚韧、红润光泽，肝血不足则爪甲萎软而薄，枯而色夭，甚则变形、脆裂。

九、肝与脑的关系

中医学中的脑系包括脑和脊髓及外周神经在内的整个神经系统，是人体进行调控的中心。脑在中医学中的归属一直存在着争议，《内经》将其列入奇恒之腑，又说"心者，君主之官，神明出焉"，将脑的部分功能归于心系统。魂、神、意、魄、志五种意识活动又各由五脏所藏，其实是将脑的功能归属五脏。脑的结构和功能的复杂性决定了脑系疾病多疑难病，治疗也比较复杂。探讨脑系与五脏系统的相互关系，可为脑系疾病的脏腑论治奠定一定的理论基础，有利于开拓脑系疾病的治疗思路，提高临床疗效。总结历代中医文献，结合西医学对脑的认识，脑系的生理功能可概括为如下几方面：①主感觉认知，包括对外界刺激和机体内部的感知和认识。②主运动。③主记忆，司精神意识思维活动，如清代汪昂《本草备要》云："人之记性，皆在脑中。"④调节机体的各项功能协调。脑对机体的调节是以脑主感觉和运动为基础的，这一功能是对脑的各项生理功能的概括。而肝的生理功能随近年的研究也有了一定深入和拓展：①肝主疏泄，与情绪变化有关。②肝主筋，与肌肉运动能力有关。③肝为罢极之本，与运动性疲劳的产生有关。④肝藏血，是提供能量的重要来源。⑤肝协助脾的消化吸收。⑥肝肾都与性腺功能有关。基于肝、脑二者在临床上的密切关系，本文旨在探讨肝与脑的相互关系，为脑系疾病从肝论治奠定一定的基础。

（一）肝与脑在生理功能方面相关

1. 共同完成机体的感觉和运动功能

（1）视觉　视觉是脑的感觉功能的重要组成部分，脑对目所看到的事物产生视觉，并成为感知和认识事物的基础。肝开窍于目，肝的经脉上联目系，目的视力有赖于肝气之疏泄和肝血之营养，如《灵枢·脉度》云"肝气通于目，肝和则目能辨五色矣"。因此肝的疏泄正常，肝血充足，脑才能通过目系感知事物。

（2）躯体的感觉和运动　躯体的感觉是脑对外部世界的反应。肝主筋，为罢极之本，躯体的运动虽与肝有关，却由脑统帅。髓海有余与不足均会对运动产生影响。《灵枢·海论》说："髓海有余，则轻劲多力，自过其度。"髓海不足，胫酸眩冒，懈怠安卧。由此可见，躯体的感觉和运动是肝脑协同完成的。陈家旭研究发现，肝主筋与运动性疲劳、运动能力的大小、能量代谢的变化及内分泌的变化有关。

2. 共司机体的情志活动　脑为元神之府，主司人体的精神情志活动，正常的情志活动有赖于气血的正常运行。肝主疏泄，调畅气机，气为血帅，气机调畅则气血运行通畅，有利于脑主情志功能的发挥。此外，肝藏魂，魂是脑主人体精神思维活动的一部分，肝养脑。肝主疏泄，体阴而用阳，其性升发，使清气上升，营养脑窍；肝藏血，调节血量，当机体处于失血等应激状态时，能保证脑髓得到充足的血液营养。

脑调肝用，机体所有的生理功能都要在脑的支配下协调进行，肝发挥其生理功能也离不开脑的协调作用。脑与肝的经络相连，"肝足厥阴之脉……上入颃颡，连目系，上出额，与督脉会于巅"，而《素问·空骨论》记载："督脉者……与太阳起于目内眦，上额，交巅上，入络脑。"可见，肝的经脉不仅与目系相连，与脑系也密切相关。脑与肝的经脉的相互联系是脑肝相关的基础。

（二）肝与脑在病因病机方面相关

1. 风　风是脑系疾病的重要病因，风有内风与外风之分，脑系疾病主要与内风相关，又易受外风引动。肝春季当令，风为春天主气，肝的功能失调，机体不仅容易感受风邪，而且容易引动内风，发为脑疾，因此脑系疾病多与肝相关。

2. 火热　内火多由脏腑气血失调，阳气亢盛而成。脏腑气血功能失调多与肝失疏泄，气机不畅有关。火热邪气致脑病的特点是：①火热为阳邪，其性炎上，多上扰脑窍而出现神明失用的症状。如《素问·至真要大论》说："诸躁狂越，皆属于火"。②火热易生风动血。火热之邪侵袭人体易燔灼肝经，劫耗阴液，使筋脉失养而致肝风内动，表现为神明失用和肢体抽搐。因此肝风内动是火热之邪犯脑的内在基础。

3. 情志失调　情志活动是脑主意识思维活动的重要内容，肝主疏泄，调畅气机，对保持正常的情志活动具有重要意义。肝的疏泄功能正常，则全身气机调畅，脑主神明的功能正常。若肝的疏泄功能减退或太过，则易受情志刺激，造成气机逆乱，脑失其用而为病。另外，肝在志为怒，怒则气上，怒可使气血上逆，阳气升泄，血随气逆，直犯脑窍而为病。可见，脑与肝在情志致病方面密切相关。

4. 痰浊、瘀血 肝主疏泄，能调畅气机，肝主疏泄的功能正常则气机调畅，津血运行正常，痰浊瘀血不会内生；相反则气机逆乱，津液失于输布，血液不循常道，停而为痰、为瘀。痰瘀内生则阻于脑窍经络，出现头痛、头晕、中风、痴呆等脑系疾患。痰瘀内生后，会进一步阻滞气机，影响津血的运行，加重痰瘀，使病情进一步恶化。因此，肝通过影响气机，产生痰浊、瘀血而造成脑系疾患，在痰瘀为患方面也体现了肝脑相关性。

十、肝与女子胞的关系

女子胞，又称胞宫、子宫、子脏等，有主持月经和孕育胎儿的作用。对于月经来潮和胎儿的孕育《素问·上古天真论》云："女子七岁，肾气盛，齿更发长……二七而天癸至，任脉通，太冲脉盛，月事以时下，故有子……七七任脉虚，太冲脉衰少，天癸竭，地道不通，故形坏而无子也。"又言："丈夫八岁，肾气实，发长齿更；二八肾气盛，天癸至，精气溢泻，阴阳和，故能有子……八八则齿发去……而无子耳。"《素问·六节藏象论》曰："肾者，主蛰，封藏之本，精之处也。"通过经文可以看出，主管生殖生理活动全过程的主要脏腑是"肾"（先天），起具体反应作用的是"胞宫"（子宫），联系及调节脏腑与胞宫的通道是经络中的"冲任"二脉，促进胞宫产生月经与孕育功能的主要物质是"天癸"。可见，天癸发挥其正常的生殖生理功能是由肾气通过脏腑、经络的综合调控下完成的，肾气的盛衰对天癸的盈亏及生殖功能起着决定性的作用。肝藏血而主疏泄，对天癸发挥正常的生理功能也起着重要作用。精虽藏于肾，但月经、精液的按时泄溢则有赖于肝气的疏泄与条达。肝肾疏泄、封藏协调是男子精子的产生、分泌，女子的月经、排卵，以及受精正常的前提。如果肝的疏泄功能失调，就会引起精神情志的变化，或为抑郁，或为紧张，往往影响男性生殖器官的勃起，或为阳痿、早泄，或为阳强射精障碍；在女子则会影响排卵或受精，或导致月经失调。如果肝不藏血而血虚，也可引起月经量少或周期延后。"主闭藏者，肾也；司疏泄者，肝也"，明确指出肝能协同肾以促进男女之胞的功能。

第六章
中医学肝脏和西医学肝脏的异同

一、中西医学"肝"的概念不同

首先，西医学所说的"肝"的概念和传统中医学"肝"的概念是完全不同的。通常西医学所说的肝主要是从解剖学概念来认识，即一般人们心目中所认识的"肝脏"，是一较具体的概念。西医学讲的肝脏（liver）是一个解剖学上的单位，深藏在人右腹腔深部横膈膜的下面，具有解毒、合成、代谢、排泄及调整血液量的功能。而中医学所说的肝，比西医学所说的概念更广更复杂一些，它不仅是指解剖学上的肝脏，更重要的是指一个功能活动系统，是一较抽象的概念，如人的精神情志活动等都涉及中医肝的功能范围。同样，中医学"肝病"的概念也有别于西医学所指的肝脏病，中医肝病的范围是以肝与胆的功能失调及其经络循行部位所引起的病证为主，主要是一组病证概念，由于中医肝胆生理功能上的特性及其经络循行部位的复杂性，决定了其所涉及的病证很广。例如，某些眼科疾病在中医诊疗时，常可听到医生说是"肝火上炎""肝肾阴虚""肝血不足"等等，有些患者则以为自己的肝脏出了问题，但这往往不属于西医肝病的范畴。因而，两者间的概念不能混淆。

我们平日讲的乙型肝炎是指西医学上所讲的肝脏被病毒侵入引起发炎的病变。有乙型肝炎的患者容易有"肝火旺"的症状，但有"肝火旺"症状的人不一定就有肝炎的病变。要了解肝脏的功能是否正常或有无肝炎病毒的感染，必须靠抽血检查才能得知，而非靠中医的主观判断。相反，要了解中医的"肝"是否有问题则非靠抽血检查，而是靠中医师的主观判断，现代中医则可以依靠生物能等仪器的检查作为佐证。

西医肝病建立在病理解剖分类法的基础上，限于器质性疾患范围内加以考察，常见有急慢性肝炎、肝硬化、原发性肝癌、脂肪肝等。而中医肝病建立在中医学特有脏腑概念的基础上，其生理内涵的不确定决定了病理外延亦较为广泛。另外，中医肝病反映了机体某一时段的神经内分泌水平、代谢状态、器官组织的功能特点等，是整体层次反应状态的体现。

在此基础上构筑的中医学的"肝"具有与西医学不同的特点，具体表现在以下几方面。

（一）二者解剖观察不同

1. 西医解剖对肝脏的认识

（1）肝的重量及大小：肝脏是人体最大的腺体，中国成年男性的肝重 1230 ～ 1450g，女性的肝重 1100 ～ 1300g，约占体重的 1/50。大小约为长径 25cm× 前后径 16cm× 上下径 15cm。

（2）肝的形态：肝呈楔形，可分为上、下两面。肝的上面隆凸，由镰状韧带分为左、右两叶，肝右叶圆钝厚重，左叶窄薄。肝下面凹凸不平，与许多内脏接触。肝的前缘锐利，后缘钝圆且与脊柱相贴。

（3）肝的位置和毗邻：肝主要位于右季肋部和腹上部，小部分可达左季肋部。肝的右叶上面在膈以上邻近右胸膜腔和右肺；右叶下面前接结肠右曲，后与右肾接触。肝左叶后缘内邻食管，下面接触胃前壁。肝方叶下面接触幽门。

（4）肝的分叶与分段：根据肝外形的沟裂将肝分为左、右、方、尾状四个叶。据肝内管道系统的分布并结合肝外形划分肝叶和肝段，通常将肝分为五个叶，即右前、右后、左内、左外及尾状叶，以及六个段，即右后与左外叶各分上、下两段，再加右前段（叶）、左内段（叶）成六段，而尾状叶分属于左、右半肝。也有人主张将肝分为八段，即左半肝三段，右半肝四段，尾状叶是一个自主段。

（5）肝的血管、肝管、淋巴管及神经：肝的血管包括肝动脉、肝静脉和门静脉。肝管一般由左、右肝管出肝汇合成肝总管。肝的淋巴管分为浅、深两组。肝的神经来自腹腔丛，左右迷走神经和右膈神经的纤维形成肝丛。

2. 中医对肝脏解剖的认识

（1）肝脏的重量：《难经·四十二难》说"肝重四斤四两"，文中所言肝重四斤四两，原作二斤，两者平均取之则为1600g左右，与廖亚平《肝脏解剖学》中所言男性肝重1450g大致相近。《难经》约成书于汉代，汉代的度量衡一两约合15.625g，汉代的一斤是250g。因此肝重四斤四两即为1062.5g，与现代肝重接近。

（2）肝脏的位置:《灵枢经》说"阙……直下者，肝也"，这里"阙"指在胸廓下，即指季肋部，可见古人已认识到肝的位置在季肋。元代滑伯仁在《十四经发挥》中指出:"肝之为脏……其治在左，其脏在右胁、右肾之前，并胃著脊之第九椎。"清代邹五峰《外科真诠》说:"肝居膈下，并胃著脊之第九椎。"西医学指出右肾上平第12胸椎，肝的上下径15cm，向上3个胸椎的第9胸椎自然应为肝的位置。

（3）肝脏的毗邻:《灵枢经》说:"肝大则逼胃迫咽，迫咽则苦膈中，且胁下痛。"由此可知肝脏与胃、咽（食管）、膈相邻。加之以上论述可以知道肝脏上有膈、胸廓，后有右肾、脊椎。这与西医肝脏解剖的毗邻关系基本相吻合。

（4）肝脏的结构分叶:《难经·四十一难》说"肝独有两叶"。《难经·四十二难》又说:"肝……左三叶，右四叶，凡七叶，主藏魂。"《外科真诠》也说:"肝凡七叶，左三右四，丑时气血注于肝。"以上论述阐述了肝脏的外部形态结构，其与西医学关于肝的形态结构基本相仿。"肝独有两叶"可能是指由镰状韧带所分的左、右两叶;"左三叶"与左半肝的三段相同;"右四叶"类似肝的八段划分法中右半肝的四个整段。

（5）肝的生理功能:肝调畅情志，情志是七情和五志的简称，其中七情包括喜、怒、忧、思、悲、恐、惊，五志包括喜、怒、思、忧、恐。中医肝调畅情志，这说明中医肝是接受情志刺激并调畅这些情志刺激的器官。因心主神志，故肝主情志和心主神志密切相关。中医学认为，"肝气虚则恐，实则怒"。而西医学认为，情绪是需求满足程度所流露的反映，如焦虑、喜悦、沮丧、愤懑、忧郁、哭泣等。人的情绪活动主要在下丘脑，此外还有丘脑前核、扣带回、海马、杏仁核等参与，它们相立联结并构成为回路，刺激或破坏下丘脑的某些部位可表现为凶悍、发怒、恐惧、温和等情感。

中医肝主疏泄具有调畅气机、促进血液运行的作用，情志变化可以影响人体气机的升降出入从而影响人体一些脏腑功能而致病。秦伯未曾指出："肝气病的形成，多因精神上受刺激，肝脏气机不和，出现横逆现象，进一步影响到其他内脏。"西医学认为下丘脑是植物神经中枢，情绪刺激可通过下丘脑对植物神经的交感神经和副交感神经的平衡关系产生影响，从而对内脏功能产生重大影响。如交感神经兴奋时血压上升、脉搏加快、瞳孔散大、胃肠的蠕动和分泌抑制，副交感神经兴奋时作用大致相反。因而中医情志作用于肝引起的肝气升降出入相当于情绪通过下丘脑对植物神经兴奋、紧张所引起的全身变化。

（二）二者阐述功能不同

中医学关于肝的含义十分广泛，认为肝主疏泄，主藏血；肝在五行中属木，主动主升；肝为筋之宗，魂之居；肝开窍于目，主筋，其华在爪，在志为怒，在液为泪等。因此中医讲的肝既概括了实质器官的消化方面的功能，又包括了精神情志和循环系统、运动系统的功能，是心、大脑、神经、脾胃等脏器的整体观念。西医学讲的肝，只指实质性的肝脏器官，并不包括其他系统器官的功能。所以中医学讲的肝和西医学讲的肝有着本质的区别。西医学讲的肝是人体内最大的功能复杂的腺体，主要分泌胆汁帮助消化，并且可贮存糖原、合成血浆白蛋白、纤维蛋白原、血浆球蛋白，还具有吞噬血中异物及细菌的功能，并可分解进入血中的有毒物质，所以它是一个消化和解毒的重要器官。而中医学讲的肝，是消化、神经、循环等系统的综合功能，不能和具体的解剖学上的肝脏相提并论。

二、中医学关于肝的基础理论学说

肝主疏泄，主藏血，藏魂，在志为怒，在液为泪，在体合筋，其华在爪，在窍为目等请详见前面论述。

三、西医学肝脏的功能

1. 主分泌　肝细胞不断地分泌胆汁，由肝管排出，汇集于胆总管内，排入十二指肠，成人每日肝脏分泌胆汁800～1000mL，其有机成分是胆汁酸、胆色素、脂肪酸、胆固醇、卵磷脂，统称胆盐。胆汁的作用是消化吸收脂肪及脂溶性维生素A、D、E、K。当胆汁中胆固醇分泌过多，胆盐、卵磷脂合成减少时，胆固醇沉积下来形成结石，阻塞肝管、胆囊、胆总管等通道，影响胆汁的流通。

2. 主代谢　胃肠道吸收的脏腑之精（营养物质）、津液（水及电解质），经门静脉输送入肝脏内，肝组织参与了各种物质的代谢，把糖类、脂肪、蛋白质、胆红素、维生素、微量元素等物质分解合成代谢为机体组织细胞直接利用的物质，由肝静脉回流，参与血液循环，供养机体组织细胞。同时酶与凝血因子合成，激素灭活，清除机体代谢产物（氨、胆色素等）以及外来物质（药物、毒物）的能力。

3. 主防御　肝脏是人体重要的防御器官，是免疫系统的重要组成部分。肝内的库普弗细胞属于单核巨噬细胞系统，具有吞噬、摄取抗原的作用以及防御、平衡和监视的生理功能，在正常情况下其对机体有利，但在一定条件下也可变为有害，如功能亢进则出现变态反应，引发自身免疫病，功能低下则出现免疫缺陷病。

四、中医学"肝胆相表里"与西医学肝脏和胆囊的概念不同

中医学认为肝胆有密切的关系，表现在肝胆解剖位置邻近及肝胆经脉相互络属，肝胆生理上密切关联、病理上相互影响，这与西医学的肝胆位置邻近，肝脏分泌胆汁，肝胆同病的认识有类同之处，提示"肝胆相表里"能部分反映西医学肝脏与胆囊的关系特点。但是，两者仍有许多相异之处。如肝胆经脉相互络属、肝胆共主神志皆为中医学所特有。再如胆汁的分泌、排泄调节，中医学认为肝主疏泄，对胆汁排泌过程具有调节作用；西医学证实胆汁排泌过程受神经、体液、肠肝循环等因素的影响，梗阻、代谢紊乱、情绪刺激等皆可通过干扰胆汁排泌过程的正常调节因素或造成肝胆局部病损，致胆汁分泌、排泄障碍。可见，中医学肝主疏泄功能所能概括的调节胆汁排

泌的过程涉及西医学神经、内分泌等多重因素，并非肝脏；中医学肝胆的表里关系也变为西医学肝细胞不断分泌胆汁，于非消化时间输送入胆囊贮存起来，食物进入胃以后，胆汁排入十二指肠内参加消化食物中的脂肪。

五、中医学"怒伤肝"与西医学肝脏在怒应激状态下的病理改变

中医学认为情志分属于五脏，由五脏功能活动化生，怒为肝之志。适度的怒可以宣泄肝气，对维持人体健康有积极的意义。然而长期、持久的郁怒或突然、强烈的暴怒皆可扰乱气机，影响肝的疏泄功能，故有"怒伤肝"之说。

现代研究表明，怒行为损伤肝胆可通过以下几条途径：怒→交感－肾上腺髓质系统兴奋；怒→肾素－血管紧张素－醛固酮系统兴奋；怒→应激反应→下丘脑、垂体、肾上腺皮质兴奋；怒→垂体→甲状腺兴奋；怒时胰高血糖素分泌增高而胰岛素分泌减少，从而减弱了胰岛素促进肝细胞再生的作用。以上提示怒伤肝是以人体应激机制为介导，涉及全身多系统的变化。可见，中医"怒伤肝"并非仅仅局限在怒行为对肝的损伤，而是对应激状态下机体一系列病理反应的综合概括，实体肝脏结构或功能的改变只是其中一个中间环节。

综上可见，中西医学有关肝生理功能的认识有同也有异。中医学肝的部分功能可在西医学中得到印证，提示两者存在内在的联系。

六、中医学"肝协助脾胃消化"与西医学肝脏与消化系统的关系

中医学以脾升胃降来概括饮食物的消化、吸收过程，并认为肝疏泄正常是维持脾胃升降协调的必要条件。肝失疏泄，影响脾的升清、胃的降浊，可引致肝与脾胃同病。《知医必辨》详细描述了肝脾（胃）同病的病理，说："肝气一动，即乘脾土，作痛作胀，甚则作泻；又或上犯胃土，气逆作呕，两胁痛胀。"有人认为肝协助脾胃消化包括了肝脏分泌胆汁、促进消化的作用，这一结论尚缺乏可靠依据，因为在中医学古代文献中并没有胆汁直接参与消化的明确记载。唐容川《血证论》提出"木之性主于疏泄，食气入胃，全赖肝木之气以疏泄之，而水谷乃化"及"胆中相火如不亢烈，则为清阳之木气，上升于胃，胃土得其疏达，故水谷化"，似乎蕴含了"肝胆化物"之义。但考虑唐氏所处之时代，其又为中西汇通的代表，故在阐述中医之理时融入西医见解也不无可能。作为例证，唐氏《中西汇通医经精义》指出："西医言肝无所事，只以回血，生出胆汁，入肠化物。二说言肝行水化食，不过《内经》肝主疏泄之义而异。"

七、肝胆的生理病理在中西医的区别论

肝胆在《内经》中的官位之职是将军之官、中正之官。如《素问·灵兰秘典论》云："肝者，将军之官，谋虑出焉。胆者，中正之官，决断出焉。"中医学理论中肝职司谋虑，喻为武官之

首；胆者号称"中正"，参与谋虑而善决断。肝胆主谋虑、主决断的思想，即具有某些中枢神经系统的思维、思想的生理功能。

肝主疏泄，"发生之纪，是谓启陈，土疏泄，苍气达，阳和布化，阴气乃随，生气淳化，万物以荣"。西医学认为肝脏是消化系统中的一个分泌消化液的重要器官，同时也是机体的代谢、防御器官。

对于肝脏，中西医之间存在着以解剖学定位和以"象"定位的差异，形成各自不同的生理病理概念，但是治疗上则达到一致的治疗目的。在重新建立新的肝脏中西医结合基础理论时，应继续延用中医学的理论，结合肝主分泌、代谢、防御的生理功能。用中医辨证、西医辨病的方法做诊断，临床治疗过程中难以形成理论上的统一，只求分别能达到一致的治疗目的。

肝管、胆管和胆囊的生理病理表现与西医学有一致的认识。胆的作用变为输送胆汁、贮存胆汁。

八、现代疾病从肝论治

肝气郁结又称肝气郁滞，多因精神刺激、疏泄障碍、情志抑郁不畅、郁怒伤肝所致。若肝气郁滞阻于机体的某个部位可引发瘿瘤、梅核气、乳房胀痛结块，若影响及冲任则出现痛经、闭经、月经不调等，若影响脾胃功能则可见腹胀腹痛、呃逆嗳气、食欲不振、便溏等病变。西医学认为，不良的情绪刺激作用于下丘脑，通过它对植物神经、内分泌不平衡关系的影响，可产生甲状腺结节或肿块、乳腺增生、月经不调、闭经及胃肠道的上述各种病变。

西医学认为高血压的发病机制大部分是因情绪精神因素和内分泌因素，其两者的位置都在下丘脑；中医学也认为高血压很大部分病因是属于肝阳上亢、肝肾阴虚，治宜平肝潜阳、滋养肝肾等。西医学认为，脑血管意外病因主要是高血压和动脉硬化，有资料表明刺激下丘脑某部位可产生胆固醇增高和动脉粥样硬化；中医学认为脑血管意外多由于肝肾阴亏、潜阳之力不足而使肝阳亢逆，升发化风而成，治宜镇肝息风、育阴潜阳、清肝息风、祛风通络等，从肝论治。

西医学认为哮喘有部分病因是因为情绪刺激引起植物神经功能紊乱、迷走神经兴奋和一些内分泌因素，如前所述其主要部位是在下丘脑。中医学也认为哮喘有部分病因是肝，是由于情志不遂、忧思气结，肝气冲逆上肺，气机不利造成的，治宜疏肝、开郁、降气。

众所周知，糖尿病是内分泌疾病，其中枢是在下丘脑；而中医学则认为糖尿病有部分病因是情志失调，气机郁结伤肝。李良医师在《糖尿病的中医治疗——100例验案分析》专著中以舒肝解郁法在临床上取得了很好的疗效。

西医学临床内科明确指出消化性溃疡部分发病机制和情绪精神因素有关，情绪作用于下丘脑，再通过植物神经、内分泌系统使胃酸、胃蛋白酶分泌增加，使溃疡形成；中医学也认为胃脘疼痛的其中一个重要原因是忧思恼怒，气郁伤肝，肝木失疏泄，冲逆犯胃，治疗以疏肝理气为主。

第七章

肝病饮食与调养

一、肝炎患者的饮食调养

（一）肝炎患者饮食调养中的注意事项

1. 提倡荤素搭配，补充足够的蛋白质，以利于康复。

2. 少吃油腻煎炸食品，因为肝炎患者多吃油腻煎炸等高脂肪食物可造成消化功能减弱，且过剩的脂肪沉积于肝脏，形成脂肪肝，可致肝功能不良。

3. 应食用富含多种维生素，尤其是维生素 C 的食物，以利解毒。低蛋白饮食常会导致钙、铁等无机盐及维生素 B_2、K 的缺乏，故在饮食供给之外，还可用维生素制剂来补足。

4. 对水与食盐的供给量要依据有无腹水和水肿情况而定。若伴有腹水或水肿者，应给予低盐或无盐饮食，并需限制液体摄入，这时可用计划内的果汁代替饮水量。

5. 注意微量元素的补充。

6. 饮食不宜过饱，切忌暴饮暴食，可少量多餐。

（二）老年肝炎患者的饮食调养

老年人的体质特点是生理、代谢功能低下，抵抗力减退，肝细胞再生和修复能力降低。因此，老年人患了病毒性肝炎后，病情较重，黄疸发生率高，病程持续时间较长。在积极治疗的同时，在休息的基础上做好饮食调养是非常重要的。老年肝炎患者的饮食应注意以下几点：

1. 足量的蛋白质　其中优质蛋白质应占总蛋白质的 50%以上。有研究证明，老年肝炎患者的消化吸收功能减弱，对蛋白质的利用率不如青壮年，故其供给量应高于正常成人，每日每千克体重蛋白质的供给标准为 15 ～ 20g。要食用牛奶、脱脂奶制品、鱼虾类、瘦肉等，以及煮烂软的黄豆及其制品。

2. 注意不要过多地摄入脂肪　特别是动物性油脂不可过多，宜食用富含不饱和脂肪酸的植物油，如花生油、大豆油、玉米油、芝麻油等，这对减轻肝脏代谢负荷和防治心血管疾病等都有好处。

3. 饮食应有规律　一般情况下，老年患者保持一日 3 ～ 5餐，每餐荤素搭配得当，粮、豆、菜混食，保持均衡饮食。

4. 供给充足的水分　每日通过饮水、喝汤等来供给充足的水分，一般为 1500 ～ 2000mL。

（三）肝炎患者应当戒酒

众所周知，酒的主要成分是乙醇。饮酒之后，酒在胃肠道内很快被吸收，仅 2% ～ 10% 从肾脏排出体外，而 90% 以上的乙醇要在肝脏内代谢，通过肝细胞的胞浆乙醇脱氢酶催化成为乙醛。乙醇和乙醛都具有直接刺激、损害肝细胞的毒性作用，能使肝细胞发生变性、坏死。正常人少量饮酒后乙醇和乙醛可通过肝脏代谢解毒，一般不会引起肝损害。然而一次性的大量饮酒者却常有步态不稳、呕吐等急性酒精中毒症状；而长期嗜酒者，乙醇和乙醛的毒性则会影响肝脏对糖类、蛋白质和脂肪的正常代谢及解毒功能，导致严重的肝损伤、脂肪肝和酒精性肝硬化。

对于肝炎患者来说，由于肝的实质性损害而引起的肝脏解毒功能降低，常使乙醇代谢所需要的各种酶的活性和分泌量降低；更兼食欲不振，偏食等，使得蛋白质、维生素摄入不足；饮酒又阻碍了氨基酸、叶酸、维生素 B_6 等的吸收，严重影响肝脏对乙醇的解毒能力，促使肝炎病程迁延、病情加重，甚至发展为肝硬化或重症肝炎。临床上常见急性肝炎潜伏期的患者，由于大量饮酒，可突然发生急性肝功能衰竭；乙肝表面抗原长期阳性的患者长期饮酒易致肝硬化和促进肝硬化失代偿，还可促发肝癌，缩短寿命。

总之，酒精对于肝炎患者来说无异于一剂大毒药，是有百害无一利的。对于所有的肝炎患者来说，严禁饮酒应该说是一种最基本的自我保养措施。

（四）肝炎患者应吃鸡蛋

在肝炎的疾病过程中，肝组织的损伤除了需要进行护肝治疗外，损伤的修补还需要一定的原材料——蛋白质。鸡蛋中的蛋白质是一种完全蛋白质（一只鸡蛋含有纯蛋白质约 6g），必需氨基酸种类齐全，其从组成、比例及数量上均较符合人体的需要，比植物蛋白质效价高。鸡蛋中还含有丰富的维生素，因此肝炎患者可以吃鸡蛋。

（五）肝炎患者吃鸡蛋的注意事项

1.要根据病情病期合理食用 在肝硬化失代偿发生肝性脑病趋向、重症肝炎时要少吃鸡蛋等高蛋白质的食物，应吃清淡爽口、易消化的食物。

2.注意蛋白质食入的质和量 进食鸡蛋等蛋白质数量太多，超过身体维持氮平衡及细胞修复的需要，不仅机体利用不了，反而会加重肝和肾等器官的负担，对患者不利。

3.主张与植物蛋白质混用 这样可以提高营养与利用价值。

4.食用鸡蛋的方法 一般认为蒸鸡蛋最易消化吸收，连壳水煮次之，再次为炒蛋及煎蛋。

5.不宜生食鸡蛋 生鸡蛋中大量未消化的蛋白质进入消化道后，会产生许多有害的细菌，且大部分有害细菌被肠道吸收，经静脉进入肝脏，由肝脏进行解毒处理，而鸡蛋熟后，有害物质减少，从而减轻了肝脏的负担。

（六）茶疗对肝病患者的妙用

中医学认为茶叶味苦、甘，性凉，入心、肺、胃经，具有生津止渴、清热解毒、祛湿利尿、消食止泻、清心提神的功能，可以治疗热毒下痢等疾病。《随息居饮食谱》中记载：茶具有凉肝胆、除热消痰的作用。现代药理研究证明，茶叶中含有咖啡因、茶多酚、维生素、微量元素等物质，肝炎患者饮茶是有益于健康的。肝炎患者急性期，特别是黄疸型肝炎，多以湿热为主，因此可饮茶以达到清热利湿的治疗作用。肝炎患者饮茶，应以绿茶为主，因经加工的红茶，其清热作用已经很弱。饮茶时应注意适时、适量。一般在中、晚餐的前 1 小时应暂停饮茶，因为此间饮茶易冲稀胃液，减弱对正餐的消化吸收。空腹时宜少饮，茶水不要太浓，每天的茶水总量不宜超过1500mL。

（七）肝炎患者不可以用茶水服药

肝炎患者常需服用各种中药或西药，那么在吃药时是否可以用茶水服用呢？答案是否定的。因为茶叶中所含的鞣酸很容易与服用的药物结合，形成沉淀而影响药效。不仅仅是保肝药，还有缺铁性贫血者服用的铁剂，若与茶水服用，茶易与铁结合，使铁不易吸收。此外还有其他药，例如镇咳药、心脏、胃及肾脏病患者的药物，抗生素等都不宜用茶水送服。但是茶也可以做药用，例如对于肝病患者的口腔生疮、口腔炎、口角炎及牙龈溃烂等，可用浓茶含漱，每天 10 次以上，可以清洁口腔，有消炎、杀菌和防腐的作用，对于消化不良及口臭者可以浓茶含漱。

（八）肝病患者不宜多吃葵花子

葵花子是一种许多人都爱吃的小食品，但是对于肝病患者，如肝炎、肝功能不全者却不宜多吃。因为葵花子中含有的油脂很多，若食用过量，可使体内与脂肪代谢密切相关的胆碱大量消耗，致使脂肪代谢发生障碍而在肝内堆积，影响肝细胞的功能，造成肝内结缔组织增生，严重者还可形成肝硬化。因此，患肝病者不宜多吃葵花子。

（九）肝炎患者吃糖类应适可而止

肝炎患者高糖低脂饮食的观点在医学界已坚持了半个多世纪，因为大多数医者都认为多吃糖类会促进肝糖原的合成，从而起到保护和强壮肝脏的作用。然而，有人曾采用同位素进行动物实验，结果却有力地驳斥了"高糖"饮食的观点。因为医学家发现，糖类食物在动物体内有 30% ～ 40% 转化为脂肪酸。体内脂类物质增高可使血流减慢及血液黏稠度增加，因而微血管中红细胞和血小板可能发生聚集和阻塞现象，重者可继发出血，使心、脑、肝及肾对氧的利用减少而造成器质性病变。

（十）肝炎患者可以吃油

对于低脂饮食的看法，虽然早在 30 年前就已有人提出低脂饮食能使肝炎病程延长与并发症增多的质疑，但至今仍然难以取得一致的意见。实际上，适量的脂肪摄入是保证人体正常生长发育及新陈代谢所需要的。这是因为食物中的某些不饱和脂肪酸在人体内无法自行合成，而只能靠外界食物供给。可见"忌油"是没有必要的，也是没有科学根据的。特别是在平日的菜肴中加一些植物类脂肪如花生油、大豆油、菜籽油和茶油等，有利于增进食欲，促进病情的恢复。所以强调"肝炎患者不能吃油"的说法是没有道理的。

（十一）肝炎患者多吃西瓜有好处

西瓜性寒，具有清热解暑、除烦止渴和利尿降压的作用，可以治疗热盛津伤之热病，古人称之为"天然白虎汤"。西瓜中富含大量的糖和维生素，还可以清热利湿，使体内的湿热从小便而解。现代研究证明，西瓜汁及皮中所含的无机盐类有利尿作用，所含的配糖体具有降压作用，所含的蛋白酶可把不溶性蛋白质转化为可溶性蛋白质。西瓜虽然有诸多好处，但是吃西瓜时需注意不要吃得过多，否则易伤脾胃。

（十二）肝病患者多吃大豆及豆制品有好处

被人们称为"绿色牛乳"的大豆含有丰富的蛋白质、钙、磷、铁、B族维生素及中等量脂肪。大豆蛋白质的氨基酸组成与人体需要的氨基酸接近，特别是赖氨酸含量丰富。用大豆做成的豆制品，如豆腐、腐竹等，对缺钙和贫血的肝病患者非常有益。干豆类几乎不含维生素 C，但发成豆芽后，其含量明显提高，黄豆发芽后第 6～7 天时维生素 C 的含量最高，而绿豆芽含的维生素 C 又比黄豆芽高。所以，肝病患者多食用大豆及豆制品，不仅可以补充适量的植物蛋白质，还可以补充各种维生素，对肝脏的修复是非常有益的。

（十三）肝病患者服用酸奶比鲜奶好

酸奶中含有大量的优质蛋白质和多种营养成分，同时还含有乳糖酶和大量的酵母菌，其乳酸杆菌进入人体肠道内可繁殖生长，抑制和杀灭肠道内的腐败菌，减少肠道内细菌分解蛋白质产生氨等有毒物质，同时乳酸杆菌的大量繁殖生长使肠道内呈酸性环境，减少氨的吸收，对于肝脏患者，特别是肝硬化患者是非常有益的。

（十四）肝病患者不宜多食用动物肝脏

我国民间普遍流传着一种说法"吃什么补什么"，即所谓

"以脏补脏"。而西医学认为，动物肝脏含有大量蛋白质、维生素以及与人体接近的氨基酸，更利于人体的吸收利用。古人认为肝脏有补肝、养血、明目和利尿的作用，可以用于治疗贫血、水肿和夜盲等疾病，同时对肝炎也有较好的治疗作用。但肝病患者却不宜多食动物肝，尤其是猪肝，其原因如下：①猪肝内含高脂肪，对慢性肝炎合并高血脂患者来说易形成脂肪肝，加重肝功能异常。②动物肝含铜丰富，尤其是猪肝，每100g猪肝含铜25mg，而正常人体中含铜量只有150mg，食后铜大部分积存在肝脏内。如果人体内铁及铜较高，反而会降低机体抗病毒的能力，加速肝病的病理变化。因此肝病患者食用动物肝脏要以适量为宜。

（十五）肝病患者忌饱食

肝脏是人体最重要的代谢和解毒器官。患肝病后，为维持肝细胞的代谢和细胞修复及再生，必须供给足够的能量和营养物质，但必须适量。俗语说"物极必反"，肝炎患者消化功能已有明显减弱，饮食使胃酸进一步冲淡，胃扩张明显，促使患者的消化功能进一步减退，加重腹胀和恶心等症状。而且饮食过饱不仅增加肝脏及其他脏器的负担，还可导致营养过剩，出现脂肪肝、高血脂等并发症，久则会出现肝硬化，因此肝病患者应忌饱餐。

（十六）肝病患者怎样保证充足的维生素

维生素参与体内的各种代谢过程，因而是生命活动的必需物质。体内的维生素大多数从食物中获得，只有少数可在体内合成或由肠道细菌产生。增加维生素的供给量，有利于肝细胞炎症的修复，增强肝脏的解毒功能，提高机体免疫力。但因各种维生素在食物中分布不均，因此食谱要广，不能偏食是保证维生素供给的基础。多食富含维生素 A 的食物，如牛奶、蛋黄、动物肝脏、胡萝卜、韭菜、空心菜、金针菜、菠菜、青蒜、小白菜等；富含 B 族维生素的食物，如全麦、豆芽、豌豆、花生、新鲜蔬菜、水果等；富含维生素 B_2 的食物，如小米、大豆、豆瓣酱、蛋、乳类等；富含维生素 B_6 的食物，如动物肝脏、动物肾脏、瘦肉等；富含维生素 C 的食物，如柿子椒、蒜苗、油菜、野苋菜、山楂等。由于患肝病时往往有胆汁分泌障碍，对维生素 K 的吸收有一定的影响，故应多供给菠菜、圆白菜、菜花、花生油等富含维生素 K 的食物。

（十七）肝病患者吃水果的注意事项

　　梨、香蕉、苹果、西瓜含有丰富的维生素 C 及糖类，有保护肝脏、促进肝细胞再生的功效。营养学家还发现其内含有丰富的纤维素、维生素和矿物质，对健康很有益处。肝硬化腹水的患者易发生低血钾，而香蕉含钾量高，是食物中钾的理想来源。西瓜有利尿的作用，肝硬化腹水的患者最为适宜。此外，马蹄、红枣、葡萄等对护肝都有好处。但是吃水果要注意以下几方面：①要适量：如果吃得太多会加重消化道的负担，导致消化和吸收障碍。②水果要新鲜：新鲜水果含大量的维生素 C 等，有护肝作用，而腐败的水果会产生有害物质，加重肝脏负担，并损害肝脏。③水果要熟透：否则对胃肠有刺激作用，影响消化，且其中的有害物质不利于健康。④细嚼慢咽：这样便于消化、吸收，肝硬化患者更应注意，以免诱发上消化道出血。⑤水果要洗净：因水果有残留农药、催化剂，对人体有害，故水果应洗净。另外，冬天吃水果宜温食。

（十八）肝病患者饮用牛奶的注意事项

牛奶的营养价值很高，曾被誉为"完美食品"。肝炎患者饮用牛奶应注意什么呢？①肝炎的急性期或者活动期，有恶心、厌油和腹胀等消化道症状者，不宜饮用牛奶。②不宜大量或大口饮用牛奶。因为牛奶中含有 5% 的乳糖，过多饮用牛奶会导致乳糖不消化，从而会引起腹胀和腹泻。最好的方法是咀嚼饮用牛奶或用汤匙一小口一小口地品尝，使口腔内的唾液与牛奶混匀后再咽下。③喝牛奶不应加糖，这是因为蔗糖在肠胃中分解成酸与牛奶中的钙质中和，不利于钙质的吸收，反而会引起腹胀。④不宜空腹喝牛奶。⑤可采用牛奶和苏打饼干同时进食的方法，把牛奶和苏打饼干一起放入口中慢慢咀嚼。

（十九）肝炎患者忌吃羊肉

羊肉的营养价值很高，对人体大有裨益。但是肝炎患者应忌食羊肉，这是因为羊肉甘温大热，过多食用会促使一些病灶发展，加重病情。另外，较高的蛋白质和脂肪大量摄入后，因肝脏有病不能全部有效地完成氧化、分解、吸收等代谢功能，从而加重肝脏负担，可导致发病。因此，肝炎患者以不吃羊肉为好。

（二十）肝炎患者不宜多食甲鱼

甲鱼又称鳖，其性味咸平，临床上用于肝肾阴虚，潮热盗汗，阴虚阳亢的患者，可软坚破结，对肝脾肿大有益。甲鱼肉虽然含丰富蛋白质、维生素和微量元素，但它主要含胶原蛋白，既不容易消化，蛋白质的质量也不高，因此，消化不良、食欲欠佳、腹泻者不宜食用。肝炎患者，由于胃黏膜水肿、小肠绒毛变粗变短、胆汁分泌失常等原因，其消化吸收功能大大减弱，若食用甲鱼可能会难以吸收，而且会加重肝脏负担，使食物在肠道中腐败，出现腹胀、恶心呕吐、消化不良等现象。因此，肝炎患者不宜多食甲鱼。

（二十一）肝炎患者食用菌类有益于康复

香菇、冬菇、黑木耳等菌菇类食品不仅味道鲜美，而且所含的蛋白质也较一般蔬菜为高。食用菌中含有丰富的维生素与矿物质，对于肝炎患者尤为有利，能够促进肝功能的恢复。食用菌中脂肪含量仅为 2%，且其所含的不饱和脂肪酸可降低血脂，对防治脂肪肝有利。因此，肝炎患者常食用菌类是有利于康复的。

（二十二）肝炎患者食罐头会加重肝细胞损伤

罐头食品种类繁多，深受人们的喜爱。但不论哪种罐头食品，甚至包括很多饮料，都会加入一定量的防腐剂以防变质。一般来讲，这些防腐剂对正常人的身体健康没有不利影响，但对于肝炎患者来说，情况就不一样了。患肝炎时，不论甲肝、乙肝还是其他类型的肝炎，肝脏都有基本相同的病理改变，即既有肝细胞变性、坏死和再生，又有间质组织增生和炎症浸润，其中肝细胞变性和坏死比较突出。由于肝细胞受损，使得肝脏这个人体最大的解毒器官的解毒功能降低。此时，如果过多食用罐头食品，防腐剂不能得到分解，就会蓄积起来，作用于肝细胞，从而加重肝细胞的损伤，使病情更为严重。

（二十三）肝炎患者要少吃大蒜

许多人对大蒜有特别的喜好，认为吃大蒜既能杀菌消炎，又能健脑益智，多吃无妨。大蒜的有效成分确实具有较强的抗菌作用，但是大蒜对肝炎病毒却没什么作用。很多人在得了肝炎后仍然每天吃大蒜，其实这种做法对肝炎患者极为不利，因为大蒜的某些成分对胃肠道有刺激作用，可抑制胃消化酶的分泌，影响食欲和食物的消化吸收，从而加重肝炎患者的恶心等诸多症状，对肝炎患者的治疗和康复不利。因此，肝炎患者应尽量少吃大蒜。

（二十四）肝炎愈后不宜饮啤酒

啤酒素有"液体面包"之称，可使人获得丰富的维生素和酵母。尽管啤酒中的乙醇含量仅为4%～12%，但其90%以上都要经过肝脏代谢、解毒。恢复期肝炎、慢性肝炎等患者，肝功能刚刚恢复，对乙醇代谢所需要的各种酶的活性还较低，分泌量也少。乙醇和乙酸代谢生成的乙醛对肝细胞具有直接毒性，可导致肝细胞坏死或变性，同时也影响肝脏对蛋白质、糖类、脂肪、胆红素、激素、药物等代谢的功能。肝炎愈后，肝脏病理学恢复正常还需半年以上，因此，即使少量饮酒也会使本来就有实质性损害的肝脏受到打击，从而导致疾病的复发和加重。所以，肝功能恢复正常的人，在半年以内也不宜饮啤酒。

（二十五）适量食醋对肝炎患者有好处

肝炎患者往往食欲减退、饭菜不香、腹不知饥，而醋有特殊的芳香味，可刺激食欲中枢，增进食欲，促进胃酸分泌，提高胃酸浓度，帮助消化吸收。肝炎患者需经常吃些鱼或牛肉等以补充蛋白质，修复再生肝细胞。但是，鱼肉鲜美腥味难闻，煮鱼时加些醋可以除腥；牛肉营养价值高，在肉中加些食醋蒸煮容易煮熟；排骨炖汤时加点醋易使骨头中的钙、磷等物质析出，有利于吸收。不过凡事皆有度，肝炎患者食醋时需注意宜少不宜多。醋为酸类，如果食用过量，且超过一定时间，则不利于肝细胞的再生和修复，当然也就影响健康。

（二十六）肝炎患者可吃海鲜

海鲜包括鱼类（如白带鱼、黄鱼、银鱼等）及甲壳类（如牡蛎、蚌、蛤、蟹等），除含有丰富的蛋白质外，大多含有微量元素硒，所以肝炎患者适量吃海鲜是有好处的。但食用海鲜应注意如下事项：

1.烹调得当　海鲜烹饪不当会引起食物中毒，所以蒸煮海鲜时应在100℃中继续加热一段时间，以防止外熟内生，没有完全杀死细菌。海鲜不能腌制或生食，若生吃凉拌，可以在洗后加入食醋浸泡10分钟，再加其他调味品。熟海鲜如暂时不食时，再次食用应回锅加热煮之。

2.一次食用量不宜太多　海鲜含蛋白质较多，特别是未吃过海鲜的人易引起过敏反应，如腹泻、腹胀等，增加肝脏负担。

3.替代品　海产品中硒含量比较丰富，但利用率却不如植物性食物，所以对海鲜过敏或不喜欢食海产品者可以多食香菇、银耳、海带、紫菜、洋葱等。

（二十七）肝炎患者必须少吃油腻煎炸食品

肝脏是人体最大的消化器官，肝炎时人体的消化功能势必受到影响。从中医角度看，肝病患者常有湿热，而油腻煎炸之品是动火之物。因此，得了肝炎后，饮食必须清淡且易消化，尤其在急性期更应如此。油炸食品因为不易消化吸收，故在肠腔内被细菌分解而产生大量的有害气体，从而加重肝脏的损害。另外，在重型肝炎或肝硬化时，肠黏膜一般有充血、水肿甚至溃疡形成，而油炸食品一般很粗糙、坚硬，易导致消化道出血，所以肝炎患者不宜吃油炸食品。

（二十八）肝炎患者应合理选用滋补营养品

由于肝炎尚缺乏特效药，故饮食的调整对于患者来说至关重要，尤其是慢性肝炎患者，更需以食代药。然而肝炎患者多有湿热或瘀滞，故滋补之品常在禁忌之列。肝炎患者可适当地选用滋补肝脾之品，但也要适可而止，营养过高或一味偏食对身体都是有害无益的。此外，一些补品虽具有提高机体免疫力、扶正固本的作用，但也应防止过多服用而引起肝脏负担过重，更不要轻信广告的宣传，一味迷信滋补品的作用，而应请教医生和专家，有针对性地选择服用，以避免盲目浪费。

（二十九）肝炎患者不宜经常吃人参

肝炎患者发病时一般不宜服用人参，这是因为人参性温，具有补气、养津等功效，而肝炎病初起时，湿热瘀积，属于实证，故肝炎急性期或活动期是不宜服用人参的。除非在肝炎恢复期确有阳虚者，要征求医生意见后才考虑使用。西洋参产于北美加拿大等地，性凉、味苦甘，具有养阴、清火、生津等功效，有一定的补益扶正作用。肝炎患者脾胃虚弱者可适量服用西洋参，但肝炎急性期或慢性肝炎活动期也不主张服用西洋参。

二、不同肝病患者的饮食宜忌

肝脏是人体最重要、最复杂的器官，就像人体的化工厂，几乎所有的营养物质都要在肝脏代谢，因此，肝脏疾病对患者的营养状况影响较大，不同的肝病首先要了解其饮食方面的特点。

（一）乙肝病毒携带者的饮食宜忌

1. 宜

（1）饮食宜清淡：宜多进食新鲜蔬菜，如油菜、芹菜、菠菜、黄瓜、番茄等；多吃水果，如苹果、梨、香蕉、葡萄、柑橘等。

（2）饮食宜均衡：饮食应均衡，注意补充富含维生素、微量元素丰富的蔬菜、水果和五谷杂粮，尤其是绿色蔬菜、海藻和菇类都应混合搭配，以利于乙肝病毒携带者的康复。

（3）宜补充微量元素：乙肝病毒携带者体内往往缺乏锌、锰、硒等微量元素，部分携带者还缺乏钙、磷、铁等矿物质，因此宜补充含微量元素和矿物质的食物，如海藻、牡蛎、香菇、芝麻、大枣、枸杞子等。

2. 忌

（1）忌辛辣：辛辣食物易引起消化道生湿化热，湿热夹杂，肝胆气机失调，消化功能减弱，故应避免食用辛辣之品。

（2）忌烟酒：烟中含有多种有毒物质，可损害肝功能，抑制肝细胞再生和修复，因此乙肝病毒携带者必须戒烟。对于乙肝病毒携带者来说，由于肝的实质性损害而引起肝脏解毒功能的降低，常使乙醇代谢所需要的各种酶的活性和分泌量降低。饮酒阻碍了氨基酸、叶酸、维生素 B_6、维生素 B_{12} 的吸收，促使肝炎病程迁延、病情加重，甚至发展为肝硬化或重症肝炎。

（3）忌食加工食品：少食、少饮罐装或瓶装的饮料、食品，因为罐装、瓶装的饮料、食品中往往加入防腐剂，影响肝脏。

（4）忌滥用激素、抗生素：是药三分毒，药物对肝肾多有损害，乙肝病毒携带者一定要在医生的正确指导下合理用药。

（5）忌乱用补品：膳食平衡是保持身体健康的基本条件，如滋补不当，脏腑功能失调，打破平衡，则会影响健康。

（二）病毒性肝炎患者的饮食宜忌

1. 宜

（1）饮食宜高糖类、高热量、高蛋白质、低脂肪，定量定时，保证充足的维生素、纤维素。急性期饮食宜清淡。

（2）宜选用具有治疗作用的食物，如大麦苗、南瓜根、柚子、荸荠、泥鳅、豆腐、蛤蜊、田螺、茭白、甘薯、金针菜、薏苡仁、蚌、玉米须、芹菜。改善肝功能的食物有泥鳅、鲫鱼、鱼鳔、带鱼、猪瘦肉、金针菜、木耳、鸭、银鱼、红枣、花生、冰糖。

2. 忌

（1）忌酒、烟。

（2）忌辛辣刺激性食物，如葱、蒜、韭菜、桂皮、花椒、辣椒。

（3）忌肥腻高脂肪类食物，如猪肥肉等。

（4）腹水患者忌偏咸的食物，限制水的摄入量。

（5）肝硬化患者忌多骨刺、粗纤维食物。

（三）肝硬化患者的饮食宜忌

1. 宜

（1）宜补充蛋白质，如蛋、奶、鱼、瘦肉和豆制品。

（2）宜多食新鲜蔬菜和动物肝类，特别注意补充 B 族维生素和维生素 A、维生素 C。如伴便秘者，可多食麻油（麻油食品）、芝麻以保持大便通畅，减少氨的积聚，防止肝性脑病。

（3）肝硬化患者的饮食要特别注意，食物以软、烂、易消化为好，青菜要切碎煮烂才能吃。此外，进食要细嚼慢咽。

2. 忌

（1）绝对禁酒和刺激性食物。

（2）胆汁性肝硬化应禁食肥腻多脂和高胆固醇食物；有腹水时应忌盐或低盐饮食。

（3）肝性脑病时应禁蛋白质；食管静脉曲张时应忌硬食，予流质或半流质食物；消化道出血时应暂时禁食。

（4）晚期肝硬化并有肝性脑病者，应严格限制蛋白质的摄入。水肿或伴腹水者，应少盐或无盐饮食。

（5）忌吃二十碳五烯酸含量高的鱼，如沙丁鱼、青花鱼、秋刀鱼和金枪鱼。

（6）忌吃粗糙食物。

（四）脂肪肝患者的饮食宜忌

1. 宜

（1）宜多吃富含维生素的绿色蔬菜，宜吃高蛋白质食物。

（2）宜注意充分、合理饮水，饮用水的最佳选择是白开水、矿泉水、净化水以及清淡的茶水等。如果是营养过剩性脂肪肝的患者，可于饭前20分钟饮水，使胃有一定的饱胀感，可降低食欲、减少进食量，有助于减肥。

（3）宜低糖饮食，不能吃富含单糖和双糖的食品，如高糖糕点、冰淇淋、干枣和糖果等。

（4）宜吃青菜、枸杞头、茼蒿、菊花脑、荠菜、马兰头等具有清热凉肝作用的绿色蔬菜。

（5）宜吃玉米须、萝卜、瓠子、冬瓜、丝瓜、菜瓜、黄瓜、橘子、陈皮、草莓、荸荠等具有清热通腑、行气利水等作用的蔬果。

（6）宜吃一些菜籽油、豆油、芝麻油等植物油类，因其中含有较多的不饱和脂肪酸，具有降低血中胆固醇的作用。

（7）宜吃猪瘦肉、蚌肉、牛瘦肉、马肉、脱脂牛奶、鱼汤、豆浆、豆腐等高蛋白而低脂肪的食物。

2. 忌

（1）忌吃各种动物油，忌吃动物内脏，包括脑、肾、肝。

（2）忌吃各种禽蛋的蛋黄部分。

（3）忌吃河蟹、蟹黄、虾子、鱿鱼、乌贼鱼、蚬肉、凤尾鱼等高胆固醇食物。

（4）忌吃高脂肪和高胆固醇食物。

（5）忌吃高糖、高热量和偏咸之物。

（6）忌吃对肝脏有刺激性的辛辣调味品和食物。

（五）肝癌患者的饮食宜忌

1. 宜

（1）宜多吃具有软坚散结、抗肝癌作用的食物，如赤小豆、薏苡仁、大枣、裙带菜、海蒿子、海带、毛蚶、海鳗、海龟、泥鳅等。

（2）宜多吃具有护肝作用的食物，如龟、蚶、牡蛎、桑椹、蓟菜、香菇、蘑菇、刀豆、蜂蜜等。

（3）黄疸者宜吃鲨、鲤鱼、鲮鱼、泥鳅、蟹、蛤蜊、田螺、甘薯、茭白、荸荠、金针菜、橘饼、金橘等。

（4）有出血倾向者宜吃贝、橘、牡蛎、海蜇、海参、乌贼、带鱼、乌梅、柿饼、马兰头、荠菜等。

（5）腹水者宜吃赤小豆、鹌鹑蛋、海带、青蟹、蛤蜊、黑鱼、鲤鱼、鲫鱼、鸭肉等。

（6）肝痛者宜吃金橘、橘饼、佛手、杨梅、山楂、慈姑、黄瓜等。

（7）有肝性脑病倾向者宜吃刀豆、薏苡仁、牛蒡子、河蚌、海马等。

2. 忌

（1）忌烟、酒。

（2）忌暴饮暴食、油腻食物，忌盐腌、烟熏、火烤和油炸的食物，特别是烤糊焦化了的食物。

（3）忌葱、蒜、花椒、辣椒、桂皮等辛辣、刺激性食物。

（4）忌霉变、腌醋食物，如霉花生、霉黄豆、咸鱼、腌菜等。

（5）忌多骨刺、粗糙坚硬、黏滞不易消化及含粗纤维的食物。

（6）忌味重、过酸、过甜、过咸、过冷、过热以及含气过多的食物。

（7）腹水者忌多盐、多水食物。

（8）凝血功能低下，特别是有出血倾向者，忌蝎子、蜈蚣以及具有活血化瘀作用的食物和中药。

（六）肝豆状核变性患者的饮食宜忌

1. 宜

（1）低铜、促排铜饮食：适宜日常摄食的低铜食物有精白米、面、猪瘦肉、瘦鸡鸭肉、马铃薯、小白菜、萝卜、藕、柑橘、苹果、桃子及砂糖、牛奶（不仅低铜，而且长期服有排铜效果）。

（2）增加优质蛋白质的摄入，以保护肝功能：蛋白质的分解产物氨基酸可促进排铜，可选用蛋清、鹌鹑蛋、牛奶、酸奶、鲤鱼、鲫鱼、鲑鱼、黄花鱼、带鱼等。严重肾功能不全者蛋白质摄入量遵医嘱。

（3）高维生素饮食：尤其是 B 族维生素、维生素 C 含量高的果蔬，以及含维生素 A 和叶黄素的食物。增加 B 族维生素食物的摄入量，尤其是含维生素 B_6 的食物，如绿色蔬菜、甘蓝等，因含维生素 B_6 高的食物大多含铜都比较高。可常规药物补充维生素 B_6：首先低铜的食物大多维生素 B_6 缺乏，同时在消化维生素 B_{12} 时，维生素 B_6 是必不可少的；人体在制造镁时，维生素 B_6 也是必要的，而镁能协助抵抗抑郁症；镁与钙并用，可作为天然的镇静剂。这对于肝豆状核变性患者非常重要。

（4）增加含维生素 C 的食物：维生素 C 含量高的食物有保护肝脏的食疗功效，同时还可以防感染。如金橘（对呼吸道疾患有益）、鲜枣（天然维生素丸），尤其是冬枣含维生素 C 243mg/100g，含铜 0.08mg/100g，含锌 0.19mg/100g，含锰 0.13mg/100g，综合起来看比较适合肝豆状核变性患者。

（5）补钙：牛奶是肝豆状核变性患者膳食补钙的首选。由于铜盐沉积继发钙、磷代谢障碍，加上金属络合剂药物的长期使用，往往形成弥漫性骨质脱钙，应给含钙丰富的食物，必要时口服或静脉补充钙剂，儿童患者还应同时给予维生素 D。

2. 忌

（1）禁止使用铜制的炊具、器皿烧煮食物。

（2）禁食含铜高的食物，如猪肥肉、动物内脏和血、小牛肉等，各种豆类、坚果类、菌类、贝类、虾蟹类，龙骨、乌贼、鱿鱼、全蝎、僵蚕等动物性中药，以及巧克力、可可、咖啡等。

（3）肝豆状核变性患者多有脂代谢紊乱，所以应控制脂肪的摄入，少食肥肉，处于青春发育期的轻症患者可适当放宽。

（4）忌用兴奋神经系统的食物，如浓茶、咖啡、肉汤、鸡汤等食物，以免加重脑损害；对病情严重、进干食易呛及吞咽困难者，烹饪方法宜采用蒸、煮、烩、炖的方法，将食物制成半流质或软饭。

（5）肝豆状核变性患者如出现假性球麻痹等引起吞咽困难者，切忌进食馒头、包子、烧饼等块状食物，以防止误咽、阻塞气管引致窒息事故。

（6）腹型、肝型或肝－脑型肝豆状核变性患者，常并发食管静脉曲张，故须避免吃坚硬带刺及油炸的食物；进食时要细嚼慢咽，防止坚硬食物损伤曲张的食管静脉，避免上消化道大出血。

三、肝病患者的推荐食物

（一）水果类

1. 荔枝　荔枝有强肝健脾的效能，但是要注意的是食荔枝过多容易上火，会引起鼻出血或牙痛。

2. 乌梅　如果肝脏受损，饮少量的酒也会发生宿醉；即使肝脏正常，喝了大量的酒后肝脏也会难以及时处理产生的毒物，会发生宿醉。因此，预防宿醉，应首先强化肝脏，加强肝脏的解毒作用，可以用乌梅煎汤加入砂糖饮，此为速效之法。

3. 苹果　生食可补脾气、养胃阴，去皮熬制苹果酱对肝病中气不足、精神疲倦有一定的疗效。

4. 葡萄　葡萄对慢性肝病患者心悸、盗汗、腰酸腿痛、全身筋骨无力等可起到补益气血、畅通小便、强筋补骨的作用。

5. 西瓜　西瓜性寒，具有清热解暑、除烦止渴、利尿降压的作用，对肝炎患者非常适合。

（二）蔬菜类

1. 空心菜　又名蕹菜，味甘、性凉，含蛋白质、纤维素、无机盐、烟酸、胡萝卜素等，具有解毒、清热凉血等作用。

2. 荠菜　荠菜性平、味甘，含维生素 B、维生素 C、胡萝卜素、烟酸及无机盐等。动物实验表明，荠菜可缩短凝血时间，具有止血的功效，适用于慢性肝病有鼻出血、齿龈出血者。

3. 蘑菇　蘑菇性平、味甘，富含多糖、维生素、蛋白质和无机盐等。其所含的硒元素不仅含量较高，而且容易被人体吸收。实验证明其多糖有调节免疫、抗肿瘤的作用，肝病患者宜常食用之。

4. 香菇　香菇性平、味甘，具有益胃气、发痘疹的功效。香菇含有丰富的蛋白质和糖类，也含一定量的脂肪，并含有一种一般蔬菜所缺乏的麦角固醇。其所含的矿物质种类很多，其中磷、钙和铁等含量较高。香菇常用于癌症、肝炎、肝硬化、贫血等疾病的食疗和病后、术后的调养。

5. 冬瓜　冬瓜性微寒、味甘，含蛋白质、维生素、腺嘌吟、烟酸，钠含量较低，是一种温和的利尿剂。冬瓜皮更为中医传统的利尿去湿消肿的常用良药。经常食用冬瓜，不仅可补充乙肝患者的多种营养需求，而且对急性乙肝湿热内蕴型的患者可起到清利湿热、消退黄疸的作用，冬瓜皮尤其适合乙肝后肝硬化腹水的患者。临床发现，每日食用一顿冬瓜，对急慢性乙肝康复大有好处。

6. 番茄 番茄性平、味酸微甘，富含无机盐、烟酸、维生素 C、维生素 B_1、维生素 B_2 及胡萝卜素，具有清热解毒、凉血平肝之功效，生熟食用均可。番茄中还含有一种叫作番茄红素的物质，它能利尿，尤其适合乙肝患者食欲不振和急性期出现的巩膜、皮肤黄疸。

7. 海藻 海藻性寒、味咸，具有软坚化痰散结之功效。据研究，其提取物能较好地抑制血小板凝集和脂质氧化，并能抗溃疡。

8. 百合 百合性平、味甘，具有益气补中、益肺止咳的作用，并可软坚安神。百合中含有的秋水仙碱具有抗肝纤维化和肝硬化的作用，常食百合可防治肝硬化。

9. 黄瓜 黄瓜性寒、味甘，其所含的细纤维具有促进肠道毒素排泄和降胆固醇的作用，其所含的丙醇二酸可以抑制糖类物质转化为脂肪，尤其适合脂肪肝的防治。

10. 胡萝卜 胡萝卜性微温，味甘、辛，富含胡萝卜素，亦含挥发油。本品富有营养，可健胃消食，生熟均可食，对于提高肝病患者维生素 A 的水平，维持上皮细胞的正常功能，刺激机体的免疫系统，调动机体抗癌的积极性有较好的功效。

11. 木耳　有黑色与白色之分，性平而味甘，可益胃养血，具有滋养作用。

12. 洋葱　其所含的烯丙二硫化物和硫氨基酸不仅具有杀菌功能，还可降低血脂，防止动脉硬化；前列腺素 A 可扩张血管，降低血液黏稠度，降压。

13. 豆腐　豆腐内含蛋白质、维生素 B_1、维生素 B_2 等多种营养成分，有益气和中、清热解毒、生津润燥的功效。若与泥鳅合用，可健脾益气、降黄除湿。

14. 莴苣　莴苣中含有较多的维生素 E，莴苣叶中的含量尤其丰富。维生素 E 被摄入后主要贮存于肝脏，可随胆汁排出。患肝病时，肠道吸收的维生素 E 减少，肝及血内含量下降。试验证明，维生素 E 缺乏可引起肝细胞坏死，而用维生素 E 治疗可改善这种损害。

15. 芹菜　芹菜含有丰富的维生素和粗纤维，有降低血清胆固醇、促进体内废物的排泄、净化血液等作用，适宜脂肪肝患者经常食用。

16. 海带　海带含丰富的牛磺酸，可降低血液及胆汁中的胆固醇；其所含的粗纤维、海藻酸可以抑制胆固醇的吸收，促进其排泄。

（三）其他

1. 薏苡仁　薏苡仁的糖类含量略低于大米，蛋白质、脂肪含量为大米的 2 ～ 3 倍，并含有少量的维生素 B_1 和薏苡素、薏苡酯、三萜化合物，且含有人体所必需的氨基酸，如亮氨酸、赖氨酸、精氨酸等。这些都是乙型肝炎患者，尤其是脾虚湿盛型乙肝、乙肝后肝硬化腹水患者康复代谢中不可缺少的营养物质。

2. 大豆 大豆性平、味甘，具有健脾益气、润燥利水、护肝除湿等功能，适用于消瘦乏力、腹胀泻痢、风湿痹痛、疳积等病证。大豆中含有多种人体必需的氨基酸，还含有丰富的矿物质及卵磷脂，这些营养成分均为乙肝患者康复必需的营养物质。国外有研究发现，卵磷脂可以起到保护肝脏不受酒精侵害的作用，从而有效地降低酒精性肝硬化、酒精性脂肪肝的发病率。

3. 醋 烧菜时加一些醋，可促进钙、铁、磷等成分的溶解，使之易被机体吸收。醋有养肝、健胃、杀菌、散瘀及解毒的作用，但胃溃疡及胃酸过多者不宜食用。

4. 田螺 田螺有清热利水、除湿解毒的功效，适用于急慢性肝炎、肝硬化、黄疸、风湿痹痛等，但脾胃虚寒者忌用。

5. 生山楂 国内外运用山楂制成的各种制剂广泛应用于冠心病、高血压、高血脂以及脂肪肝等，都获得了明显效果。它具有降低血脂、降胆固醇的作用。药理研究表明，山楂的降脂作用是清除脂质，有利于血糖的同化和肝糖的代谢，适宜脂肪肝患者经常食用。

6. 蛤蜊 既能滋阴化痰软坚，又能解酒保肝。同时它又是一种清补营养性食物，富含蛋白质而脂肪含量少。每100g

蛤蜊肉中含 10.8g 蛋白质，仅含 1.6g 脂肪，胆固醇含量只有 239mg，为鸡蛋黄的 1/7。因此，患有脂肪肝者宜食之。

7. 螺蛳　具有清热、利水、明目等作用，是一种低脂肪、低胆固醇的清补食物。每 100g 螺蛳肉中仅含 161mg 胆固醇，比蛤蜊的胆固醇含量还要低，因此患有脂肪肝者同样适宜经常食用。

四、养肝护肝茶

（一）菊花蜜饮

配方：菊花 50g，加水 20mL，稍煮后保温 30 分钟，过滤后加入适量蜂蜜，搅匀之后饮用。

功效：养肝明目，生津止渴，清心健脑，润肠等。

（二）枣杞黄芪茶

配方：红枣 30g，枸杞子 20g，黄芪 15g。将黄芪、红枣洗净，放入清水锅中煮沸，再转小火续煮 10 分钟，然后加入枸杞子煮约 2 分钟，即可滤入杯中饮用。

功效：枸杞保养肝脏，促进血液循环，明目，利尿，滋阴润肺。黄芪味道甘醇，可补气养颜、润肤、强壮体能、加速糖的代谢与脂肪分解。红枣补气，促进血液循环，保养心脏。常喝枣杞黄芪茶可保持活力、增强免疫力。

（三）橙香美颜茶

配方：红茶包 1 包，柳橙、冰糖或蜂蜜适量。将红茶包置于杯中或冲茶器中，以热水冲泡，然后加入适量冰糖或蜂蜜，再将柳橙切片，直接加入即可。

功效：此茶具有养颜美容、保护肝脏之效。柳橙富含维生素 C，是天然的美颜品。

（四）决明菊花山楂茶

配方：决明子 10g，菊花 5g，山楂 15g，或以上三味各等份，以沸水冲泡，加盖闷约 30 分钟即可。

功效：清肝明目，清热解毒，消食健脾。适用于肝胃积热，饮食不香的干眼患者。

（五）枸杞茶

配方：枸杞子适量，用滚水冲泡饮用。

功效：枸杞子具有补肾益精、养肝明目、滋阴润肺等作用，对于肾阴亏损、肝气不足引起的肢体无力、头晕耳鸣、面色萎黄等具有一定的辅助功效，并且经常饮用还能够促进血液循环、防止肝硬化，因此春季养肝建议食用枸杞茶。

（六）杞菊乌龙茶

配方：菊花适量，枸杞子 10g，乌龙茶 10g，开水冲泡，加盖稍泡片刻后即可饮用。

功效：此茶经常适量饮用具有促进血液循环与新陈代谢、预防肝内脂肪囤积的作用，并有滋补肝肾、疏风明目等功效，是一道养肝护肝的理想饮品。

（七）金银花茶

配方：取少许干燥的金银花放入杯中，用沸水冲泡即可。用冰糖或蜂蜜水调味。

功效：金银花具有清肝明目、清热解毒、平肝凉血等作用，经常适量饮用此茶具有很好的保健功效，是春季养肝护肝时节不错的饮品之选。

（八）黄花保肝茶

配方：黄花菜 10g，五味子 5g，甘草 8g，红枣 5g。将黄花菜、五味子、生甘草、红枣放入大茶缸中，用沸水泡 5 分钟即可。

功效：调养肝脏。适用于肝炎、肝硬化。

（九）蒲公英茶

配方：干燥蒲公英 75g，水 1000mL。将蒲公英洗净，放入锅中，加水淹过蒲公英，大火煮沸后盖上锅盖，小火熬煮 1 小时，滤除叶渣，待凉后即可饮用。

功效：蒲公英是天然的利尿剂和助消化圣品。另外，蒲公英富含铁，常喝蒲公英茶还能预防缺铁性贫血。

（十）菊花决明子茶

配方：菊花 10 朵，金莲花 5 朵，决明子 5g，枸杞子 3g，沸水冲泡 3～5 分钟。

功效：菊花清热解毒、养肝明目，能让人头脑清醒、双目明亮，特别对肝火旺、用眼过度导致的双眼干涩有较好疗效。金莲花清咽润喉、养肝明目。决明子治疗眼疾的功效非常显著。枸杞子补肝、益肾、明目，是一味很好的滋阴补血的食物，每天饮用可改善因用眼过度而产生的疲劳感，同时使眼睛湿润、明亮。

（十一）清热明目茶

配方：生地黄、麦冬、菊花、金银花各 3g，沸水冲泡闷 20 分钟即可饮用。

功效：清热解毒，养阴明目。

（十二）四子饮

配方：决明子、枸杞子、女贞子、菟丝子各 5g，沸水冲泡饮用。

功效：滋补肝肾，清利头目，清肠通便，退翳明目。

（十三）桑叶枸杞茶

配方：桑叶 6g，枸杞子 12g，绿茶 3g，共同放入杯中，用沸水冲泡，闷泡 5 分钟后即可饮用。

功效：滋阴润肺，养肝明目。

五、常见肝病的食疗方

（一）乙肝病毒携带者的食疗方

携带乙肝病毒，患者不要悲伤沮丧，只要坚持治疗，注意调养，还是有康复的希望的。肥胖者应低糖饮食，热量以维持标准体重为度，避免发胖。要避免应用损害肝脏的药物，特别是不能乱投医，不能轻信广告宣传的转阴药物或使用游医的偏方、验方，以免加重肝脏负担。合理平衡膳食始终是贯穿于日常生活中的重要环节，若能重视饮食调养，将有助于提高自身免疫力、改善肝脏功能，"带毒"照样可以延年益寿。乙肝病毒携带者可以适当选用下面的一些食谱来调理。

1. 养阴里脊肉

[用料] 里脊肉300g，鸡蛋2个，女贞子、墨旱莲、桑椹、菜油、湿淀粉、精盐、醋、蒜、姜、麻油、葱花各适量。

[制作]

（1）炒锅下油烧至七成热，分散投入裹湿淀粉的肉条，炸至金黄色，表面发脆时捞起，另放入姜、蒜、葱花炒出香味。

（2）女贞子、墨旱莲、桑椹烹入药汁拌匀，放入里脊肉、盐、醋拌匀，淋上麻油入盘即可。

[功效] 滋补肝肾。适用于平素身体虚弱、血虚头晕、腰酸乏力者，尤其适合乙肝病毒携带者及慢性乙肝之肝肾阴虚型患者食用。

2. 猪肝四物汤

[用料] 猪肝150g，熟地黄10g，当归5g，白芍10g，炒枣仁5g，枸杞子10g，水发木耳20g，植物油、鸡汤、料酒、酱油、湿淀粉、味精、精盐、胡椒粉各适量。

[制作]

（1）将中药洗净入砂锅，加入清水煎成药汁，澄清去沉淀。

（2）将猪肝洗净切成薄片，盛入碗内，加精盐、酱油、料酒、湿淀粉调匀。

（3）炒锅内放入植物油，烧热后下木耳翻炒，再下药汁、鸡汤，煮开后再将肝片抖散下锅，汤开后去浮沫。

（4）肝片浮起时，加入精盐、胡椒粉、味精，片刻后关火即成。

[功效] 滋阴养血。适用于乙肝病毒携带者，慢性乙肝炎症日久迁延、阴血亏损、气血不足或肝肾阴虚型患者，症见头晕眼花、耳鸣、肝区隐隐作痛、心悸失眠、疲乏倦怠等。

3. 黄芪红枣汤

[用料] 黄芪 12g，红枣 10 枚，白糖少许。

[制作] 黄芪、红枣加水煎，再入白糖少许，饮汤吃枣，每日 1 次。

[功效] 补气养血、益肝，提高免疫功能。抵抗力低下的乙肝病毒携带者可经常食用。

4. 枸杞子蒸蛋

[用料] 枸杞子 10g，鸡蛋 1 只，花生油 3～5mL。

[制作] 鸡蛋加水打匀，入枸杞子、花生油，蒸熟即可，也可加调料。

[功效] 养血、补肝肾、柔肝。乙肝病毒携带者及低蛋白血症者可经常食用。

5. 红枣花生汤

[用料] 红枣 20 枚，花生仁 30g，冰糖 15g。

[制作] 红枣、花生仁、冰糖共入锅中，加水煎。

[功效] 红枣味甘、性温，花生仁味甘、性平，有柔肝养血、降低血清谷丙转氨酶之功效。血清谷丙转氨酶轻度升高的乙肝病毒携带者可经常食用。

6. 茯苓粥

[**用料**] 茯苓粉 30g，粳米 100g，大枣 20 枚。

[**制作**]

（1）将粳米、大枣分别淘洗干净，一同放入锅中，加水适量，煮为粥。

（2）成粥后下茯苓粉，再煮数沸即可食用。

[**功效**] 健脾养肝，利湿祛邪。其药性平和，补而不腻，利而不峻，适用于乙肝病毒携带者。

7. 芪草炖乌鸡

[**用料**] 雌乌鸡 1 只，黄芪 50g，冬虫夏草 2 个，精盐、味精适量。

[**制作**] 乌鸡除去内脏、毛杂，洗净，放入黄芪、冬虫夏草，先用大火煮开，然后用小火煨炖，炖熟后放进精盐、味精调味。

[**功效**] 健脾益气、补虚填精，适用于乙肝病毒携带者、肝肾不足者，症见神疲乏力、气短懒言、易于感冒、舌淡脉细等。

8. 女贞枸杞瘦肉汤

[**用料**] 瘦肉 250g，女贞子 30g，枸杞子 15g，大枣 5 枚。

[**制作**]

（1）将女贞子、枸杞子、大枣（去核）洗净，猪瘦肉洗净切块。

（2）把全部用料一同放入锅内，加清水适量，武火烧沸后，文火慢炖 2 ～ 3 小时，调味即可食用。

［功效］滋养肝肾。适用于乙肝病毒携带者。

9. 白茅根瘦肉汤

［用料］猪瘦肉 250g，白茅根 60g。

［制作］

（1）将白茅根洗净，切段；猪瘦肉洗净，切块。

（2）把全部用料一起放入锅内，加清水适量，武火烧沸后文火慢炖，至肉熟烂即可食用。

［功效］清热利湿，健脾和胃。适用于乙肝病毒携带者。

10. 薏苡仁粥

［用料］薏苡仁 60g，山药 60g，粳米 200g。

［制作］将薏苡仁、山药、粳米洗净，加水适量，煮烂成粥。

［功效］健脾和胃。适用于乙肝病毒携带者。

11. 带鱼女贞子汁

［用料］鲜带鱼 250g，女贞子 20g。

［制作］带鱼洗净，去内脏及头腮，切段，加调料蒸熟后取上层汤汁与女贞子混合，加水后再蒸 20 分钟，取汁，随时服食。

［功效］带鱼、女贞子味甘、性平，有和中益肝之功效，适用于乙肝病毒携带者。

12. 泥鳅豆腐汤

［用料］泥鳅 150g，豆腐 1 盒。

[制作] 泥鳅去内脏洗净，加入豆腐、水适量煮汤。

[功效] 泥鳅味甘、性平，有退黄疸的作用，还可提高血清白蛋白，适用于乙肝病毒携带者。

（二）急性病毒性肝炎的食疗方

病毒性肝炎有甲、乙、丙、丁、戊五型，是肝脏疾病中最常见的传染病。一般可以把病毒性肝炎分为急性与慢性两种。

合理的营养、适当的饮食是急性病毒性肝炎患者重要的治疗措施。饮食治疗可以改变患者的营养状况，促进肝细胞再生和修复，有利于病变的恢复。急性期患者厌食、厌油、消化功能差，因此要给予患者易消化、清淡饮食，但应保证足够的热量和维生素。

恢复期患者因消化道症状改善或消失，易过食和过度营养，另外加上活动量少，易导致体重增加，因此要注意适当地控制饮食，降低热量的摄入，预防脂肪肝的发生。在急性病毒性肝炎不同的时期，可以选用下面的一些食谱来进行食疗。

1. 苡仁淡菜煲冬瓜

[用料] 薏苡仁30g，淡菜50g，冬瓜300g，姜、葱、盐、植物油各适量。

[制作]

（1）把薏苡仁洗净，除去杂质；淡菜洗净；冬瓜去皮，洗净，切5cm见方的块；姜切片，葱切段。

（2）把锅置武火上烧热，加入植物油，放入姜、葱爆香，加入水600mL，下入薏苡仁，用武火烧沸，文火煮30分钟，再加入盐、冬瓜，文火煲 35 分钟即成。

[**功效**] 除湿热，利小便。适用于急性黄疸型肝炎患者。

2. 玉米须煲鲜蚌

[**用料**] 玉米须 60g，鲜蚌肉 100g，西芹 100g，姜、葱、盐、植物油各适量。

[**制作**]

（1）把玉米须洗净，放入炖杯内，加水 250mL，用武火烧沸，文火炖煮 25 分钟，去渣，留汁液待用。

（2）把鲜蚌肉洗净，切薄片；姜切片，葱切段；西芹洗净，切成 5cm 长的段。

（3）把锅置武火上烧热，加入植物油，六成热时下入姜、葱爆香，随即加入蚌肉、西芹、盐及玉米须汁液，煮 20 分钟即成。

[**功效**] 利尿泻热，平肝利胆。适用于急性黄疸型肝炎患者。

3. 苡仁水鸭汤

[**用料**] 薏苡仁 50g，鸭 1 只（1000g），绍酒 10g，盐、葱、姜各适量。

[**制作**]

（1）把薏苡仁去杂质洗净；鸭去毛、内脏及爪；姜切片，葱切段。

（2）把鸭放入炖锅内，加入薏苡仁、姜、葱、盐，放入清水 1500mL。

（3）把炖锅置武火上烧沸，再改用文火炖煮 50 分钟即成。

[**功效**] 健脾利湿，利水消肿。适用于急性病毒性肝炎患者。

4. 洋参马蹄饮

[**用料**] 西洋参 10g，马蹄 50g，白糖 30g。

[**制作**]

（1）把西洋参润透切片；马蹄洗净，去皮，切碎。

（2）把西洋参、马蹄放入炖杯内，加水 250mL，加入白糖，置武火烧沸，再用文火炖煮 25 分钟即成。

[**功效**] 生津止渴，利湿除热。适用于急性黄疸型肝炎患者。

5. 苋菜海蜇汤

[**用料**] 苋菜 300g，海蜇 150g，姜、葱、盐、植物油各适量。

[**制作**]

（1）把海蜇洗净，切成丝；苋菜洗净，切成 5cm 长的段；姜切片，葱切段。

（2）把炒锅置武火上烧热，加入植物油，六成热时加入姜、葱爆香，下入海蜇、苋菜、盐，加水 500mL，用武火煮沸，文火煮 10 分钟即成。

[**功效**] 清热利湿，行水滑肠。适用于急性黄疸型肝炎之小便不利的患者。

6. 香附豆腐汤

[**用料**] 制香附 9g，豆腐 200g，姜、葱、盐、植物油各适量。

[**制作**]

（1）把香附洗净，去杂质；豆腐洗净，切成 5cm 见方的块；姜切片，葱切段。

（2）把炒锅置武火上烧热，加入植物油烧至六成热时下入葱、姜爆香，注入清水 600mL，加香附烧沸，下入豆腐、盐，煮 5 分钟即成。

[**功效**] 行气健脾，清热解毒。适用于急性病毒性肝炎表现以肝郁气滞为主的患者。

7. 玉米须螺片汤

[**用料**] 玉米须 60g，菜胆 100g，田螺肉 100g，姜、葱、盐、植物油各适量。

[**制作**]

（1）把玉米须洗净，放入炖杯内，加水 200mL，煎煮 25分钟，去渣，留汁液待用。

（2）菜胆洗净，切成 5cm 长的段；田螺肉洗净，切薄片；姜切片，葱切段。

（3）把炒锅置武火烧热，再加入植物油，六成热时加入姜、葱爆香，注入清水 300mL，烧沸，下入螺肉片、玉米须汁液、菜胆、盐，煮 5 分钟即成。

[**功效**] 平肝利胆，泻热利水。适用于急性黄疸型肝炎

患者。

8. 三冬汤

[**用料**] 麦冬 15g，天冬 15g，冬苋菜 200g，姜、葱、盐、植物油各适量。

[**制作**]

（1）把麦冬洗净，去杂质；天冬洗净，去杂质：冬苋菜洗净，除去硬皮、黄叶及老化部分待用。

（2）把炒锅置武火上烧热，加入植物油，六成热时下入姜、葱爆香，注入清水 500mL，加入天冬、麦冬、盐烧沸，用文火煮 25 分钟，随即下入冬苋菜，烧沸，断生起锅。

[**功效**] 滋阴，利湿。适用于急性黄疸型肝炎患者。

9. 砂仁豆芽瘦肉汤

[**用料**] 黄豆芽 300g，砂仁 6g，猪瘦肉 100g，鸡蛋 1 个，生粉 20g，酱油、姜、葱、盐、植物油各适量。

[**制作**]

（1）把砂仁去壳，打成细粉；黄豆芽去须根；姜切片，葱切段。

（2）猪瘦肉洗净，切成 4cm 长、2cm 宽的薄片，放入碗内，打入鸡蛋，加入生粉、酱油、盐、砂仁粉，令其挂浆（少量清水），待用。

（3）把炒锅置武火上烧热，加入植物油，六成热时下入姜、葱爆香；注入清水 800mL，用武火烧沸；放入豆芽，再用文火煮 20 分钟；再用武火烧沸，加入猪肉，断生即成。

［**功效**］清热解毒，行气化湿。适用于急性病毒性肝炎患者。

10. 田基黄粥

［**用料**］田基黄 30g，大米 100g，白糖 20g。

［**制作**］

（1）把田基黄洗净，切成 5cm 长的段；大米淘洗干净。

（2）把大米放入锅内，加水 500mL，置武火烧沸，文火炖煮 30 分钟后，加入田基黄、白糖，再用文火煮 15 分钟即成。

［**功效**］清热解毒，消肿散瘀。适用于急性病毒性肝炎患者。

11. 生毛草煮溪螺

［**用料**］生毛草（毛惊菜）60g，溪螺 120g，冰糖 60g。

［**制作**］

（1）把溪螺养清水中，3 日后即可使用。

（2）把溪螺洗净，放入炖杯内，加水 400mL，烧沸，文火煮 25 分钟，去渣，用纱布过滤，加入冰糖使溶，待用。

（3）把冰糖溪螺液注入炖锅内，加入毛惊菜，煮 25 分钟即成。

［**功效**］清热利水，凉血止痛。适用于急性黄疸型肝炎血热患者。

12. 马蹄炒猪肝

［**用料**］马蹄 100g，猪肝 200g，生粉 20g，姜、葱、盐、

植物油各适量。

［**制作**］

（1）马蹄洗净，去皮，切薄片；猪肝洗净，切薄片；姜切片，葱切段。

（2）把猪肝放碗内，加入生粉、水、盐拌匀挂浆，待用。

（3）把炒锅置武火上烧热，加入植物油，六成热时加入姜、葱爆香，下入猪肝、马蹄、盐不断翻炒，断生起锅即成。

［**功效**］清利湿热，利水消肿，滋补肝肾。适用于急性黄疸型肝炎患者。

（三）慢性病毒性肝炎的食疗方

慢性病毒性肝炎在临床上无症状或者症状较轻，其食疗以护肝为主，对伤肝动火的食物要避免食用，慎用补品，忌暴食过饱，忌滥用药物。

慢性病毒性肝炎除了药物治疗外，饮食调养也十分重要。慢性病毒性肝炎应多食高蛋白质和有利湿作用的食物，以及维生素含量多的新鲜蔬菜和水果，并限制油脂类食物、腌制肉食的摄入。

1. 首乌紫菜炖豆腐

［**用料**］何首乌 10g，紫菜 30g，豆腐 100g，鲜虾仁 50g，姜、葱、盐、植物油各适量。

［**制作**］

（1）把何首乌打成细粉；紫菜发透，洗净，撕成小块；豆腐切成 5cm 长、4cm 宽、2cm 厚的小块；虾仁洗净；姜切片，葱切段。

（2）把炒锅置武火上烧热，加入植物油，六成热时下姜、葱爆香，加入清水 500mL，烧沸后加入紫菜、豆腐、何首乌粉、盐，煮 10 分钟即成。

［**功效**］滋补肝肾，益气和中，清热解毒。适用于慢性肝炎患者。

2. 怀山药大蒜煲牛肝

［**用料**］怀山药 20g，大蒜 30g，牛肝 100g，西芹 100g，黑木耳、植物油、姜、葱、盐、酱油、白糖各适量。

［**制作**］

（1）把怀山药洗净，切成 4cm 长、3cm 宽的片，置武火蒸熟待用；大蒜去皮，切片；牛肝洗净，切成 5cm 长、3cm 宽的片；西芹洗净，切成 5cm 长的段；黑木耳发透，去蒂根，撕成瓣状；姜切片，葱切段。

（2）把牛肝放入碗内，加入酱油、白糖、盐拌匀，腌渍 20 分钟，待用。

（3）把锅置武火上烧热，加入植物油，烧至六成热时下入姜、葱爆香，随即下入牛肝、西芹、木耳，注入清水 300mL，用文火煲 15 分钟即成。

［**功效**］健脾胃，补气血，降血压。适用于慢性肝炎、高血压患者。

3. 淡菜红花鱼头汤

［用料］淡菜 50g，红花 6g，鲤鱼头 1 个（500g），豆腐、姜、葱、盐各适量。

［制作］

（1）把淡菜、红花洗净；鲤鱼头去腮，洗净一切两半；姜切片，葱切段；豆腐切成 5cm 长、2cm 厚的块。

（2）把鲤鱼头、淡菜、红花、姜、葱、盐放入炖锅内，加水 800mL。

（3）把锅置武火上烧沸，打去浮沫，再加入豆腐，用文火煮 35 分钟即成。

［功效］补肝肾，祛瘀血，益精血，消瘿瘤。适用于慢性肝炎兼腰痛、阳痿、带下的患者。

4. 苍耳苡仁粥

［用料］苍耳子 10g，薏苡仁 20g，大米 100g，白糖 10g。

［制作］

（1）把苍耳子、薏苡仁去杂质、洗净；大米淘洗干净。

（2）把大米、苍耳子、薏苡仁、白糖同放入锅内，加水 600mL。

（3）把锅置武火上烧沸，再用文火炖煮 45 分钟即成。

［功效］散风除湿。适用于肝炎兼风寒湿痹、四肢挛痛的患者。

5. 陈皮核桃粥

［用料］大米 150g，陈皮 6g，核桃仁 20g，冰糖 10g，植

物油适量。

[制作]

（1）将陈皮润透，切丝；核桃去壳留仁，用植物油炸香，捞起放入碗中待用；冰糖打碎。

（2）大米淘洗干净，放入锅内，加水 600mL，置武火烧沸，再用文火熬煮至八成熟时，加入陈皮、核桃仁、冰糖搅匀，继续煮至粥熟即成。

[功效] 祛气滞，补肝肾，通便秘。适用于肝炎气滞、便秘的患者。

6. 菠菜鸭肝汤

[用料] 菠菜 200g，鸭肝 50g，玉竹 30g，绍酒 5g，姜、葱、盐、植物油各适量。

[制作]

（1）把玉竹发透，切成 5cm 长的段；菠菜洗净，切成 5cm 长的段，鸭肝洗净，切片；姜切片，葱切段。

（2）把鸭肝、绍酒、盐、酱油浸渍 20 分钟待用；菠菜用沸水焯透，捞起沥干水分待用。

（3）把炒锅放在武火上烧热，加入植物油，烧至六成热时下入姜、葱爆香，注入清水烧沸，加入玉竹煮 10 分钟后，下入鸭肝、菠菜，煮 5 分钟即成。

[功效] 滋补肝肾，养肝润燥。适用于慢性肝炎、血虚萎黄、虚劳羸瘦、夜盲等患者食用。

7. 蚕豆炖豆腐

[用料] 鲜蚕豆100g，豆腐100g，山药20g，盐5g，上汤500g。

[制作]

（1）把上汤制作好；鲜蚕豆去皮，分成两瓣；豆腐切成5cm见方的薄块；山药润透，切薄片。

（2）把上汤注入炖锅内，加入盐，放入蚕豆、山药，置武火上烧沸，用文火煮30分钟后，下入豆腐，再煮15分钟即成。

[功效] 健脾利湿，消积利水。适用于慢性肝炎之肝经湿热、脾胃虚弱者。

8. 山楂番茄牛肉汤

[用料] 山楂15g，番茄100g，牛肉50g，鸡蛋1个，姜、葱、盐、绍酒、酱油、植物油、生粉各适量。

[制作]

（1）把山楂洗净，去核，切片；番茄洗净，切薄片；牛肉洗净，切成4cm长、3cm宽的薄片；姜切片，葱切段。

（2）把牛肉片、生粉、酱油、盐、绍酒同放碗内，加水少许，打入鸡蛋拌匀，待用。

（3）把炒锅置武火上烧热，加入植物油，烧至六成热时下入姜、葱爆香，加入清水600mL，用武火煮沸，再下入山楂、牛肉片、番茄，煮10分钟即成。

[功效] 滋阴润燥，化食消积。适用于慢性肝炎并有脾虚

积滞、高血压的患者。

9. 马蹄大蒜炖生鱼

[用料] 马蹄 50g，大蒜 30g，生鱼（1 尾）500g，绍酒、姜、葱、盐各适量。

[制作]

（1）将马蹄洗净，去皮，一切两半；大蒜去皮，切片；生鱼去腮及内脏；姜拍松，葱切段。

（2）把生鱼置炖锅内，加水 600mL，放入马蹄、大蒜、葱、姜、绍酒、盐。

（3）将锅置武火上烧沸，再用文火炖煮 35 分钟即成。

[功效] 清热解毒，利水消肿。适用于慢性肝炎水肿患者食用。

10. 马鞭草炖水鸭

[用料] 马鞭草 30g，丹参 9g，甘草 5g，水鸭 1 只，姜、葱、盐各适量。

[制作]

（1）把马鞭草洗净，丹参、甘草润透切片，将三味药装入药包内，扎紧口；水鸭去毛、内脏及爪；姜切片，葱切段。

（2）把水鸭放入炖锅内，加入姜、葱，把药包放入鸭腹内，加入盐，注入清水 1500mL。

（3）把锅置武火上烧沸，再用文火炖煮 1 小时即成。

[功效] 活血祛瘀。适用于慢性肝炎的患者。

11. 陈皮木香鸡

[用料] 陈皮 6g，木香 6g，仔鸡肉 100g，蘑菇、植物油、姜、葱、盐各适量。

[制作]

（1）把木香、陈皮烘干，打成细粉；仔鸡肉洗净，切成 3cm 见方的块；蘑菇发透，去蒂根，一切两半；姜切片，葱切段。

（2）把炒锅置武火上烧热，加入植物油，烧至六成热时下入姜、葱爆香，随即下入鸡肉、蘑菇、盐、药粉，再加清水 500mL，用文火煲 15 分钟即成。

[功效] 健脾胃。适用于慢性肝炎之脾胃虚弱者食用。

（四）脂肪肝的食疗方

与高脂血症的发生一样，不少现代人由于长期在办公室里从事脑力劳动，缺少运动，饮食结构不尽合理，应酬时吃得多，热量摄入过多，导致脂肪肝的形成。脂肪肝不是一个独立的疾病，常见原因如大量饮酒、肥胖、糖尿病等，某些药物如四环素等也可以引起脂肪肝。病毒性肝炎患者在病程中也可以合并发生脂肪肝。近年来的研究表明，造成脂肪肝的原因多与饮食有着密切的关系。不良的饮食习惯、不合理的膳食结构，以及营养过剩所导致的脂肪代谢紊乱等都是造成脂肪肝的主要和重要原因。所以，脂肪肝患者也可以通过以下食疗食谱来进行调理。

1. 虫草香菇炖豆腐

[用料] 冬虫夏草 10g，香菇 20g，豆腐 200g，盐、味精、葱花、姜末等适量。

[制作] 先将冬虫夏草、香菇用冷水泡发，洗净；香菇切丝，与冬虫夏草、豆腐同入油锅，熘炒片刻，加盐、味精、葱花、姜末等调料适量，加清汤少许，文火烧煮 30 分钟即成。

[功效] 补肾益肺，化痰理气。适用于脂肪肝。

2. 葛花荷叶茶

[用料] 葛花 15g，鲜荷叶 60g（干荷叶 30g）。

[制作] 先将荷叶切成丝状，与葛花同入锅中，加水适量，煮沸 10 分钟，去渣取汁即成。

[功效] 解酒醒脾，化湿。适用于酒精性脂肪肝。

3. 党参茯苓扁豆粥

[用料] 党参 10g，茯苓 10g，白扁豆 20g，粳米 100g。

[制作] 将党参、茯苓洗净、切片，与白扁豆同入锅中，加水煎煮 30 分钟，投入淘净的粳米，文火煮成稠粥即成。

[功效] 健脾利湿。适用于脂肪肝。

4. 橘皮苡仁粉

[用料] 橘皮 250g，薏苡仁 300g。

[制作] 将橘皮、薏苡仁洗净，晒干或烘干，共研成细粉，瓶装备用。

[功效] 健脾燥湿。适用于脂肪肝合并肥胖症。

5. 花生豆奶

[用料] 黄豆 50g，花生 10g，白糖适量。

[制作]

（1）将黄豆和花生淘洗干净后，用冷水浸泡 6 小时。

（2）待黄豆、花生充分浸胀，加清水 500mL 磨碎，用洁净纱布滤汁去渣。

（3）将滤液置锅中煮沸，加适量白糖调味即可。

[功效] 健脾。适用于脂肪肝。

6. 山楂蜂蜜饮

[用料] 生山楂 40g，蜂蜜 10g。

[制作] 将山楂洗净、晾干，切开，入锅，加水煎煮 30 分钟，兑入蜂蜜即成。

[功效] 消食化积。适用于脂肪肝。

7. 金钱草砂仁鱼

[用料] 金钱草、车前草各 60g，砂仁 10g，鲤鱼 1 尾，盐、姜各适量。

[制作] 将鲤鱼去鳞、鳃及内脏，同其他三味加水同煮，鱼熟后加盐、姜调味。

[功效] 利湿退黄。适用于脂肪肝。

8. 黄芝泽香饮

[用料] 黄精、灵芝各 15g，陈皮、香附各 10g，泽泻 6g。

[制作] 将以上各味加水煎煮取汁，代茶饮。

[功效] 健脾利湿。适用于脂肪肝。

9. 银钩肉味海带

[用料] 水发海带250g，瘦肉50g，虾仁30g，植物油、盐、生姜、蒜头、酱油、黄酒、生粉、味精各适量。

[制作]

（1）先把海带洗净切成丝，投入沸水锅中焯一下捞出待用；生姜、蒜头斩末；虾仁用湿淀粉上浆后放入沸水锅中焯一下捞出，其形似银钩。

（2）将煎碟放入微波炉内高火加热2分钟，放入少量植物油，再放入生姜末和蒜末爆出香味。

（3）再放入肉末炒匀变色，把海带丝投入煎碟中加入盐、酱油、黄酒和适量清水炒匀，用保鲜膜包紧，放入微波炉中高火加热3分钟，取出后再加入虾仁续烧2分钟取出，加入味精即可。

[功效] 海带中的甘露醇可降低血液的黏稠度，减少脂肪积聚，是脂肪肝患者的保健菜肴。

10. 菜心马蹄虾

[用料] 大河虾12只，精肉200g，青菜心250g，鸡蛋清1个（蛋黄作他用），香干、香菇适量，盐、生粉、蒜头、味精各少许。

[制作]

（1）先将河虾煮熟后去虾头备用；香菇用水泡发后去蒂，切成小的丁；香干切成丁；蒜头拍碎。将精肉切碎后斩成肉末，然后加入香菇、香干丁、鸡蛋清和盐，拌匀后做成肉丸子。

（2）将做好的肉丸子蘸上少许干淀粉滚一下，在每一个肉丸中间嵌入一只去了头的河虾，形似马蹄，放入旺火上蒸约 8 分钟。

（3）再将炒锅放在旺火上加水烧开，投入青菜心烧片刻后捞起，围入盘子边中，把肉丸逐个放入盘子中间。

（4）在煮青菜的原汤中加入蒜末、盐、味精，烧沸后勾薄芡，淋在菜心肉丸上即成。

[**功效**] 河虾、精肉、鸡蛋清、香干富含蛋白质，对肝病患者有修复细胞的作用。青菜心富含维生素和膳食纤维。香菇和调料中的蒜头有降脂的作用。所以该菜肴很适合脂肪肝和其他肝病患者食用。

11. 山楂薏米粥

[**用料**] 山楂 25g，薏苡仁 50g。

[**制作**] 将薏苡仁和山楂以 2∶1 的比例熬成粥即可。

[**功效**] 减脂消食，清热利水。适用于脂肪肝。

12. 当归芦荟茶

[**用料**] 决明子 30g，当归 15g，芦荟 30g，茶叶少许。

[**制作**] 将上述四味先用水泡，然后再加水一起煎煮，开后再煎 20～30 分钟。

[**功效**] 润肠通便。适用于脂肪肝。

（五）肝硬化的食疗方

1. 糖醋清蒸鱼

[**用料**] 青鱼 1 段（约 500g），米醋 50g，糖、植物油、葱、

姜、淀粉各适量。

[制作]

（1）将鱼去鳞及内脏，花刀切其肉，肉上覆盖姜丝。

（2）将鱼置于盘中，上笼屉蒸10～15分钟取出。

（3）用油加葱花、姜丝炝锅，兑入糖醋，用稀淀粉勾芡，浇于鱼体上即成。

[功效]补气化湿，散瘀解毒。适用于肝硬化患者。

2. 加味桃仁粥

[用料]桃仁21枚，生地黄30g，桂心10g，粳米100g，白酒、生姜适量。

[制作]

（1）将桃仁去皮尖，桂心研末。

（2）用适量白酒将生地黄、生姜和桃仁绞取汁液。

（3）粳米加水煮粥，煮沸后放入桃仁、生地黄、生姜汁，粥熟调入桂心末，搅匀，空腹服食。

[功效]活血祛瘀，滋阴清热。适用于肝硬化患者。

3. 枸杞蒸鸡

[用料]母鸡1只，枸杞子30g，清汤1000mL，姜、葱、盐、料酒、胡椒粉各适量。

[制作]

（1）在鸡肛门部开膛，去内脏、去毛，洗净。

（2）将枸杞子装入鸡腹内，放入钵内（鸡腹部向上）。

（3）放姜、葱，注入清汤，加盐、料酒、胡椒粉，蒸2小时后取出，拣去姜、葱，调好口味即成。

[功效] 保肝益精，养肝明目。适用于肝硬化患者。

4. 山楂鲫鱼汤

[用料] 鲫鱼1条（约300g），生山楂30g。

[制作]

（1）将鲫鱼去头，洗净，与生山楂共放入砂锅内。

（2）加清水适量，煮至鲫鱼肉烂熟即可。

[功效] 理气活血。适用于肝硬化患者。

5. 萝卜炒猪肝

[用料] 鲜猪肝350g，白萝卜250g，植物油、盐、香油各适量。

[制作]

（1）将猪肝、萝卜洗净切片。

（2）将适量植物油烧至八成热，先炒萝卜片至八成熟时，加入盐搅拌后，再加入植物油适量，旺火爆炒猪肝断生。

（3）再倒入萝卜片翻炒2～3分钟，加入盐，最后淋上香油少许装盘。

[功效] 补肝清热，宽中下气。适用于肝硬化患者。

6. 猪肝豆腐汤

[用料] 猪肝80g，豆腐250g，盐适量。

[制作]

（1）将猪肝洗净切薄片，豆腐切厚片。

（2）锅中水沸，放入豆腐，加盐少许。

（3）再煮沸后入肝片，煮 3 ～ 5 分钟即成。

[功效] 养阴清热和胃。适用于肝硬化患者。

7. 紫茄子大米粥

[用料] 紫茄子 1000g，大米 150g。

[制作] 将紫茄子切碎，与大米共煮成粥。

[功效] 清热利湿退黄。适用于肝硬化患者。

8. 黄雌鸡汤

[用料] 黄雌鸡 1 只，赤小豆 30g，草果 6g。

[制作] 将黄雌鸡洗净，与草果、赤小豆同煮至鸡肉烂熟即可。

[功效] 温阳利水。适用于肝硬化患者。

9. 李子茶

[用料] 鲜李子 100 ～ 150g，绿茶 2g，蜂蜜 25g。

[制作] 将鲜李子剖开，加水 300mL，煮沸 3 分钟，再加入茶叶与蜂蜜，沸后即可。

[功效] 清热利湿，柔肝散结。适用于肝硬化患者。

10. 枫杨茶

[用料] 枫杨树叶不拘量，绿茶适量。

[制作] 将鲜枫杨树叶洗净后，放入烫手的热水中捞几分钟，取出晒干，备用。每日 1 次，取枫杨树叶一把（30 ～ 60g），绿茶适量，以沸水冲泡 15 分钟，不拘时，代茶饮。

[功效] 利湿消肿，杀虫解毒。适用于肝硬化患者。

11. 肝炎药蛋

［**用料**］猪瘦肉 30g，鸡骨草 30g，鸡蛋 2 个，栀子根 30g。

［**制作**］以上四味加水 1000mL，同煮至猪肉烂熟，去药渣即可。

［**功效**］益气养血，清热解毒。适用于肝硬化患者。

12. 金针菇田鸡饭

［**用料**］田鸡肉 60g，金针菇 30g，粳米 150g，糖、盐、姜丝、生抽、生粉各适量。

［**制作**］

（1）将金针菇洗净，用清水浸软。

（2）田鸡去头、爪及内脏，与金针菇一起用糖、盐、姜丝、生油、生粉调匀，腌制。

（3）把粳米洗净，加适量清水煮至饭初熟时，放入上料，文火焗熟即可。

［**功效**］健脾祛湿。适用于肝硬化患者。

（六）酒精肝的食疗方

酒精肝患者平时要绝对禁酒，不能太疲劳，不要吃生冷油腻、辛辣刺激的食物，慎用对肝有损坏的药物，日常饮食中可食用一些酸、甜、苦的食物。

酒精肝患者平时应注意控制高脂肪、高糖饮食，多吃新鲜蔬菜、豆腐、瘦肉、鱼、虾等，多吃水果。在采取选用下面的一些食疗食谱时，应控制体重，增加体力活动。

1. 姜汁菠菜

[**用料**] 菠菜 250g，生姜 25g，盐、酱油、香油、味精、醋、花椒油各适量。

[**制作**]

（1）将菠菜择洗干净，切成 5cm 左右长的段，在沸水中略烫，捞出马上用凉开水拔凉，之后挤干水分，放入盘中待用。

（2）将鲜姜末放入碗中，加入醋、酱油、盐、味精、香油、花椒油勾兑成调味汁待用。

（3）食用时将勾兑好的调味汁浇在菠菜上，拌匀即可。

[**功效**] 菠菜甘凉，能通肠胃、生津血、解酒毒、降血压，适用于酒精中毒者食用。

2. 八珍醒酒汤

[**用料**] 莲子 10g，青梅 10g，白果（干）5g，百合 5g，橘子 50g，核桃 10g，红枣（干）20g，山楂糕 50g，冰糖 50g，白糖 50g，白醋 50g，桂花 10g，盐 10g，淀粉适量。

[**制作**]

（1）莲子去皮、心，掰成两半；白果切成丁；百合掰成瓣；核桃仁去衣，切丁；红枣去核；青梅、山楂糕切丁。将上述食材置于小碗内上屉蒸熟。

（2）锅中放入清水煮沸，加入白糖与冰糖使化开。

（3）再加入莲子等果料，煮沸。

（4）将白醋、桂花汁及盐加入，用少量湿淀粉勾芡，再煮沸即可出锅。

［功效］清心益肾，补脾润肺，解酒。

3. 玉米须冬葵子赤豆汤

［用料］玉米须 60g，冬葵子 15g，赤小豆 100g，白糖适量。

［制作］将玉米须、冬葵子水煎取汁，入赤小豆煮成汤，加白糖调味。

［功效］利湿，降压。适用于酒精肝。

4. 脊骨海带汤

［用料］猪脊骨 500g，海带（鲜）200g，盐 8g，味精 2g，醋 15g，胡椒粉 2g，葱 10g，姜 10g。

［制作］

（1）将海带丝洗净，上笼蒸半小时。

（2）将猪脊骨洗净，剁成块。

（3）猪脊骨放进锅内倒入清水，放在旺火上烧沸，撇去浮沫。

（4）放入葱段、姜片、盐，煮至半熟。

（5）下入海带炖烂，加入胡椒粉、味精、醋，调好味即成。

［功效］降压，降脂。适用于酒精肝。

5. 鱼脑粉

［用料］鱼脑（或鱼子）适量。

［制作］将鱼脑或鱼子焙黄研细末。

［功效］健脾。适用于酒精肝。

6. 白术枣

［用料］白术、车前草、郁金各 12g，大枣 120g。

［**制作**］将白术、车前草、郁金用纱布包好，加水与枣共煮，尽可能使枣吸干药液，去渣食枣。

［**功效**］补脾益气，疏肝止痛。适用于酒精肝患者。

7. 白糖煮菱角粉

［**用料**］菱角粉 30 ~ 50g，白砂糖适量。

［**制作**］将菱角粉、白砂糖加水煮成稠糊状即可。

［**功效**］菱角粉是用菱的果肉磨成粉制成，味甘、性凉，入胃、大肠经，可健脾，解酒。

（七）肝癌的食疗方

肝癌患者日常饮食要定时、定量、少食多餐，以减少胃肠道的负担；多吃含维生素 A、C、E 的食物，多吃绿色蔬菜和水果，常吃含有抑癌作用的食物，坚持低脂肪、高蛋白质、易消化食物；食物要新鲜，不吃发霉变质的食物；注意保持大便通畅。除此之外，还可以选用下面的一些食疗菜谱来辅助治疗。

1. 败酱卤鸡蛋

［**用料**］败酱草 120g，鸡血藤 50g，鸡蛋 2 个。

［**制作**］败酱草、鸡血藤加水煮成败酱卤，取卤水 300mL，煮鸡蛋至熟，去壳再煮片刻，食蛋饮汤。

［**功效**］清热解毒，祛瘀消肿。适用于肝癌症见发热者。

2. 田七藕汁炖鸡蛋

［**用料**］三七粉 3g，藕汁 30mL，鸡蛋 1 个，冰糖少许。

［**制作**］将鸡蛋打开搅匀后加入藕汁及三七粉，拌匀并加冰糖少许，蒸熟后即可服食。

［**功效**］活血化瘀。适用于肝癌患者。

3. 大蒜炒鹅血

［**用料**］大蒜 30g，鹅血 250g，料酒 10g，姜 10g，葱 10g，植物油 15g，盐 2g。

［**制作**］

（1）将鹅血切成 3cm 见方的小块，放入沸水中煮一下，捞出。

（2）将炒锅放在武火上烧热，下植物油烧至六成热时，加入姜、葱爆锅，随即下鹅血、盐、大蒜，翻炒几下起锅即可。

［**功效**］解毒。适用于肝癌患者。

4. 枸杞鲫鱼

［**用料**］枸杞子 30g，鲫鱼 150g。

［**制作**］将枸杞子、鲫鱼共蒸至熟烂即可。

［**功效**］滋阴清热，散结凉血，可提高机体免疫力。

5. 山药扁豆粥

［**用料**］山药片 30g，白扁豆 15g，粳米 15g，白糖适量。

［**制作**］将粳米淘洗干净，白扁豆去杂洗净，同放入锅内，加适量水置武火上烧沸，再用文火熬煮至米成熟时，加入山药片、白糖继续熬煮至熟即可。

［**功效**］补益脾胃，调中固肠。适用于脾胃气虚引起的消瘦者与肝癌患者。

6. 青果烧鸡蛋

［**用料**］青果 20g，鸡蛋 1 个。

［制作］先将青果煮熟，再加入鸡蛋，共同煮熟后即可。

［功效］破血散瘀。适用于肝癌瘀痛、腹水明显者。

7. 猕猴桃根炖肉

［用料］鲜猕猴桃根 100g，猪瘦肉 200g。

［制作］将上述两物在砂锅内加水同煮，炖熟后去药渣即成。

［功效］清热解毒，利湿活血。

8. 苦菜汁

［用料］苦菜、白糖各适量。

［制作］将苦菜洗净捣汁，加白糖即可。

［功效］清热解毒。适用于肝癌口干、厌食等症。

9. 马齿苋卤鸡蛋

［用料］马齿苋适量，鲜鸡蛋 2 个。

［制作］先用马齿苋加水煮制成马齿苋卤，取 300mL 煮鸡蛋。

［功效］清热解毒，消肿去瘀，止痛。适用于肝癌发热不退、口渴烦躁者。

10. 藕汁炖鸡蛋

［用料］藕汁 30mL，鸡蛋 1 个，冰糖少许。

［制作］鸡蛋打开搅匀后加入藕汁，拌匀后加少许冰糖，稍蒸熟即可。

［功效］止血，止痛，散瘀。适用于肝癌有出血者。

主要参考文献

［1］张晋冀，李绍林，邢玉瑞.基于象思维的"肝主疏泄"理论探赜
　　［J］.辽宁中医药大学学报，2019，21（9）：87-90.

［2］刘娜，李翠娟，赵田田，等.从肝论治情志病探析［J］.辽宁中医药
　　大学学报，2019，21（6）：100-103.

［3］于峥，张婉瑜，邢晓彤.肝之藏血与疏泄［J］.现代中医药，2010，
　　30（4）：59-61.

［4］卓健.何谓肝主疏泄与肝主藏血？二者关系如何？［J］.江西中医药，
　　1983（6）：55.

［5］段嘉豪，卢敏.卢敏教授基于"肝藏血主筋"理论治疗早期膝痹病
　　［J］.亚太传统医药，2020，16（1）：91-92.

［6］孙奎南.肝藏血功能的认识［J］.求医问药，2011，9（10）：40.

［7］杨健.《内经》肝藏魂理论研究［D］.沈阳：辽宁中医药大学，
　　2020.

［8］杨敏春，黄建波，张光霁.论"肝藏魂"而"肺藏魄"［J］.中华中
　　医药杂志，2016，31（10）：3908-3910.

［9］李继红，李青，曹颖颖，等.对中医肝藏魂理论的再认识［J］.云南
　　中医中药杂志，2014，35（3）：83-84.

［10］李晓娟，骆仙芳，楼招欢，等.《黄帝内经》肝藏象理论探析［J］.

中华中医药杂志, 2017, 32 (3): 956-959.

[11] 毕业东.浅谈爪甲诊断 [J].天津中医学院学报, 1987 (3): 39-40.

[12] 陈钢.试论肝统摄血液 [J].贵阳中医学院学报, 1985 (1): 18-21.

[13] 宋卓敏.《傅青主女科》血崩治疗探析 [J].天津中医, 1993 (4):
15-17.

[14] 魏广艺, 汤杰英.中医内科疾病治疗中"治血先治肝"理论探讨
[J].现代中西医结合杂志, 2006 (17): 2303-2304.

[15] 杨芳艳, 陈钢, 柏琳娜, 等.《黄帝内经》"肝生血"机制探析 [J].
中华中医药杂志, 2017, 32 (10): 4467-4469.

[16] 叶蕾, 秦林.试论肝生血气与肝藏血 [J].江苏中医药, 2005 (2):
44-45.

[17] 袁秋全, 代喜平.试论《内经》"肝生血气"理论对血证从肝辨治
的启示 [J].时珍国医国药, 2019, 30 (1): 168-169.

[18] 佘燕达, 鞠宝兆.基于知识发现的《黄帝内经》肝藏象研究初探
[J].中华中医药杂志, 2018, 33 (5): 1914-1916.

[19] 王莎莎, 王晶, 李延萍.中医辨治干眼症探讨 [J].河南中医,
2021, 41 (3): 392-395.

[20] 刘瑶.浅述怒伤肝 [J].光明中医, 2012, 27 (3): 620-621.

[21] 李德新, 龚一萍.试论怒伤肝的机制及其临床意义 [J].浙江中医
学院学报, 1988 (6): 7-8.

[22] 毛信心, 肖志凯, 毛晨星, 等.怒伤肝对女性生殖功能的影响 [J].
光明中医, 2020, 35 (22): 3518-3520.

[23] 杨健坤, 冯全生.探析"肝主候外"理论及其临床应用 [J].中国

中医基础医学杂志，2015，21（11）：1350-1351.

［24］沙中玮，徐建．"从肝论治"焦虑障碍的研究［J］.西部中医药，
2017，30（5）：141-143.

［25］刘洋．中医理论创新琐谈（一）——以肝藏血主筋论治重症肌无力
为例［J］.中国中医基础医学杂志，2017，23（2）：272-274.

［26］熊继柏．从经典到临床：熊继柏《内经》与临证治验十三讲［M］.
北京：人民卫生出版社，2012：133-134.

［27］刘枫凤．叶天士足阳明胃经辨证方法研究［D］.北京：北京中医药
大学，2018.

［28］王飞，章莹，黄冰林，等．浅析"肝开窍于目"的机理［J］.中医
临床研究，2019，11（17）：10-12.

［29］郑荣领．肝主目——中医肝病理论对于眼病根本防治意义的探讨
［J］.中国中医眼科杂志，2016，26（1）：41-45.

［30］杨潇．"肝恶抑郁"的本义探讨和临床意义研究［D］.北京：北京
中医药大学，2010.

［31］袁悦明．疏肝解郁法治疗高泌乳素血症170例［J］.江苏中医，
1998（2）：25.

［32］曾诚，史云，陶莉莉，等．张玉珍运用补肾疏肝法治疗妇科病经验
［J］.中国中医药信息杂志，2008（7）：85-87.

［33］蒋健．郁证发微（五十二）——郁证相火论［J］.中医药临床杂志，
2020，32（5）：803-810.

［34］蒋健．郁证发微（二十八）——郁证纳呆论［J］.上海中医药杂志，
2017（11）：6-10.

［35］王泽文，江泳.从少阳相火不足探讨抑郁症的发病［J］.内蒙古中
　　　医药，2016，35（15）：164.

［36］蒋健.郁证发微（十五）——郁证厥证论［J］.上海中医药杂志，
　　　2016，5（10）：5-11.

［37］徐东明，许斌.从"肝体阴而用阳"论治冠心病术后心悸［J］.实
　　　用中医内科杂志，2021，35（6）：1-3.

［38］程媛，李志国，张亚强，等.肝"体阴而用阳"理论在慢性乙型肝
　　　炎辨治中的应用［J］.吉林中医药，2019，39（9）：1165-1168.

［39］李娜，樊旭.基于肝"体阴用阳"理论论治失眠［J］.辽宁中医药
　　　大学学报，2019，21（5）：136-138.

［40］李玉.基于"肝体阴用阳"理论的前部缺血性视神经病变的证治规
　　　律研究［D］.济南：山东中医药大学，2018.

［41］周瑾，郭朋，田园硕，等."肝为罢极之本"刍议［J］.中医学报，
　　　2021，36（4）：713-716.

［42］范崇峰，吴承艳.肝为"罢极之本"考［J］.中国中医基础医学杂
　　　志，2020，26（9）：1227-1229.

［43］王梅.肝为刚脏辨析［J］.山东中医药大学学报，2016，40（1）：
　　　23-24.

［44］周珉，杨月艳.试论"肝既为刚脏，又为娇柔之脏"［J］.江苏中医
　　　药，2019，51（1）：9-11.

［45］孙晓萌，樊旭.从"肝者，将军之官，谋虑出焉"浅析肝与瘰疬的
　　　关系［J］.湖南中医杂志，2020，36（9）：114-115.

［46］张宝成，冯婷婷，骆春梅，等."肝为将军之官"浅说［J］.新中医，

2013, 45（2）: 153-154.

［47］史晓燕.浅论肝为气血调节之枢［J］.陕西中医, 2003（1）: 44-45.

［48］陈家旭.论肝为气血调节之枢［J］.中医杂志, 1998（1）: 9-12.

［49］李聪.肝郁证模型大鼠高泌乳素及神经-内分泌-免疫机制和相关方药的作用［D］.北京: 北京中医药大学, 2017.

［50］许迪, 李楠, 白俊, 等.从"肝为生殖之枢"探讨排卵障碍性不孕的中医治疗［J］.中国医药导报, 2021, 18（10）: 121-124.

［51］孙益鑫.试论"肝为万病之贼"［J］.安徽中医学院学报,1997（2）: 3-5.

［52］隋璐, 王晓红.抑郁症"从肝论治"现代研究进展［J］.辽宁中医药大学学报, 2018, 20（2）: 168-170.

［53］王朝军, 纪云西."肝与大肠相通"之理论研究及运用初探［J］.浙江中医药大学学报, 2021, 45（4）: 339-344.

［54］于宁, 翟双庆.《黄帝内经》之"肝主生发"［J］.中华中医药杂志, 2014, 29（5）: 1291-1293.

［55］杨孝芳.论"恶血必归于肝"［J］.贵阳中医学院学报,2001（2）:3-4.

［56］洪流, 杨友发.恶血归肝理论及其在治疗疑难病中的应用［J］.中国民间疗法, 1996（3）: 6-7.

［57］杨友发.浅论恶血归肝及其在骨伤科中的应用［J］.浙江中医学院学报, 2001（1）: 20.

［58］邢玉瑞.《黄帝内经》"肝左肺右"说的学术争鸣与启示［J］.中医杂志, 2020, 61（9）: 753-756.

［59］洪流, 杨友发."左肝右肺"探微［J］.中医杂志, 1992（9）: 8-9.

[60] 温仕倩，成泽东."女子以肝为先天"的理论及临床应用 [J].中国民间疗法，2021，29（2）：5-7.

[61] 秦润笋，金杰，张振铎.基于六郁学说对帕金森病证治规律的探讨 [J].新中医，2021，53（13）：217-219.

[62] 李亚慧，赵红霞，高蕊.中医郁证病名解析 [J].中国中医基础医学杂志，2020，26（4）：430-432.

[63] 刘家义.肝气逆诸证辨治浅析 [J].中医药学刊，2004（6）：971-972.

[64] 王军瑞.肝病逆、郁二证辨析 [J].青海医学院学报，2003（2）：110-111.

[65] 魏瑞兰，李京涛，刘永刚，等.常占杰教授运用"肝脾同治"法诊治慢性肝病经验 [J].中西医结合肝病杂志，2021，31（5）：457-460.

[66] 龚士澄.肝胃不和的证治体会 [J].辽宁中医杂志，1981（10）：21-22.

[67] 刘兰军，孙爱云.论中医肝与肺的关系 [J].中医学报，2015，30（12）：1767-1768，1771.

[68] 徐云绪.浅论肝脾不调 [J].山东中医杂志，1994（3）：103.

[69] 张声生，陶琳.肝脾不调证中医诊疗专家共识意见（2017）[J].中医杂志，2017，58（16）：1436-1440.

[70] 王旭东.试论肝脾不调证 [J].甘肃中医，2002（4）：3-5.

[71] 李军祥，毛堂友，姜慧.脾胃病从"肝"论治十六法 [J].中国中西医结合消化杂志，2018，26（10）：812-816.

［72］丁站新，宋雅芳，刘友章.肝脾相关理论的经典溯源［J］.辽宁中医杂志，2013，40（7）：1344-1346.

［73］房克英."肝藏血主疏泄"的现代文献研究［D］.北京：北京中医药大学，2013.

［74］毛妍，吴丽林，黎鹏程，等.基于"肝藏血，血舍魂"理论论治失眠［J］.环球中医药，2021，14（6）：1083-1086.

［75］张压西，李璇.从中医古籍"肝藏血、血舍魂"理论中探究不寐的内涵［J］.中华中医药杂志，2011，26（10）：2211-2216.

［76］罗俊华，巴元明."肝肾同源"理论的研究进展［J］.云南中医学院学报，2013，36（1）：91-93，97.

［77］李小茜，何建成.肝肾同源理论之溯源［J］.西部中医药，2019，32（9）：45-49.

［78］纪敏.肝气虚证之理论研究［D］.济南：山东中医药大学，2016.

［79］潘家乐，王德龙，龙惠珍.肝气虚及肝阳虚理论探讨［J］.浙江中西医结合杂志，2018，28（6）：509-510.

［80］杨琇，张玮.肝气虚证辨治浅析［J］.中西医结合肝病杂志，2017，27（3）：190-192.

［81］李玉昌，扈有芹，李朋涛.国医大师李士懋教授论肝阳虚［J］.环球中医药，2016，9（12）：1509-1512.

［82］文海花.肝病诊疗需重视补肝气与温肝阳［J］.浙江中医药大学学报，2016，40（8）：589-592.

［83］张博，郭晓东.《金匮要略》肝阳虚证治探析［J］.陕西中医药大学学报，2017，40（6）：121-123.

[84] 史俊芳，刘建春.浅谈肝阳虚证 [J].中国民间疗法,2006(10):3-4.

[85] 徐建良.盛国光教授诊疗慢性肝病的学术思想与临床经验研究 [D].武汉：湖北中医药大学，2015.

[86] 方妍.中医"肝主疏泄"理论源流与发展的研究 [D].长春：长春中医药大学，2019.

[87] 张清怡.《临证指南医案》中"肝藏血主疏泄"的藏象理论研究 [D].北京：北京中医药大学，2013.

[88] 房克英."肝藏血主疏泄"的现代文献研究 [D].北京：北京中医药大学，2013.

[89] 司鹏飞，李成卫，王庆国.基于知识考古学的中医郁证理论形成研究 [J].中医学报，2015，30（1）：59-62.

[90] 石宝阁，孙西庆.王旭高"治肝三十法"对叶天士学术思想的继承与发展 [J].现代中医药，2014，34（3）：68-69.

[91] 孙胜利，杨爱红，廖圣宝.滋阴潜阳法对高血压大鼠的降压作用初探 [J].合肥师范学院学报，2015，33（3）：66-68，76.

[92] 丁伟，陈韦，李京.滋阴疏肝法治疗阴虚气滞型糖尿病的临床疗效观察 [J].中医药信息，2017，34（1）：110-112.

[93] 黄冰林，陈俊，刘静，等.滋水涵木法治疗白内障术后干眼症（肝肾阴亏型）临床观察 [J].江西中医药大学学报，2020，32（5）：43-45.

[94] 王林玉，王成宝，原文涛，等.仲景治肝法探要 [J].河南中医，2006（5）：3-5.

[95] 郭明章.肝病实脾法之探讨 [J].江西中医学院学报，2013，25（6）：

1-2.

[96]黄英志.叶天士医学全书［M］.北京：中国中医药出版社，1995：4.

[97]唐宗海.血证论［M］.天津：天津科学技术出版社，2003：283.

[98]张志聪.本草崇原［M］.刘小平，点校.北京：中国中医药出版社，1992：5.

[99]郑春素.实脾法为肝纤维化的治疗大法［J］.辽宁中医杂志，2016，43（1）：52-53.

[100]李天天，褚雨霆，杨璐，等.脾主统血理论的内涵与拓展［J］.中医药信息，2015，32（6）：99-102.

[101]吴尚先.理瀹骈文［M］.北京：中国中医药出版社，2007：253.

[102]唐荣川.医经精义［M］.北京：中国中医药出版社，1999：17.

[103]潘学柱.肝阳虚理论基础探析［J］.吉林中医药，1995（5）：2-3.

[104]严冬，张丽.从"气"论肝主疏泄与情志病之间的作用机理［J］.中国民族民间医药，2021，30（12）：1-3.

[105]张君，邵素菊，任重，等.邵经明教授治疗崩漏经验［J］.中医研究，2017，30（10）：28-30.

[106]王明刚，毛德文.王旭高《西溪书屋夜话语录》治肝法探讨［J］.陕西中医药大学学报，2017，40（2）：81-83.

[107]王大鹏.论清肝泻火法及其临床应用［J］.河南赤脚医生，1980（6）：22-23.

[108]谭支奎，田正鉴.田正鉴立足清金制木法辨治热性哮喘［J］.湖北中医杂志，2014，36（1）：23-24.

[109]张亚萍，唐振宇，李永亮."女子以肝为先天"理论及临床应用

[J].吉林中医药, 2015, 35（12）: 1195-1198.

[110] 林莉娟, 张金付.王旭高"补肝法"探要 [J].江苏中医药, 2021, 53（4）: 68-69.

[111] 刘修超, 李志国, 王姗, 等.喻嘉言、王旭高、张锡纯治肝气虚用药特点浅析 [J].中西医结合肝病杂志, 2020, 30（3）: 248-251.

[112] 田月莲, 柴茂山.谈谈抑木扶土与扶土抑木 [J].大同医学专科学校学报, 2001（1）: 28-29.

[113] 雷明红, 任小军, 史红.肝郁证的实验研究进展 [J].湖北中医杂志, 2019, 41（7）: 63-66.

[114] 俞柏翎, 宋欣伟.宋欣伟运用"木郁达之"治疗痹证经验介绍 [J].新中医, 2017, 49（3）: 176-178.

[115] 王思朦, 宫洪涛.从肝脾生理病理关系浅论肝脾同治的运用 [J].世界最新医学信息文摘, 2016, 16（A2）: 152-153.

[116] 高萌, 徐思思.基于中医大数据挖掘探讨叶天士治疗木乘土脾胃病的组方规律 [J].中国处方药, 2021, 19（9）: 151-153.

[117] 刘世荣.浅谈叶天士肝胃同治七法 [J].湖北中医杂志, 2000（3）: 22-23.

[118] 杨东亮, 刘嘉, 吴珺, 等.肝脏免疫学研究若干进展与挑战 [J].实用肝脏病杂志, 2019, 22（5）: 609-612.

[119] 马月香, 乔明琦, 张惠云.论肝主疏泄对人体生理功能的调节 [J].河南中医学院学报, 2006（3）: 14-16.

[120] 朱宗元."肝之余气溢入于胆、聚而成精"小议 [J].中医杂志, 1980（8）: 78-79.

［121］肇晖.胆病从肝论治，医药携手创新［J］.上海医药,2016,37(11):
1-2.

［122］梁慕华，党中勤，姚自凤.党中勤从肝辨治胆石症［J］.河南中医,
2021，41（1）：61-64.

［123］鲍雪东，李炯.朱培庭治疗胆石病用药频率分析［J］.江苏中医药,
2016，48（3）：23-24.

［124］蒋梦婷，赵智强.赵智强辨治胆石症［J］.长春中医药大学学报,
2018，34（4）：695-698.

［125］冯群英，邵铭.邵铭教授治疗胆石症经验［J］.吉林中医药,
2018，38（6）：638-640.

［126］金容炫，田德禄.情志因素与脾胃病［J］.北京中医药大学学报,
2000（S1）：73-74.

［127］李瀚旻，张六通，邱幸凡."肝肾同源于脑"与肝肾本质研究［J］.
中医杂志，2000（2）：69-71.

［128］陈士铎.石室秘录［M］.北京：人民军医出版社，2009：255.

［129］赵勇.从"肝肾同源"谈乙肝病毒相关性肾炎的病因病机和治则
［J］.山东中医杂志，2013，32（12）：865-866.

［130］李冠仙.知医必辨［M］.北京：中国医药科技出版社，1995：
100.

［131］黄文豪，陈博威，陈宇奇，等.刍议肝主筋与太阳主筋［J］.中国
针灸，2020，40（9）：989-990.

［132］史话跃，吴承玉.浅谈女子胞在五脏中的归属［J］.中医药信息,
2010，27（3）：8-9.

[133] 杨雯, 方肇勤, 颜彦.《难经》有关肝理论的探究 [J]. 中国中医基础医学杂志, 2019, 25 (2): 141-143.

[134] 刘娜, 李翠娟, 赵田田, 等. 从肝论治情志病探析 [J]. 辽宁中医药大学学报, 2019, 21 (6): 100-103.

[135] 杨曼芬, 范伏元. 浅析从肝治肺 [J]. 中医药临床杂志, 2021, 33 (4): 660-663.

[136] 程亚清, 曲海顺, 李雪, 等从肝论治2型糖尿病经验 [J]. 北京中医药, 2021, 40 (6): 587-590.

[137] 利春红. 从肝论治胃脘痛的研究概况 [J]. 湖南中医杂志, 2018, 34 (3): 176-178.

[138] 周一未, 邓棋卫. 旴江医家饮食养生思想探析 [J]. 按摩与康复医学, 2021, 12 (15): 53-54.

[139] 黄晶晶, 徐曦, 彭苗, 等. 基于中医理论谈代谢相关脂肪性肝病饮食处方制定 [J]. 中西医结合肝病杂志, 2021, 31 (5): 394-397.

[140] 杜水仙, 辛永宁. 肝病患者的饮食 [J]. 肝博士, 2018 (4): 48-49.

[141] 陈淼. 非酒精性脂肪性肝病的饮食疗法 [J]. 肝博士, 2016 (5): 56-57.